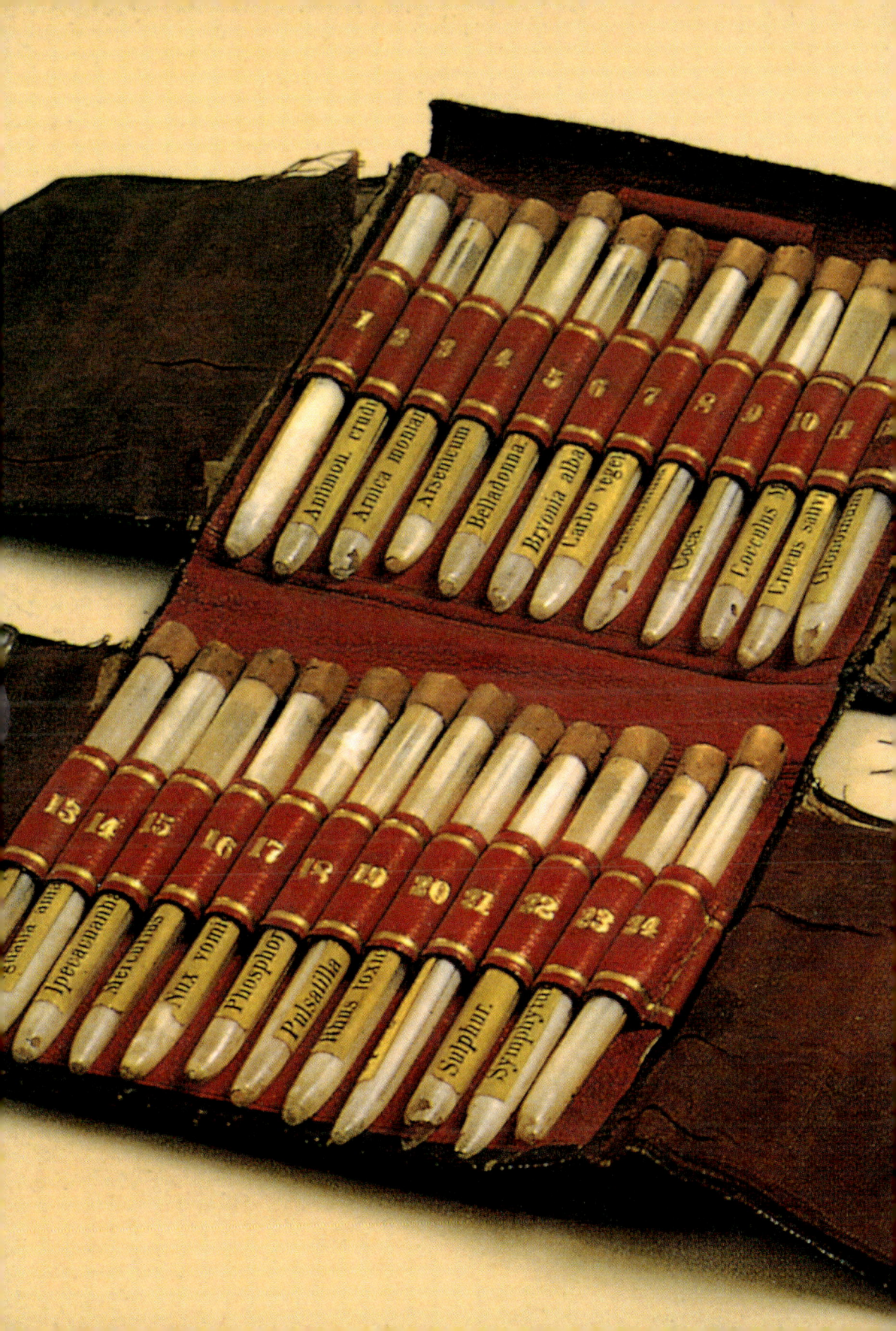

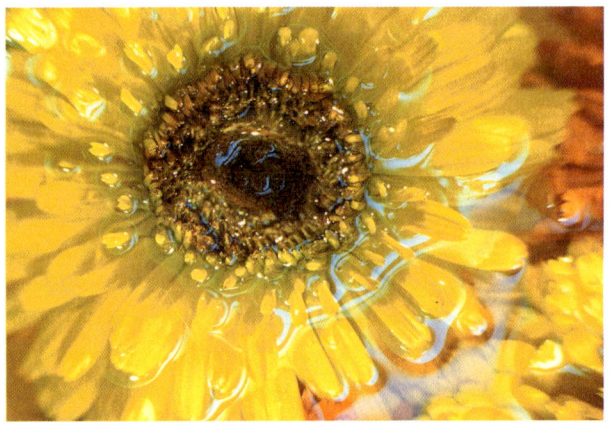

SVEN SOMMER

Homöopathie

Heilen mit der Kraft der Natur

Vorwort

Im April 1998 wies die englische Gesundheitsbehörde ihre Ärzte und die Öffentlichkeit darauf hin, daß dem oftmals unsinnigen Gebrauch von Antibiotika sofort Einhalt geboten werden muß. Immer mehr Erreger würden auf Antibiotika unempfindlich oder resistent, bei manchen Erkrankungen gäbe es kein oder fast kein wirksames Antibiotikum mehr. Der Segen, den das Penicillin der Menschheit bei lebensgefährlichen bakteriellen Infektionen bisher brachte, ist zukünftig ernsthaft in Frage gestellt.

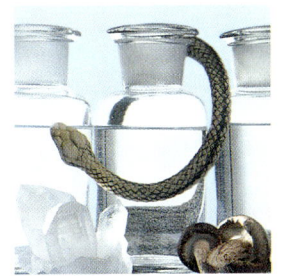

Antibiotika sollten also für gefährliche und hochinfektiöse Erkrankungen reserviert bleiben und nicht, wie es leider immer noch geschieht, bei verhältnismäßig banalen Infekten verordnet werden. Doch gibt es eine Alternative zur oft »nebenwirkungsreichen« Schulmedizin? Hier bietet sich die Homöopathie besonders an. Sie stellt uns ein seit zwei Jahrhunderten bewährtes, sanftes Heilsystem zur Verfügung, das mit »the magic of the minimum dose«, der »wunderbaren Wirkung der allerkleinsten Gabe« arbeitet, wie eine englische Ärztin Johann Wolfgang Goethe zitierte.

Als nebenwirkungsfreie Therapie bietet sich die Homöopathie wie keine andere zur Selbstbehandlung an. Früher wurde sie meist erst dann bemüht, wenn gar nichts anderes mehr half, heute geht der Trend bereits zur Selbstbehandlung einfacher Erkrankungen und Beschwerdebilder. Dieses Buch möchte Ihr Gesundheitsbewußtsein unterstützen und bietet Ihnen detaillierte Informationen zur Selbstbehandlung einer breiten Palette von Alltagsbeschwerden sowie zahlreiche Hilfen für die Mittelfindung. Damit finden Sie im Krankheitsfall rasch und sicher, so hoffe ich, zum heilsamen homöopathischen Mittel.

Sven Sommer

Inhalt

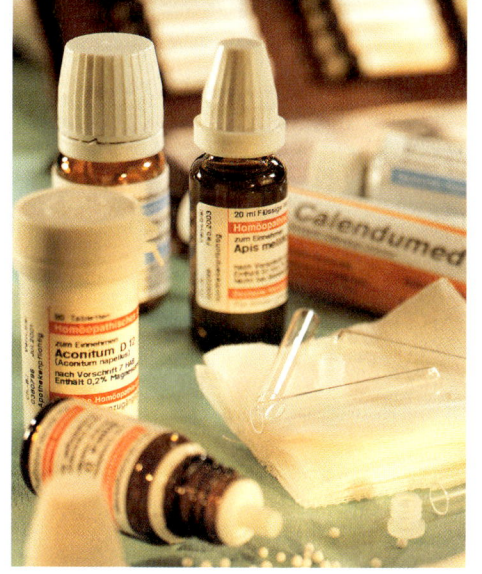

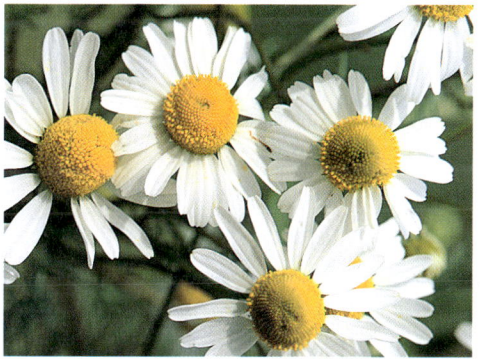

Inhalt

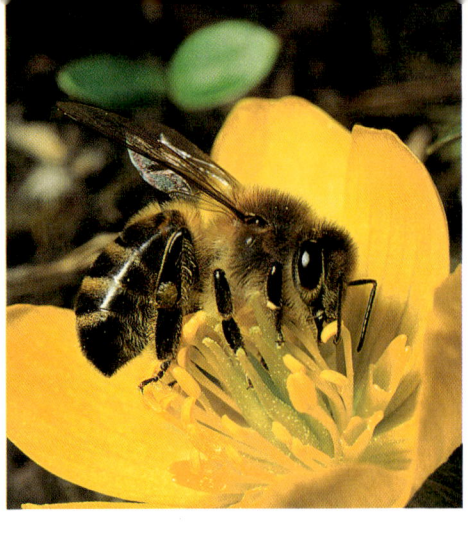

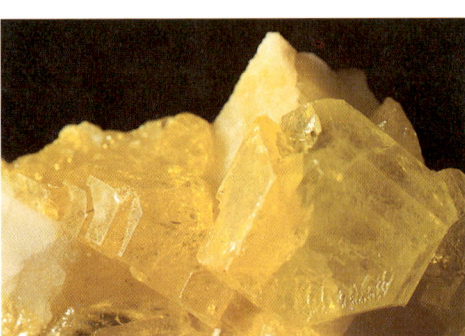

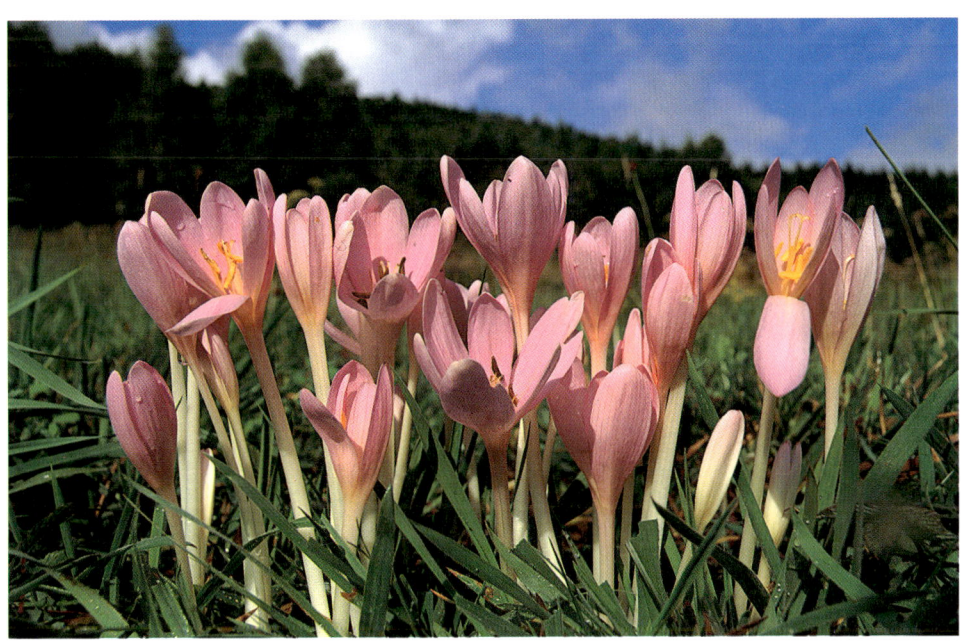

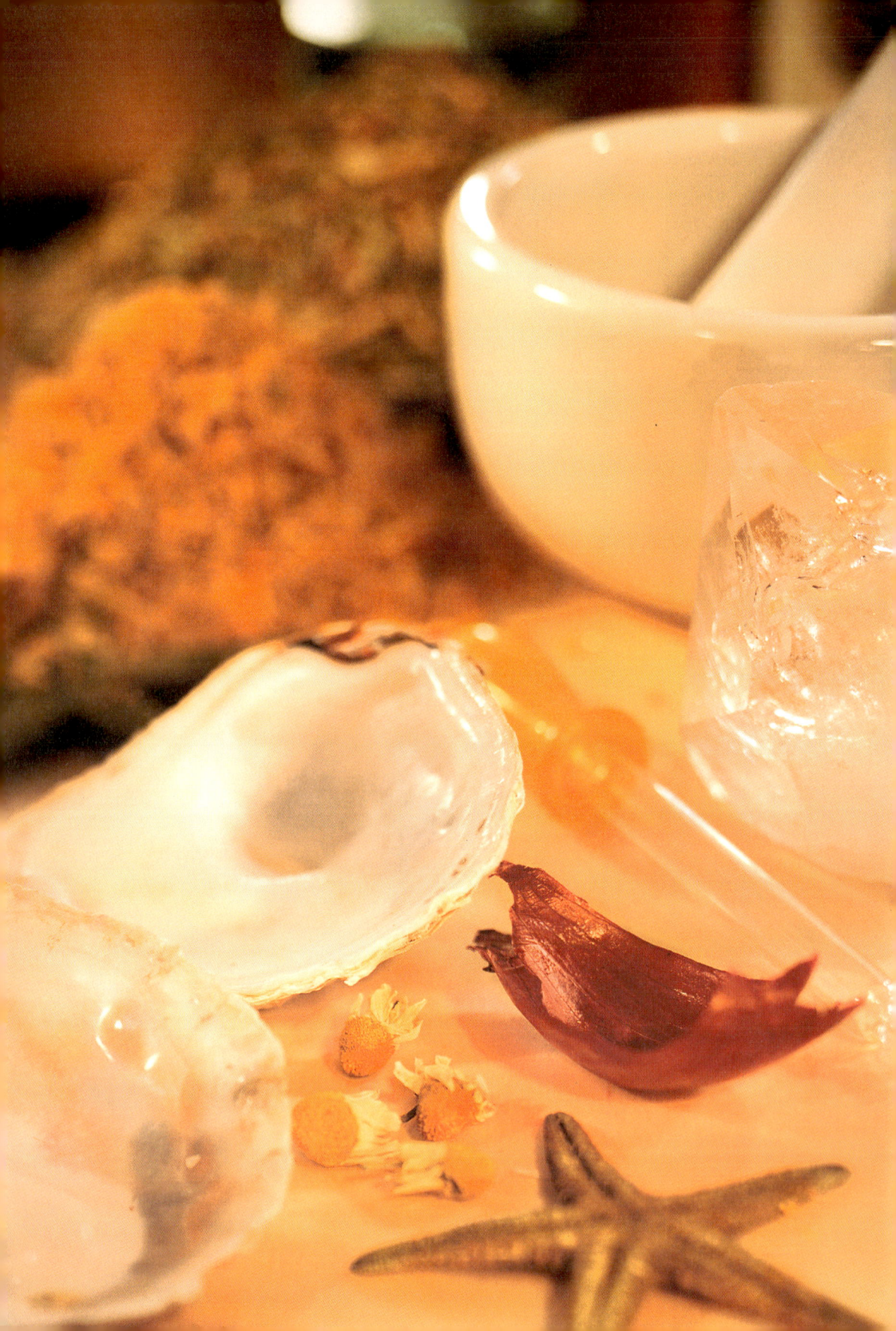

Homöopathie – die Heilmethode

In einer Zeit, in der die staatliche Gesundheitsversorgung aus Kostengründen immer stärker reduziert wird, Ärzte keine Zeit mehr für ihre Patienten haben und chronische Erkrankungen ständig zunehmen, machen sich viele Menschen zunehmend Sorgen um ihre Gesundheit.

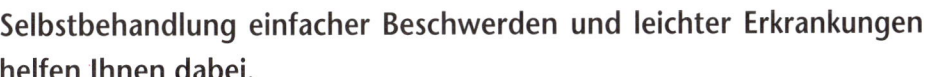

Dies ist jedoch kein Grund, verängstigt zu werden oder zu resignieren. Nehmen Sie statt dessen Ihr Wohlbefinden selbst in die Hand! Vorbeugende Maßnahmen (wie eine gesunde und ernährungsbewußte Lebensweise) und eine naturheilkundliche Selbstbehandlung einfacher Beschwerden und leichter Erkrankungen helfen Ihnen dabei.

Die Homöopathie hat sich für die Selbstbehandlung sehr bewährt. Ihre Mittel haben keine Nebenwirkungen und sind für jung und alt gleich gut geeignet. Sie sind in jeder Apotheke rezeptfrei erhältlich, im Vergleich zu allopathischen Medikamenten sehr preisgünstig und haben den großen Vorzug, die Selbstheilungskräfte des Körpers zu stärken und damit die Immunitätslage zu verbessern. Solange Sie die Grenzen der Selbstbehandlung beachten, wird die Homöopathie Ihre Gesundheit und Vitalität stärken.

Grundlagen der Homöopathie

Der Begriff »Homöopathie« kommt aus dem Griechischen und heißt so viel wie »Ähnliches Leiden«. Gemeint ist damit das Wirkprinzip der Homöopathie, auf lateinisch: »Similia similibus curentur« oder auf deutsch: »Ähnliches möge mit Ähnlichem geheilt werden«. Was Samuel Hahnemann, der Begründer der Homöopathie, mit dieser geheimnisvollen Formulierung gemeint hat, möchte ich Ihnen hier vorstellen.

Die Wiederentdeckung des Ähnlichkeitsprinzips

Der Arzt Samuel Hahnemann lebte und arbeitete vor etwa 200 Jahren in zahlreichen Städten Deutschlands. Als kritischer Geist war er mit den Heilerfolgen der Medizin seiner Zeit höchst unzufrieden. Noch mehr als heute zeigten die Medikamente massive Nebenwirkungen, etwa die als »Antibiotika« eingesetzten hochdosierten Quecksilberpräparate, die Krankheitskeimen und Erkrankten in gleichem Maß schadeten. Auch der damals bei den Ärzten sehr beliebte Aderlaß ging oftmals mit einer todbringenden Schwächung des Behandelten einher.

Auf der Suche nach Alternativen wies Hahnemann schon in jungen Jahren auf den gesundheitlichen Wert hygienischer Lebensbedingungen hin. Als er im Jahre 1790 ein Buch des englischen Pharmakologen Cullen übersetzte, kamen ihm Zweifel an der dort beschriebenen magenstärkenden Wirkung der Chinarinde, die damals vorwiegend gegen Malaria eingesetzt wurde. Er beschloß, die Rinde im Eigenversuch zu überprüfen. Erst sechs Jahre später veröffentlichte Hahnemann, was er damals entdeckt hatte. Beim Studium der Symptome fiel ihm auf, daß er bei der Einnahme des Malariamittels Chinarinde als gesunder Mensch Beschwerden entwickelte, wie sie sonst nur bei einer Malariaerkrankung auftreten. Die Chinarinde, so schloß Hahnemann nun, muß eine zweifache Wirkung haben: Beim gesunden Menschen führt sie zu malariaähnlichen Symptomen, beim an Malaria erkrankten Menschen aber zur Besserung derselben Beschwerden. »Was den Menschen krank mache, könne ihn somit auch heilen«.

Dieses seit Hippokrates (um 400 vor Christus) bekannte Prinzip war im Mittelalter von dem berühmten Arzt Paracelsus schon einmal aufgegriffen worden. Doch erst Hahnemann erkannte die zugrundeliegende Gesetzmäßigkeit, führte systematisch wissenschaftliche Untersuchungen dazu durch und baute das Prinzip zu einer umfassenden Heilmethode aus. Die Homöopathie war geboren.

Die Arzneimittelprüfungen

Um weitere Heilmittel zu finden, unternahmen Hahnemann und seine Schüler in den Folgejahren zahlreiche Eigenversuche mit pflanzlichen, tierischen oder mineralischen Substanzen. Wie beim Chinarindenversuch wurde jede Substanz so lange eingenommen, bis deutliche Reaktionen (Symptome) auftraten. Diese wurden aufmerksam beobachtet und beschrieben. Die zusammengefaßten Ergebnisse von vielen Versuchspersonen, die alle dasselbe Mittel getestet hatten, ergaben eine ausführliche Symptomeliste. Sie repräsentiert einerseits die Summe aller gesundheitlichen Reaktionen auf eine bestimmte Substanz und andererseits alle die Symptome, bei denen die Substanz als Heilmittel einsetzbar ist. Deshalb wird diese Symptomeliste auch als Arzneimittelbild bezeichnet.

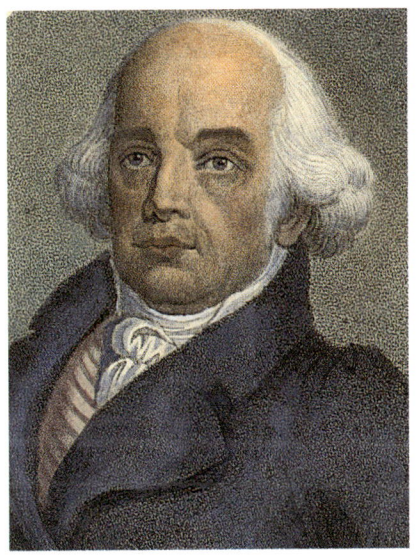

Samuel Hahnemann, unzufrieden mit der Medizin seiner Zeit, wurde zum Begründer der Homöopathie.

Durch Vergleich mit den Arzneimittelbildern war es Hahnemann und seinen Schülern nunmehr möglich, die Substanz herauszufinden, deren Symptome den Beschwerden eines Kranken am ähnlichsten waren. Diese Substanz wurde sodann als Heilmittel eingesetzt. Zahlreiche Behandlungen an sich selbst und an Freiwilligen zeigten, daß dieses Prinzip generelle Gültigkeit besitzt und ungeahnte Heilerfolge erzielen kann. Einige Beispiele: Bei entzündlichen Schwellungen, deren Symptome den Folgen eines Bienenstichs ähneln, wird die Biene (lateinisch: apis) erfolgreich eingesetzt. Gleichen bei einem Fließschnupfen die Symptome den Beschwerden, die beim Zwiebelschneiden auftreten, dann schafft die Küchenzwiebel (lateinisch: Allium cepa) erfolgreich Abhilfe. Bei Schlaflosigkeit mit nervöser Überreiztheit (wie nach zuviel Kaffeegenuß) hilft die Kaffeepflanze (lateinisch: coffea).

Das Potenzieren der Mittel

Hahnemann stieß bei seiner Heilmethode schon bald auf ein grundsätzliches Problem: Je nach Giftigkeit (Toxizität) der geprüften Substanz und der Empfindlichkeit der Versuchsperson kam es zum

Verdünnung löst das Problem hochgiftiger Substanzen

Teil äußert rasch zu heftigen Reaktionen, sowohl bei den Arzneimittelprüfungen als auch bei den Behandlungen. Durchaus verständlich, wenn man sich vorstellt, einem nervös Schlaflosen wird gleichsam noch eine Tasse starker Mokka verabreicht. So war es nur naheliegend, die eingesetzten Mittel zu verdünnen. Auf diese Weise konnte Hahnemann nicht nur hochgiftige Substanzen prüfen, sondern auch die Nebenwirkungen bei der Behandlung verringern.

Man ist sich bis heute nicht ganz im klaren darüber, wie Hahnemann auf seine ganz spezielle Art der Verdünnung, das Potenzieren, gekommen ist. Dabei wird die Substanz bei jedem Verdünnungsschritt »verschüttelt« (Seite 17). Tatsache ist, daß, im Gegensatz zum rein physikalischen Verdünnen, mit zunehmender Potenzierung die Wirkung des Mittels immer sanfter, schneller, sicherer, tiefgreifender und anhaltender wird. Erstaunlich und für die westlichen Naturwissenschaften nicht nachvollziehbar bleibt, daß selbst Potenzen (Verdünnungsstufen) wirksam sind, in denen theoretisch kein einziges Molekül der Ausgangssubstanz mehr zu finden ist.

Als Hahnemann diese Erkenntnisse in seinem Buch »Organon« veröffentlichte, brauchte er sich nicht zu wundern, daß er von seinen ärztlichen Kollegen verlacht wurde. Jahrelang hatte er der etablierten Ärzteschaft öffentlich und aufs heftigste ihre medizinische Unfähigkeit vorgeworfen. Nun wollte er ausgerechnet mit »Mitteln, in denen nichts mehr drin ist«, die Medizin verbessern.

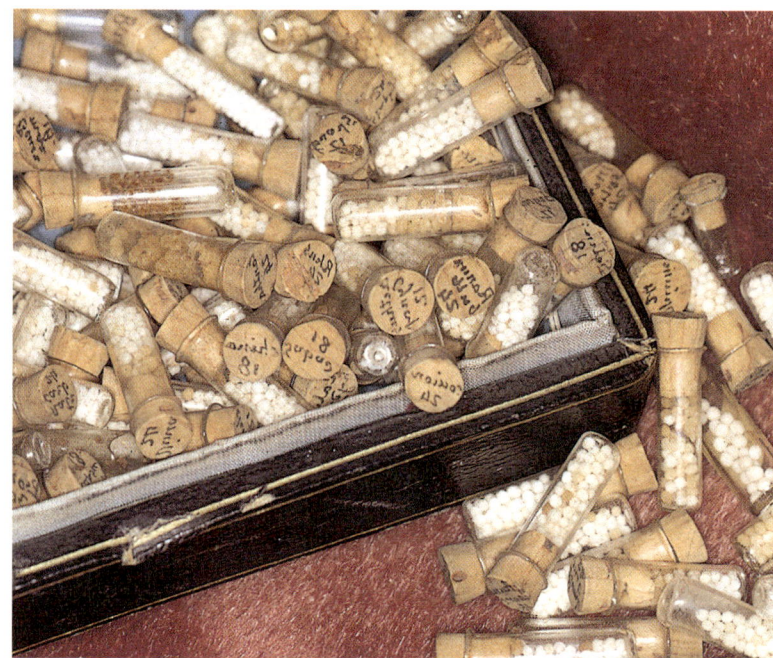

Homöopathische Mittel werden mit zunehmender Verdünnung (Potenz) immer wirksamer.

Dieses Vorurteil sowie der Konflikt zwischen Schulmedizinern und Homöopathen sind bis heute geblieben. Trotz beachtlicher Leistungen auf beiden Seiten sind sich die Standpunkte nicht nähergerückt. So wie andere Kriege, forderte denn auch dieser »Glaubenskrieg« viele unnütze Opfer, statt daß zum Wohle der Patienten zusammengearbeitet wurde. Beide Systeme haben ihre Stärken und Schwächen und könnten sich gut ergänzen.

Glaubenskrieg zwischen Schulmedizin und Homöopathie

Homöopathie und konventionelle Medizin

Trotz aller Anfeindung und dem Vorwurf, nur mit Placebos (Medikamente ohne Wirkstoff) zu behandeln, hat sich die Homöopathie bis heute gehalten. Bis etwa 1920 war sie in den USA und Großbritannien mit der konventionellen Medizin gleichgestellt, in Indien ist sie das heute noch. Bei uns ist vor allem in den letzten Jahren wieder zunehmendes Interesse an der Homöopathie festzustellen. Sollte sich wirklich seit 200 Jahren eine reine »Placebo-Therapie« neben der teuren und technisch aufwendigen konventionellen Medizin halten können? Und wenn, was würde dies über die Wirksamkeit der »Schulmedizin« aussagen?

Es ist zu vermuten, daß hinter der Entdeckung Hahnemanns ein allgemein gültiges Wirkprinzip steht, auch wenn der naturwissenschaftliche Nachweis immer noch nicht möglich ist.

Sogar Hahnemanns berühmtester Zeitgenosse, Johann Wolfgang Goethe, schwärmte von der Homöopathie, nachdem er einen schweren Herzinfarkt mit Hilfe homöopathischer Mittel unbeschadet überstehen konnte.

Selbst Goethe schwärmte von der Homöopathie

Hahnemann war es vergönnt, die weltweite Verbreitung seiner Homöopathie zu erleben. Als er mit 80 Jahren eine junge Französin heiratete und mit ihr nach Paris zog, war er dort ein berühmter und gefeierter Mann. Bis zuletzt an seiner Entdeckung arbeitend, verbrachte er seine letzten acht Lebensjahre in Paris.

Wie wirkt Homöopathie?

Wodurch unterscheidet sich nun die Wirkung homöopathischer Mittel von der Wirkung herkömmlicher Medikamente?

Probleme allopathischer Behandlung

Die meisten konventionellen Medikamente üben eine den Krankheitssymptomen entgegengerichtete Wirkung aus und werden daher »allopathisch« genannt. Reagiert der Körper beispielsweise mit Fieber, wird ein fiebersenkendes Medikament gegeben, bei einer Entzündung ein entzündungshemmendes, bei einem zu stark erregten Herzen ein Betablocker, bei nervöser Überreizung ein Beruhigungsmittel und bei einer Depression ein Antidepressivum. In dieser Art von Medizin wird offensichtlich davon ausgegangen, daß die Krankheitssymptome bei Fieber, Entzündung, Erregung, Überreizung oder Depression grundsätzlich pathologisch, also krankhaft und damit wegzutherapieren sind. Doch sind zumindest einige dieser Beschwerden als natürliche Abwehrreaktionen unseres Körpers bekannt:

allopathisch – der Krankheit entgegengerichtet

- Mit einer Temperaturerhöhung (Entzündung oder Fieber) kann der Körper hitzeempfindliche Erreger abtöten. Auf diese Weise wird das bei Infektionen in höchster Aktivität befindliche Immunsystem entlastet. Wird jetzt ein fiebersenkendes oder entzündungshemmendes Mittel gegeben, nimmt man dem Körper diese Schutzmechanismen weg: Zurück bleibt ein symptomfreier Körper, aber ein möglicherweise überlastetes Immunsystem.

Fieber und Durchfall als hilfreiche Reaktionen des Körpers

- Mit einem Durchfall schafft der Körper möglichst viele krankmachende Keime wieder aus dem Darm. Nehmen Sie nun ein durchfallhemmendes Mittel, so wird die Ausscheidung der Keime unterbunden: Der Durchfall hört auf, doch die Keime können sich wieder vermehren und die Krankheit verstärken.
- Gegen krankmachende Bakterien (bakterielle Infektionen) werden Antibiotika eingesetzt. Diese töten generell alle Bakterien und somit nicht nur die Krankheitserreger, sondern auch die »guten« Bakterien unserer Darmflora, die einen unersetzlichen Beitrag zu unserer Gesunderhaltung leisten: Sie bilden für uns Vitamine und helfen bei der Verwertung von Vitaminen aus der Nahrung. Auch am Training unseres Immunsystems sind sie beteiligt.

Mit etwas Glück ist das Immunsystem stark genug, die zusätzliche Belastung durch eine Antibiotika-Behandlung heil zu überstehen. Ist das Immunsystem aber bereits durch wiederholte Infekte, Medikamente, Umweltgifte oder Erbbelastungen angegriffen, dann kann es durch falsche Behandlung weiter geschwächt und die Krankheit chronisch werden. Man spricht dann von einem unterdrückten Krankheitsgeschehen. Eine erhöhte Infektanfälligkeit ist ein eindeutiges Kennzeichen hierfür.

Infektanfälligkeit: Kennzeichen für ein unterdrücktes Krankheitsgeschehen

Homöopathie unterstützt die Selbstheilungskräfte

Im Gegensatz zur allopathischen Sichtweise sind für den Homöopathen Krankheitssymptome nichts anderes als der sichtbare Kampf des Körpers, die Krankheit zu überwinden. Anstatt die Symptome zu unterdrücken, erscheint es nach homöopathischer Denkweise wesentlich sinnvoller, sie zu unterstützen, um die Selbstheilungskräfte des Körpers zur Entfaltung kommen zu lassen.

Anstelle eines fiebersenkenden Medikamentes gibt ein Homöopath folgerichtig und in potenzierter (verdünnter) Form ein Mittel, das Fieber erzeugen, anstelle eines durchfallhemmenden Präparates ein Mittel, das Durchfall hervorrufen kann. Der Körper wird auf diese Weise gleichsam gegen die Krankheit »geimpft«.

Der Vergleich zur Impfung kommt nicht von ungefähr: Bei der Pockenimpfung werden abgeschwächte Erreger der Kuhpocken vorbeugend gegen »Menschen-Pocken« eingesetzt. Man hatte festgestellt, daß Bauern, die einmal Kuhpocken durchgestanden hatten, danach nie an Schwarzen Pocken erkrankten. Auch hier wird Ähnliches mit Ähnlichem behandelt.

Gemeinsamkeiten zwischen Homöopathie und Impfungen

Wenn Homöopathen dennoch Kritik an Impfungen üben, liegt dies daran, daß die Impfstoffe nicht ausreichend verdünnt (potenziert) sind und somit das Immunsystem zu stark belasten können (Seite 168).

Grundsätze des homöopathischen Wirkprinzips
- Eine Substanz, die bestimmte Krankheitssymptome am gesunden Menschen hervorruft, kann zur Behandlung von Kranken mit ähnlichen oder gleichen Symptomen verwendet werden.
- Die Potenzierung eines homöopathischen Mittels verstärkt die Heilwirkung und vermeidet ungewollte Nebenwirkungen.
- Die Homöopathie beseitigt nicht einfach die Symptome, sondern regt die Selbstheilungskräfte des Menschen an. So wird eine Krankheit nicht unterdrückt, sondern der Mensch geheilt.

Homöopathische Mittel

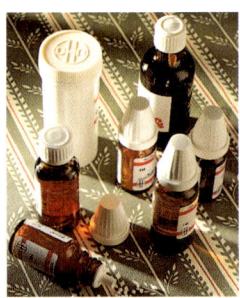

Unterschiedliche Ausgangsstoffe werden zu Pulver, Tabletten, Globuli oder Tinkturen verarbeitet.

Homöopathische Mittel werden aus pflanzlichen, mineralischen und tierischen Ausgangssubstanzen hergestellt. In manchen Fällen werden auch aus Krankheitserregern Heilmittel hergestellt, man spricht dann von Nosoden (Seite 169).

Die zur Herstellung des Mittels verwendete Ausgangssubstanz kann fest oder flüssig sein. Bei Feststoffen spricht der Homöopath von der Ursubstanz, bei flüssigen (etwa einem alkoholischen Kräuterauszug) auch von der Urtinktur. Alle festen Stoffe, die sich nicht in Wasser oder Alkohol lösen lassen, werden zum Verdünnen mit Milchzucker verrieben. Diese Mittel stehen dann als Pulver oder Tabletten (gepreßtes Pulver) zur Verfügung. Alle anderen Stoffe werden zum Verdünnen mit Wasser oder Alkohol verschüttelt und kommen als Tropfen oder Globuli in den Handel. Globuli sind kleine Zuckerperlen, die mit der flüssigen Verdünnung benetzt worden sind.

Die Potenzen

Homöopathische Mittel werden zur Vermeidung von Nebenwirkungen und zur Steigerung ihrer Heilkraft potenziert. Dazu sind in 200 Jahren Homöopathie verschiedene Potenzarten und Potenzstufen entwickelt worden. Als Potenzart bezeichnet man die Größe des Verdünnungsschrittes, mit dem beim Potenzieren vorgegangen wird. Es ist leicht einzusehen, daß es einen Unterschied ausmacht, ob eine Substanz im Verhältnis 1 zu 10 oder im Verhältnis 1 zu 1000 verdünnt wird. Folgende Potenzarten gibt es:

In Deutschland besonders verbreitet: D-Potenzen

- D-Potenzen. »D« ist das Kürzel für »Dezimal« (decem, lateinisch: zehn) und steht für eine Verdünnung im Verhältnis 1 zu 10.
- C-Potenzen. »C« oder »Centesimal« (centum, lateinisch: hundert) steht für einen Verdünnungsschritt im Verhältnis 1 zu 100.
- LM-Potenzen (Q-Potenzen). Die Kürzel »LM« (lateinische Zahlenschreibweise für 50 000) oder »Q« (quintesimal) stehen für einen Verdünnungsschritt im Verhältnis 1 zu 50 000.

Die verschiedenen Potenzen und Verdünnungsstufen wurden entwickelt, weil ein erfahrener Homöopath damit den Krankheitszustand ganz gezielt beeinflussen kann. In Deutschland haben sich D-Potenzen durchgesetzt, während im englischsprachigen Raum vor allem C-Potenzen Verwendung finden.

Die Potenzstufe drückt aus, wie viele Verdünnungsschritte bei der Herstellung eines homöopathischen Mittels hintereinander ausgeführt wurden. Nehmen wir an, ein Mittel soll als D-Potenz, also durch Verdünnung im Verhältnis 1 zu 10 hergestellt werden. Dazu nimmt vom Ausgangsstoff einen Tropfen und gibt 9 Tropfen Alkohol hinzu. Das Produkt aus diesem ersten Verdünnungsschritt nennt man die Potenz D1. Um die Potenz D2 herzustellen, wird ein zweiter Verdünnungsschritt (im Verhältnis 1 zu 10) durchgeführt: Man nimmt man von der Potenz D1 einen Tropfen und gibt 9 Tropfen Alkohol dazu. Ein Mittel der Potenz D6 wurde folglich sechsmal hintereinander im Verhältnis 1 zu 10 verdünnt. Feststoffe werden entsprechend oft mit Milchzucker verrieben.

Homöopathische Mittel werden bei ihrer Herstellung allerdings nicht einfach nur verdünnt. Eine homöopathische Potenz unterscheidet sich von einer reinen Verdünnung durch das zusätzliche Dynamisieren (Verschütteln) nach jedem Verdünnungsschritt. Hierzu wird das Gemisch aus Mittel und Lösungsmittel etwa zehnmal kräftig geschüttelt und das Gefäß dabei gegen einen prallelastischen Gegenstand (etwa ein Buch) gestoßen. Dieser Vorgang macht die Verdünnung erst zur Potenz und bewirkt, daß homöopathische Mittel mit zunehmender Verdünnung nicht immer schwächer werden, sondern vielmehr an Wirksamkeit gewinnen. Der Effekt ist mit den derzeitigen Methoden der Naturwissenschaften nicht nachweisbar.

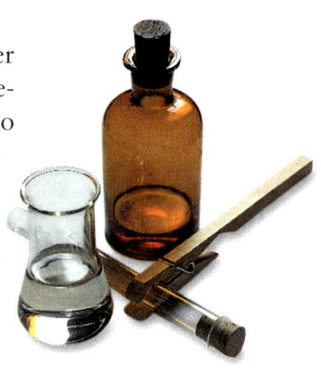

Alle homöopathischen Mittel sind in unterschiedlichen Potenzen erhältlich.

»Hohe« und »tiefe« Potenzen

Mit der Wahl der Potenz nimmt der Homöopath ganz gezielt Einfluß auf den einzelnen Krankheitsfall.

- Mit den »tiefen« Potenzen (D1 bis D12) wird vor allem auf die körperliche Komponente der Krankheit eingewirkt. Tiefe Potenzen zeichnen sich durch eine breite, dafür aber schwächere Wirkung aus. Das bedeutet: Auch wenn das Mittel nicht hundertprozentig paßt, kann es doch einen schwachen heilsamen Effekt ausüben.
- Zwischen den Potenzen D12 und D30 liegt der Bereich der »mittleren Potenzen«. Hier beginnt die Einflußnahme auf den seelisch-geistigen Bereich.
- Viele Homöopathen arbeiten nur mit »Hochpotenzen«, die bei der Potenz C30 beginnen und bis zur Potenz C50.000 reichen. Der Effekt dieser Potenzen ist rasch und tiefgreifend, setzt aber eine sehr große Übereinstimmung zwischen Arzneimittelbild und Krankheitssymptomen voraus. Auch die LM- oder Q-Potenzen gehören in diesen Bereich.

Faustregel: **Je tiefer die Potenz, desto mehr wird auf das körperliche Geschehen eingewirkt, je höher die Potenz, desto mehr wird die geistig-seelische Heilung beeinflußt.**

Die homöopathische Behandlung

Wenn Sie einen Homöopathen aufsuchen, werden Ihnen Unterschiede zu einer konventionellen Arztpraxis auffallen. Das wohl herausstechendste Merkmal ist Ihre eigene Rolle: In der Homöopathie nimmt sich der Therapeut viel Zeit für seine Patienten. Nicht die Krankheit, sondern der ganze Mensch steht im Mittelpunkt seiner Betrachtung. In einer Zeit, in der die ärztliche Beratung im Sekundentakt abgerechnet wird und der klinische Befund statt der Beschwerden im Vordergrund medizinischen Handelns steht, wird die homöopathische Behandlung daher von vielen als außerordentlich zugewandte Therapieform empfunden.

Nicht die Krankheit, sondern der Mensch steht im Mittelpunkt

Die Anamnese

Während in der konventionellen Medizin mit verschiedenen Untersuchungsmethoden die Krankheit möglichst »objektivierbar« und meßbar gemacht wird, ist in der Homöopathie das höchst subjektive Empfinden und Erleben des Erkrankten von Bedeutung. Um dies in Erfahrung zu bringen, beginnt die homöopathische Behandlung normalerweise mit einer ausführlichen Befragung, der Befunderhebung oder Anamnese.

Die Anamnese: Beginn jeder homöopathischen Behandlung

Ein professioneller Homöopath wird seine Patienten erst einmal die Hauptbeschwerden frei beschreiben lassen, damit er ein erstes Bild von der Erkrankung bekommt. Wichtig sind ihm dabei mögliche Ursachen oder die Vorgeschichte der Erkrankung, wo die Beschwerden sitzen, wie sie sich anfühlen und was sie verbessert oder verschlechtert. Je nach Fall wird der Therapeut dann weitere Fragen stellen, die oft ungewöhnlich erscheinen, weil sie Befindlichkeiten, Vorlieben und Abneigungen oder auch ganz winzige Details der Erkrankung betreffen. Besonders hilfreich sind Informationen über psychische und seelische Symptome, die in der Homöopathie eine große Rolle spielen. Hahnemann hat bereits vor 200 Jahren erkannt, daß alle Erkrankungen untrennbare körperliche und psychische Seiten besitzen, er legte daher gleich großen Wert auf die »Geistessymptome« und die körperlichen Symptome. Für die Behandlung wichtig und deshalb berichtenswert sind alle in ihrer Stärke oder Eigenart besonders auffälligen, deutlichen oder absonderlichen körperlichen, geistigen und seelischen Beschwerden.

Darauf müssen Sie bei der Selbstbehandlung achten

Die Befunderhebung (Anamnese)

Homöopathische Mittel werden nach den Krankheitszeichen (Symptomen) ausgesucht. Deshalb ist es wichtig, diese Symptome zu beobachten, zu erfragen und am besten gleich zu notieren. Vier Fragen sollten Sie sich dabei immer stellen:

- Seit wann bestehen die Beschwerden?
- Wo sitzen die Beschwerden?
- Wie fühlen sich die Beschwerden an, wie zeigen sie sich?
- Was verbessert oder verschlechtert die Beschwerden?

Achten Sie vor allem auf die auffallenden und absonderlichen Symptome, die besonderen Bedürfnisse oder Abneigungen und die psychische Verfassung des Kranken.

Ein Beispiel: Die Diagnose »akuter Schnupfen« hilft dem Homöopathen wenig, da die Homöopathie dafür mehr als 200 in Frage kommende Mittel kennt. Um das zu den Beschwerden des Erkrankten ähnlichste Mittel (das Simile) zu finden, sind weitere Informationen nötig, etwa dieser Art:

»Die Beschwerden haben nach einer Gebirgswanderung an einem naßkalten Herbsttag mit heftigem Niesen angefangen. Dann fing die Nase an zu laufen. Das wäßrige Sekret ist jetzt scharf und wundmachend, die Nase innen rot und entzündet. Ein rauhes Gefühl im Hals kommt hinzu. Sonderbar ist an diesem Schnupfen zudem, daß die Augen gerötet sind und laufend tränen, wobei die Tränen im Gegensatz zum Fließschnupfen nicht ätzend, sondern mild sind. Die Beschwerden sind zudem im warmen, geschlossenen Raum schlechter, an der frischen Luft besser.«

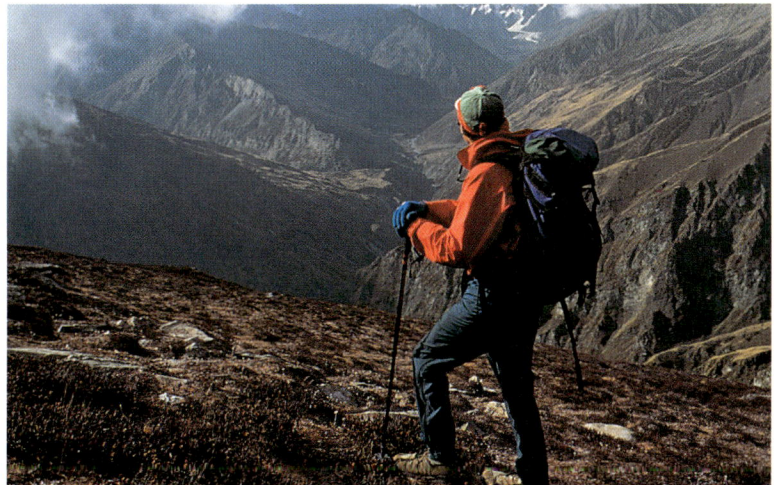

Eine Gebirgswanderung: Nach dem Erhitzen beim Aufstieg wird schnell der Zeitpunkt beginnender Auskühlung verpaßt. Verkühlung und Schnupfen können die Folge sein.

Dies ist eine höchst individuell beschriebene und genau beobachtete Schnupfensymptomatik, die dem Homöopathen hilft, unter den vielen Schnupfenmittel das ähnlichste zu finden.

Die Mittelwahl

Nach der Anamnese vergleicht der professionelle Homöopath die hervorstechenden Symptome seines Patienten mit den Arzneimittelbildern (Seite 11) der in Frage kommenden Mittel. Bei den über 2000 in der Homöopathie gebräuchlichen Mitteln kein leichtes Unterfangen! Als Hilfsmittel stehen dem Fachmann dafür zur Verfügung:

Hilfsmittel bei der Mittelwahl

- **Arzneimittellehren.** Hier sind alle Arzneimittelbilder in Buchform zusammengefaßt.
- **Repertorien.** In diesen Büchern sind die Symptome mit ihren zugehörigen Mitteln in einem Schema angeordnet, das ein schnelles Auffinden sowohl nach anatomischen wie auch nach psychischen Gesichtspunkten ermöglicht.
- **Computerprogramme.** Dank aufwendiger Programme ist das Auffinden eines Mittels nach den Symptomen heute sehr viel einfacher, schneller und sicherer geworden.

Unabhängig vom gewählten Hilfsmittel ist es durch das Ähnlichkeitprinzip der Homöopathie nahezu unausweichlich, daß immer wieder mehrere Mittel zur Behandlung in Frage kommen. Dieses Problem stellt sich auch oder gerade bei professioneller Handhabung, da ja der gesamte Arzneimittelschatz der Homöopathie zur Berücksichtigung kommt. Um in dieser Situation das Mittel für die Behandlung zu finden, haben sich in der Homöopathie zwei Richtungen entwickelt:

Die klassische Homöopathie heilt mit nur einem Mittel

- **Die klassische Homöopathie.** Sie baut strikt auf der Vorgehensweise und den Erkenntnissen Hahnemanns auf. Klassisch arbeitende Homöopathen verabreichen immer nur ein Mittel. Nur so können sie feststellen, ob und wie ein bestimmtes Mittel wirkt. Bei der Gabe von mehreren Mitteln kann das Krankheitsbild verfälscht und somit die weitere Behandlung erschwert werden.
- **Die Komplexmittelhomöopathie.** Komplexmittel sind Mischungen verschiedener homöopathischer Einzelmittel. Homöopathen dieser Richtung setzen je nach Fall und auf Basis ihrer Erfahrung neben Einzelmitteln auch solche Mittelmischungen ein. Sie gehen davon aus, daß die Wirkungen ausgewählter Mittel sich gegenseitig ergänzen oder verstärken können.

Hahnemann verurteilte zeitlebens vehement die Komplexmittelhomöopathie als Pfuscherei, wendete in späten Jahren jedoch selbst Doppelmittel an und plante sogar in seinem Buch Organon einen Abschnitt darüber ein, der aber vom Verlag gestrichen wurde. Die Auseinandersetzung zwischen den beiden homöopathischen Behandlungsweisen besteht bis heute. Tatsache ist, daß beide Therapierichtungen beachtliche Erfolge vorweisen können, so daß das Wirkprinzip der Homöopathie in jedem Fall auf fundiertem Boden steht.

Die Auswahl der Mittel

Das Ziel jeder homöopathischen Anamnese ist das Aufspüren des ähnlichsten Mittels. Bei der Selbstbehandlung ist es am besten, immer nur ein Mittel einzusetzen. Sollten bei Ihren Symptomen aber mehrere Mittel gleichzeitig zutreffen, dann können Sie auch zwei bis drei Mittel gleichzeitig oder im Wechsel einnehmen. Empfehlenswert ist es, die Mittel im Abstand von 10 bis 30 Minuten einzunehmen. Diese Angaben gelten nur für die in diesem Ratgeber empfohlenen Mittel und Potenzen.

Darauf müssen Sie bei der Selbstbehandlung achten

Die Konstitutionsbehandlung

Die Homöopathie hat sich nicht nur bei den einfachen Beschwerden und Erkrankungen bewährt, die in diesem Buch zur Selbstbehandlung vorgestellt sind. In der Hand eines erfahrenen Therapeuten werden gerade auch bei chronischen oder langjährig bestehenden Krankheiten außergewöhnliche Behandlungserfolge erzielt. Dabei kommen oftmals Mittel zum Einsatz, die besonders tiefgreifend wirken und Konstitutionsmittel genannt werden. Sie beeinflussen die Gesamtheit aller geistigen, seelischen und körperlichen Eigenschaften eines Menschen, die Konstitution. Konstitutionsmittel verbessern auf Dauer die Anpassungsfähigkeit des Körpers an die Umwelt und können chronische Geschehen äußerst positiv beeinflussen. Konstitutionsbehandlungen gehören generell in die Hände eines Fachmannes mit langjähriger Erfahrung.

Die Homöopathie kennt eine Anzahl von Konstitutionsmitteln, die jeweils zu einem exakt beschriebenen Menschentyp passen. Dies wird der Beobachtung gerecht, daß bestimmte Menschentypen ähnliche Verhaltensmuster zeigen und auch an ähnlichen Krankheiten leiden. Während zu manchen Menschen ein bestimmtes Konstitutionsmittel bis ins letzte Detail und zeit ihres Lebens paßt, schwanken andere in unterschiedlichen Lebensphasen auch zwischen mehreren Mitteln. Gehört man einem eindeutigen Typ an und kennt sein Mittel, ist dies immens hilfreich: Bei den meisten akuten und chronischen Krankheiten wird dieses eine Mittel das ähnlichste und damit das heilende sein.

Die gelben Kristalle des Schwefels vor der Verarbeitung zu homöopathischem Sulfur, einem wichtigen Konstitutionsmittel

Die Erstverschlimmerung

Nachdem Sie ein homöopathisches Mittel eingenommen haben, warten Sie verständlicherweise auf die Besserung der Beschwerden. Falls diese nicht gleich eintritt, lassen Sie sich nicht entmutigen. Oftmals kommt es zu Beginn der Behandlung zu einem kurzfristigen Aufflackern oder gar einer Verstärkung der Beschwerden. Diese Reaktion nennt man »Erstreaktion« oder »Erstverschlimmerung«.

Typisch für eine Erstverschlimmerung ist, daß die Symptome nach Einnahme des Mittels vorübergehend deutlich stärker werden, um sich aber schon nach kurzer Zeit ebenso deutlich zu bessern. Sollten die Beschwerden dagegen langsam und schrittweise schlimmer werden, weist dies auf ein falsch gewähltes Mittel, das nicht hilft.

Langsame und schrittweise Verschlimmerung weist auf ein falsch gewähltes Mittel hin

Die Erstverschlimmerung ist ungefährlich und ein gutes Zeichen. Sie zeigt an, daß das richtige Mittel gewählt wurde, das nun die körpereigenen Abwehrkräfte stimuliert. Das Phänomen läßt sich mit einer Impfreaktion vergleichen, bei der ebenfalls leichte Krankheitssymptome auftreten. Die Reaktion ist durchaus verständlich, wenn man sich bewußt macht, daß das Mittel unverdünnt ähnliche Beschwerden sogar bei Gesunden hervorrufen würde.

Auch ein Fieberschub kann als Erstreaktion bezeichnet werden, solange die Körpertemperatur nicht gefährlich (Fieber Seite 135) ansteigt. Die erhöhte Körpertemperatur »heizt« einerseits das eigene Immunsystem an und vernichtet andererseits die Krankheitserreger, die auf unsere normale Körpertemperatur spezialisiert sind. Dies ist eine hervorragende Strategie des Organismus, die sich auch schon in modernen medizinischen Therapien (als Hyperthermie) auf das Beste bewährt hat!

Die Besserung

Erstreaktionen müssen nicht notwendigerweise auftreten, häufig bessern sich Krankheiten auch ohne auffällige Kennzeichen. In diesen Fällen verschwinden dann einfach die Symptome.

Doch vor allem bei lange bestehenden chronischen Erkrankungen ist der Fortschritt oft nicht leicht zu erkennen, da er entweder ganz allmählich eintritt oder manchmal sogar frühere Symptome wieder auftreten. Auf Basis von unzähligen Krankheitsverläufen gelang es einem

Gesetzmäßigkeiten bei der Besserung

Nachfolger Hahnemanns, Konstantin Hering, dieses Problem zu lösen. Er hat die Gesetzmäßigkeiten herausgefunden, an denen eine Besserung festgestellt werden kann. Jedes Abklingen einer Krankheit folgt drei Richtungen, in die beim allmählichen Gesundungsprozeß die Beschwerden abwandern.

Gesetzmäßigkeiten beim Gesundungsprozeß

- Von oben nach unten. Bei einer Besserung dürfen sich Beschwerden von den oberen Körperteilen in die unteren verlagern, nicht jedoch umgekehrt.
- Von innen nach außen. Die Beschwerden an lebenswichtigen inneren Organen (Herz, Lunge, Leber …) verschwinden, dafür können Probleme an äußeren Körperteilen (etwa Hautausschlag, Gliederschmerzen) auftreten. Diese Gesetzmäßigkeit erklärt auch, warum sich zuerst psychische Beschwerden bessern müssen, bevor die körperliche Besserung eintreten kann.
- Von jetzt zu früher. Diese Regel besagt, daß die Beschwerden in der umgekehrten Reihenfolge ihres Erscheinens wieder verschwinden.

Darauf müssen Sie bei der Selbstbehandlung achten

Das Wirken dieser Gesetzmäßigkeiten läßt sich auch bei manchen akuten Beschwerden beobachten, beispielsweise wenn als erstes ein verbessertes Allgemeinbefinden zu verspüren ist, obwohl sich die lokalen Beschwerden noch nicht gebessert haben (»Von innen nach außen«-Prinzip). Es ist, als ob die Erkrankung plötzlich ihren Schrecken oder ihre Schwere verloren hätte. Ein Beispiel:

Wenn die Krankheit plötzlich ihren Schrecken verliert

»Nach einem Fließschnupfen kommt es zu verstopfter Nase und starken Stirnkopfschmerzen. Auch eine Stirnhöhlenentzündung hat sich bereits entwickelt. Nach der Gabe des richtigen homöopathischen Mittels fängt die Nase wieder zu ›laufen‹ an, und die Kopfschmerzen lassen nach.«

Alle drei Gesetzmäßigkeiten kommen hier zum Tragen: von oben nach unten (Stirn zu Nase); von innen nach außen (Stirnhöhle zu Nasenöffnung), von jetzt nach früher (Stirnhöhlenentzündung zurück zu Schnupfen).

Mögliche Reaktionen auf homöopathische Mittel

- Direkte Besserung der Beschwerden. Das Mittel verhilft zu einer deutlichen Besserung des Befindens, sowohl körperlich als auch psychisch. Als Faustregel gilt: Je heftiger und akuter der Krankheitszustand, um so rascher hilft das Mittel. Je länger die Beschwerden schon bestehen oder je unbedenklicher sie erscheinen, desto länger müssen Sie erfahrungsgemäß das Mittel einnehmen, bis sich Ihr Befinden bessert.
- Verschlechterung als Erstreaktion. Wegen der Erstreaktion (Seite 22) kommt es zunächst zur Verschlimmerung der Krankheitssymptome, bevor anschließend die Besserung eintritt.

Darauf müssen Sie bei der Selbstbehandlung achten

Warten Sie in diesem Fall mit der nächsten Gabe des Mittels, bis die Erstverschlimmerung abgeklungen ist. Meist bessert sich dann zuerst das Allgemeinbefinden, und darauf erfolgt die schrittweise Besserung der Beschwerden.

● Nach anfänglicher Besserung erfolgt Stillstand. Manchmal hilft ein Mittel anfangs gut und dann nicht mehr. In diesem Fall überprüfen Sie bitte, ob sich die Symptome verändert haben. Sehr häufig treten nun veränderte Symptome auf, die Sie mit einem anderen Mittel behandeln müssen. Notieren Sie gegebenenfalls die neuen Krankheitszeichen, und suchen Sie nach dem nun passenden homöopathischen Mittel.

Eine homöopathische Hausapotheke in der Größe eines Federmäppchens nimmt alle nötigen Mittel für die Selbstbehandlung auf.

Sollten sich die Beschwerden nicht bessern, haben Sie das richtige Mittel nicht gefunden. Die Einnahme eines falschen Mittels mit einer der in diesem Buch empfohlenen Potenzen kann Ihnen nicht schaden, hilft aber auch nicht. Bitte überprüfen Sie Ihre Mittelwahl anhand der Symptome, und nehmen Sie ein anderes, ähnlicheres Mittel. Die Mittel in diesem Buch sind nur die gängigsten der über 2000 homöopathischen Mittel. Sie helfen meist, aber nicht in allen Fällen. Sollten Ihre Symptome zu keiner Mittelbeschreibung dieses Buches passen, dann sprechen Sie bitte mit Ihrem Arzt oder Heilpraktiker.

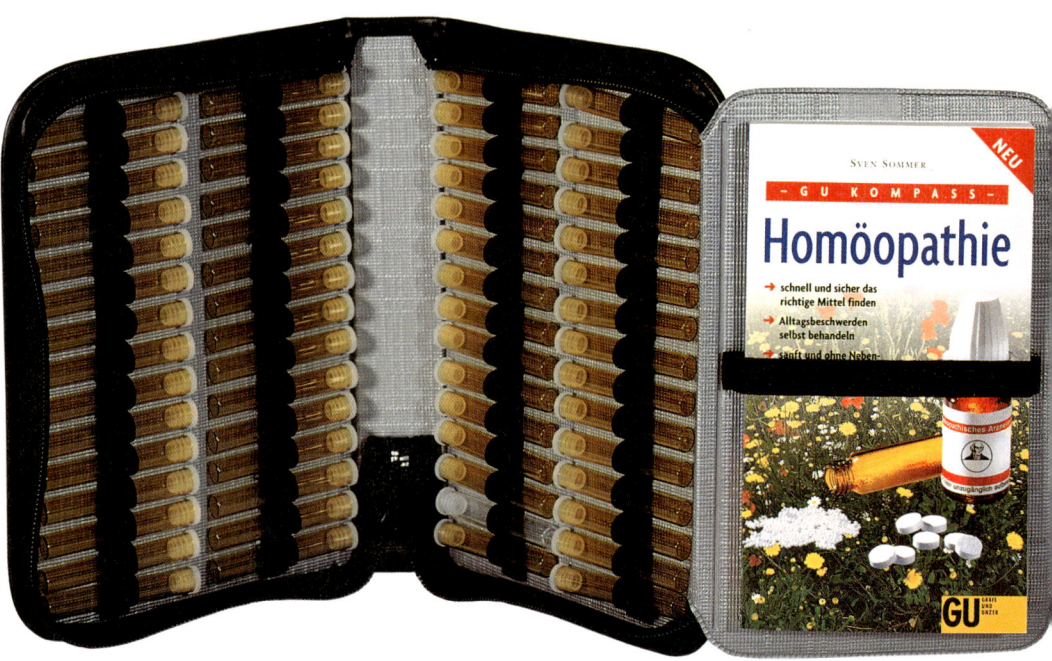

Selbstbehandlung

Die wichtigsten Schritte

Um rasch und sicher zum passenden Mittel zu finden, gehen Sie am besten wie folgt vor:

- Informieren Sie sich gründlich über die Anwendung homöopathischer Mittel (»Die homöopathische Behandlung«, Seite 18)
- Üben Sie die Mittelfindung mit den Beispielen auf den Seiten 35 bis 39.
- Schlagen Sie in den Beschwerdenkapiteln die Beschreibung Ihrer Beschwerde auf. Sie finden die richtige Seite auch schnell über das Beschwerdenregister. Für die Wahl des passenden Mittels finden Sie diverse Hilfestellungen in den Beschreibungen (unten).
- Beachten Sie bei der Einnahme die Angaben zu Dosierung (Seite 30), Häufigkeit (Seite 30) und Dauer (Seite 31).

Die Beschreibung der Beschwerden

Die Beschreibung der Beschwerden folgt in allen Kapiteln einem einheitlichen Aufbau:

- **Zum Arzt oder Heilpraktiker.** Unter dieser Überschrift sind die Symptome oder Beschwerden aufgeführt, bei denen Sie medizinischen Rat einholen müssen. Hier enden die Möglichkeiten einer Selbstbehandlung (»Grenzen der Selbstbehandlung«, Seite 34).
- **Allgemeine Symptome.** Die Beschreibung dient dem Vergleich mit Ihren eigenen Beschwerden, damit Sie sicher sein können, im richtigen Beschwerdebild zu sein.
- **Ursachen.** Hier finden Sie mögliche Gründe für Ihre Beschwerden aufgeführt.
- **Farbig unterlegte Leitsymptome.** Diese sollen Ihnen helfen, rasch und sicher zum richtigen Homöopathikum zu kommen. Sie müssen nicht eine Vielzahl von Mitteln studieren und miteinander vergleichen, sondern suchen nur das Leitsymptom heraus, das zu Ihren Hauptbeschwerden paßt. Dadurch wird die Zahl der in Frage kommenden Mittel bereits deutlich eingegrenzt.
- **Fettgedruckte Symptome.** Durch führende Punkte getrennt, finden Sie für jedes Leitsymptom ein bis mehrere Möglichkeiten, die jeweils zu einem eigenen Mittel führen. Vergleichen Sie nun die fettgedruckten Symptome, und suchen Sie die Ihren Beschwerden ähnlichste Beschreibung aus.

In diesen Kapiteln sind Beschwerden beschrieben
- **Erste-Hilfe-Maßnahmen**
- **Beschwerden von Kopf bis Fuß**
- **Störungen des Allgemeinbefindens**
- **Klassische Kinderkrankheiten**

- **Kursiv gedruckte Symptome.** Beim Vergleich der Beschreibungen sind die kursiv gedruckten Symptome besonders wichtig. Sie kommen nicht immer bei der jeweiligen Beschwerde vor, sind aber – wenn vorhanden – äußerst charakteristisch. Findet sich ein solches Symptom auch deutlich in Ihrem Beschwerdebild, spricht das eindeutig für die Wahl des Mittels.
- **Normal gedruckte Symptome.** Diese Symptome treten in der Mehrzahl der Fälle auf. Damit können sie das Mittel zwar gut charakterisieren, helfen aber weniger bei der Unterscheidung.
- **Verweise auf andere Mittel.** Wenn Sie auf einen solchen Verweis stoßen, vergleichen Sie das angegebene Mittel bitte sehr aufmerksam. Damit können Fehler, die eventuell schon bei der Auswahl des Leitsymptoms passiert sind, korrigiert werden.
- **Bewährte Mittel.** Deuten Ihre Symptome deutlich auf eines der beschriebenen Mittel, dann wählen Sie dieses. Sind die Symptome nicht eindeutig, so wählen Sie das allgemein bewährte Mittel.
- **Verschlimmerung.** Das Symbol »<« soll Sie schnell zu den Bedingungen führen, unter denen sich die jeweiligen Symptome verschlechtern.
- **Verbesserung.** Das Symbol »>« führt Sie zu den Bedingungen, unter denen sich die jeweiligen Symptome verbessern.

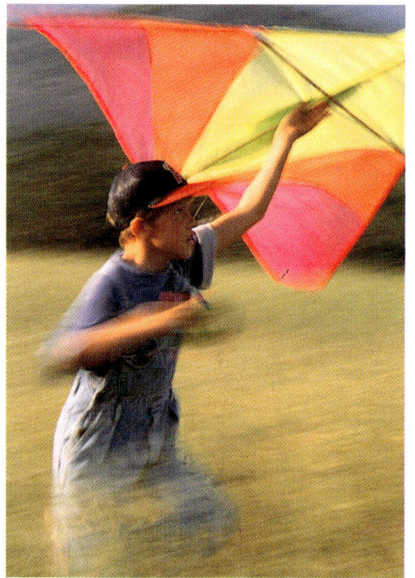

Drachensteigen im Herbst kann schon mal zur Verkühlung führen.

Wie Sie von der Beschwerde zum Mittel finden

Am Beispiel der folgenden Krankengeschichte möchte ich Ihnen auf praktische Art und Weise demonstrieren, wie Sie von der konkreten Krankheitssituation ausgehend zum passenden Mittel finden. Weitere Übungsbeispiele finden Sie ab Seite 35.

Ein 4jähriger Junge wacht nachts mit einem trockenen harten Husten auf und hat hohes Fieber. Der Husten klingt bellend und hart, sogar leicht pfeifend. Die Erkältung kam ganz plötzlich. Tagsüber hatte er noch fröhlich Drachen steigen lassen, der Herbstwind war vielleicht etwas kühl gewesen, und der Kleine hatte auch abends schon ein bißchen gefröstelt, doch die Heftigkeit des Infekts kam überraschend. Das Fieber ist jetzt auf 39,4 °C, der Kopf ist rot, der ganze Körper trocken und heiß. Der Junge will aufgedeckt sein und hat großen Durst auf kaltes Wasser. Unruhig wirft er sich im Bett hin und her. Auffallend ist zudem die

Ängstlichkeit des Jungen, der normalerweise ein echter Racker ist. »Habe ich was Schlimmes?« fragt er.

Sie stellen folgende wichtige und charakteristische Symptome fest:

Notieren Sie sich die Symptome

- Es handelt sich offensichtlich um eine fiebrige Erkrankung mit »Fieber« und »Husten« als Hauptbeschwerden.
- Beim Fieber fällt auf, daß »kein Schweiß« besteht, die Haut ist »trocken und heiß«.
- Der Husten ist »trocken, bellend, pfeifend«.
- Allgemein fällt das »plötzliche nächtliche Auftreten« der Beschwerden auf. Die Krankheit scheint »durch kalten Wind ausgelöst« zu sein. Es besteht »heftiger Durst auf kaltes Wasser«, der Junge ist »unruhig und ängstlich«.

Erster Schritt. Sie schlagen das Kapitel »Fiebrige Erkrankungen« (Seite 135) auf und lesen die Abschnitte »Zum Arzt oder Heilpraktiker«, den Einführungstext und »Ursachen«. Sie erkennen an der Beschreibung, daß Sie im richtigen Kapitel sind und ein Arztbesuch derzeit nicht nötig ist. Nun studieren Sie mit etwas mehr Gelassenheit in der Rubrik »So finden Sie Ihr Mittel« als erstes nur die Überschriften:

> *Plötzlicher und heftiger Beginn der Beschwerden, eventuell mit rasch ansteigendem hohem Fieber*
> *Langsam sich entwickelndes Fieber*
> *Deutliche Gliederschmerzen*
> *Starkes Frieren*

Die erste Überschrift beschreibt die Hauptbeschwerden des Jungen am besten. Sie betrachten deshalb hier die fettgedruckten Unterscheidungs-Symptome:

- **Ohne Schweiß.** ... Aconitum D12
- **Mit Schweiß.** ... Belladonna D12

Das Fehlen von Schweiß im Krankheitsbild des Jungen führt Sie sofort zur Beschreibung des Mittels Aconitum.

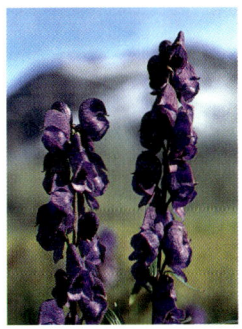

Aconitum, der Blaue Eisenhut

Aconitum D12

- **Ohne Schweiß.** Die Beschwerden sind Folge von *trockenem, kaltem Wind* oder Zug; *großer Durst auf kaltes Wasser;* anfänglich oftmals Frostschauer; Sie sind *unruhig, werfen sich hin und her* und sind *ängstlich.* Wenn frühzeitig beim ersten Frösteln gegeben, kann Aconitum den Ausbruch eines Infekts oft verhindern (Nux vomica Seite 137).
  < Verschlimmerung: abends und nachts.
  > Verbesserung: beim Schwitzen.

Aconitum, so stellen Sie fest, deckt auch weitere Symptome des Jungen ab: *heftiger Durst auf kaltes Wasser, unruhig und ängstlich, Folge von kaltem Wind,* nächtliche Verschlimmerung.
Aconitum ist somit eindeutig das ähnlichste Mittel für das Fieber des Jungen.

Zweiter Schritt. Die zweite Hauptbeschwerde ist der Husten. Im Kapitel »Beschwerden von Kopf bis Fuß« schlagen Sie auf Seite 84 unter der Überschrift »Brustbeschwerden« das Beschwerdebild »Husten und Bronchitis« nach und finden die Leitsymptome (farbig unterlegte Zeilen):

Vergleich der Leitsymptome

Trockener Husten bei grippalem Infekt/ Erkältung
Trockener, krampfartiger Reizhusten
Husten mit Heiserkeit
Feuchter Husten mit zähem, schwierig abzuhustendem Schleim
Feuchter Husten mit lockerem Auswurf

Der Husten des Jungen ist ein trockener Husten bei grippalem Infekt/Erkältung. Sie wählen deshalb gleich die erste Überschrift und vergleichen nun die fettgedruckten Symptome.

Vergleich der fettgedruckten Symptome

- **Plötzlich auftretender nächtlicher Husten.** ... Aconitum D12
- **Plötzlich auftretender krampfartiger Husten.** ... Belladonna D12
- **Allmählich sich entwickelnder Infekt.** ... Bryonia D12
- **Erkältungshusten durch Kälteeinfluß oder Luftzug.** ... Nux vomica D12
- **Pfeifender Husten mit Engegefühl in der Brust.** ... Arsenicum album D12
- **Die Augen tränen, sind gerötet und lichtempfindlich.** ... Euphrasia D6
- **In die Bronchien absteigender Infekt.** ... Sticta pulmonaria D6

Beim Vergleich der Symptome fällt auf, daß der plötzlich auftretende Husten nur bei 2 Mitteln vorkommt: bei Aconitum und Belladonna.

Aconitum D12

- **Plötzlich auftretender nächtlicher Husten.** Kurzer bellender Husten; pfeifende Einatmung; rauher zugeschnürter Hals, eventuell mit Erstickungsgefühl (bewährtes Mittel bei Pseudokrupp); *Folgen von trockener Kälte oder Zug;* Fieber mit *trockener, heißer Haut;* Sie frösteln oftmals anfangs; Sie sind eher ängstlich und unruhig, haben großen Durst auf Kaltes. < Verschlimmerung: nachts *nach 24 Uhr;* durch Kälte.

● **Plötzlich auftretender krampfartiger Husten.** Bellend, mit Kratzen und Engegefühl im Hals; *Folge von feuchtkalter Witterung;* Sie sind äußerst empfindlich gegen Erschütterung und Berührung; Sie *fiebern,* so daß die *Haut dampft,* wollen aber nicht aufgedeckt sein (Gegensatz zu Aconitum Seite 84); Sie sind überempfindlich, gereizt oder auch benommen. Bewährtes Mittel auch bei Pseudokrupp.
< Verschlimmerung: durch Kälte, Sprechen, nachts *vor 24 Uhr.*

Belladonna D 12

Ein kurzes Studium der beiden Mittelbeschreibungen zeigt wiederum, daß die typischen Symptome des Jungen eindeutig für Aconitum sprechen. Aconitum ist somit das ähnlichste Mittel!
»Dem Jungen wurde Aconitum D12 alle 15 Minuten 3 Globuli gegeben, worauf die Temperatur kurzfristig auf 39,7 °C anstieg (Erstreaktion). Innerhalb einer halben Stunde fing der Junge zu schwitzen an, und das Fieber ging gleichzeitig zurück. Am nächsten Morgen war die Temperatur normal und der Kleine wieder fit. Der Husten war in leichter Form noch vorhanden, verschwand aber innerhalb von 3 Tagen von selbst.«

Vergleich der Mittelbeschreibungen

Die richtige Potenz

Generell beruht die Wahl der Potenz auf der Erfahrung des Behandlers. Sie ist jedoch im Vergleich zur Wahl des passenden Mittels zweitrangig. Nehmen Sie ein falsches Mittel, wird sich der Krankheitszustand nicht bessern. Haben Sie das richtige gewählt, wird es unabhängig von der Potenz nahezu immer helfen.

In diesem Ratgeber finden Sie bei jedem empfohlenen Mittel zugleich die geeignete Potenz. Diese hat sich bei den angegebenen Beschwerden bewährt. Zudem wurde darauf geachtet, daß keine Wechselwirkungen mit anderen Medikamenten oder Maßnahmen zu befürchten sind. Sie brauchen sich also über die Wahl der Potenz keine Gedanken zu machen.

Darauf müssen Sie bei der Selbstbehandlung achten

Globuli, Tabletten oder Tropfen?

Sind die Entscheidungen bezüglich Mittel und Potenz getroffen, stellt sich als nächstes die Frage nach der Darreichungsform. Alle homöopathischen Mittel sind als Tropfen, Tabletten und Globuli (Kügelchen) sowie in Pulverform rezeptfrei in jeder Apotheke (sofort oder nach Bestellung) erhältlich. Sehr beliebt sind die Globuli.

**Darauf müssen Sie
bei der Selbstbe-
handlung achten**

Darreichungsformen homöopathischer Mittel
- **Die Tropfen.** Sie besitzen einen hohen Alkoholgehalt und sind deswegen bei Säuglingen, Kindern (besonders bei Kleinkindern) und Alkoholkranken zu vermeiden.
- **Die Tabletten- und Pulverform.** Hier wird als Grundsubstanz Milchzucker verwendet, daher dürfen sie bei einer Laktoseunverträglichkeit nicht verwendet werden.
- **Die Kügelchen oder Globuli.** Dies sind Zuckerperlen, auf die das homöopathische Mittel aufgetragen wird. Sie sind bei Kindern jeden Alters sehr beliebt und nehmen wenig Platz weg. Daher werden sie bei Zusammenstellung einer homöopathischen Reise- oder Hausapotheke bevorzugt verwendet.

Die richtige Dosierung

Wie oft und in welchen Mengen ein Mittel einzunehmen ist, hängt von der Darreichungsform, der Potenz, der Stärke der Beschwerden und der Reaktionsweise des Patienten ab. Grundsätzlich spricht man von einer (Arzneimittel-)Gabe, die in bestimmten Abständen wiederholt wird. Für die in diesem Ratgeber aufgeführten Mittel und Potenzen gilt im Normalfall:

**Darauf müssen Sie
bei der Selbstbe-
handlung achten**

Was ist eine Gabe?
- **Erwachsene und Jugendliche:** 5 bis 10 Globuli oder 5 bis 10 Tropfen oder 1 bis 2 Tabletten oder 1 bis 2 Messerspitzen des Pulvers
- **Kinder (3 bis 13 Jahre):** 5 Globuli oder 5 Tropfen oder 1 Tablette oder 1 Messerspitze des Pulvers
- **Kleinkinder und Säuglinge (0 bis 3 Jahre):** 3 Globuli oder eine halbe Tablette oder eine halbe Messerspitze des Pulvers (in etwas Wasser aufgelöst)

Von diesen Angaben abweichende Dosierungen finden Sie direkt beim empfohlenen Mittel.

Wie häufig einnehmen?

Auch die Häufigkeit der Einnahme hängt von der Wahl der Potenz, der Stärke der Beschwerden und der Reaktionsweise des Patienten ab. Grundsätzlich gilt: Tiefe Potenzen werden häufiger und in größeren Mengen gegeben, hohe Potenzen dagegen können lange (bis zu Wochen oder Monate) wirken und werden deshalb nur selten wiederholt und in kleinen Mengen eingenommen. Bei den in diesem Buch verwendeten Mitteln und Potenzen hat sich bewährt:

Darauf müssen Sie bei der Selbstbehandlung achten

Die Häufigkeit der Einnahme
- **Bei sehr heftigen, sehr starken Beschwerden.** Nehmen Sie alle 10 bis 15 Minuten eine Gabe des Mittels. Eine Besserung sollte innerhalb einer Stunde auftreten.
- **Bei heftigen, akuten Beschwerden.** Nehmen Sie stündlich eine Gabe des Mittels. Eine Besserung sollte innerhalb der nächsten 4 bis 6 Stunden auftreten.
- **Die Normaldosis.** Nehmen Sie das Mittel
  bei der D6-Potenz: 3mal täglich 1 Gabe,
  bei der D12-Potenz: 2mal täglich 1 Gabe bei normalen, 1mal täglich 1 Gabe bei chronischen Beschwerden.
  Bei normalen Beschwerden sollte es in 1 Woche zur Besserung kommen, bei chronischen nach spätestens 4 Wochen.

So nehmen Sie das Mittel ein

Bei der Einnahme geben Sie das Mittel am besten direkt auf die Zunge, oder verwenden Sie einen Holz- oder Plastiklöffel, möglichst keinen Metalllöffel. Da Homöopathika bereits über die Mundschleimhaut aufgenommen werden, erzielen Sie die beste Wirkung, wenn Sie das Mittel zirka eine Minute im Mund behalten, Globuli oder Tabletten im Mund völlig zergehen lassen. Nehmen Sie homöopathische Mittel nicht unmittelbar vor oder nach dem Essen, Trinken, Rauchen oder Zähneputzen. Die Mundschleimhaut sollte frei von fremdem Geschmack sein, da das Mittel ansonsten weniger gut wirken kann. Bei akuten und dringlichen Fällen wird häufig auch die Einnahme nach der »Wasserglas-Methode« (rechts) empfohlen.

Wasserglas-Methode:
1 Gabe des Mittels in 0,1 Liter Wasser auflösen, kräftig verrühren (Holz- oder Plastiklöffel!) und im Abstand von 5 bis 10 Minuten einen Schluck nehmen.

Was nach der Einnahme geschieht

Nachdem Sie ein Mittel eingenommen haben, können die Beschwerden gleichbleiben, sich verschlimmern oder verbessern. Was ist in diesen Fällen jeweils zu tun?
- **Bei Besserung der Beschwerden.** Wenn auf das Mittel hin die Beschwerden nachlassen, reduzieren Sie die Einnahmehäufigkeit:
  – bei akuten Krankheiten auf die Hälfte; statt alle 15 nur noch alle 30 Minuten, statt stündlich nur noch alle 2 bis 4 Stunden.
  – bei chronischen Krankheiten bleibt es bei der empfohlenen Dosis von 1mal täglich

Generell soll das Mittel erst dann wieder gegeben werden, wenn die Wirkung der letzten Gabe nachläßt, daß heißt, wenn ursprüngliche Symptome wieder auftreten.

Was in welchem Fall zu tun ist

- **Wenn Sie sich wieder gesund fühlen.** Nehmen Sie das Mittel nach dem Verschwinden der Beschwerden maximal noch 2 Tage in der Normaldosis. Dann setzen Sie das Mittel ab.
- **Wenn die Beschwerden gleichbleiben.** Tritt innerhalb der angegebenen Zeiten keine Besserung ein, ist die Wahl des Mittels falsch. In diesem Fall müssen Sie die Mittelwahl überprüfen und nach einem anderen, ähnlicheren Mittel fahnden (Seite 26).
- **Wenn sich die Beschwerden verschlimmern.** In diesem Fall ist entweder eine Erstreaktion aufgetreten (Seite 22), oder das Mittel hat nicht geholfen.
- **Wenn sich das Beschwerdebild grundlegend verändert.** Auch hier müssen Sie die Mittelwahl überprüfen und nach einem anderen, ähnlicheren Mittel suchen.

Was während der Behandlung zu beachten ist

Da homöopathische Mittel durch das Potenzieren sehr feinstofflich werden, sind sie äußeren Einflüssen gegenüber empfindlich. Hahnemann beschrieb dies mit einem treffenden Vergleich: »Die Wirkung des richtig gewählten homöopathischen Mittels ist so wohltuend, entspannend und heilsam wie das melodische, leise Spiel einer einzelnen Flöte in einer stillen Sommernacht. So leicht aber die feinen Klänge

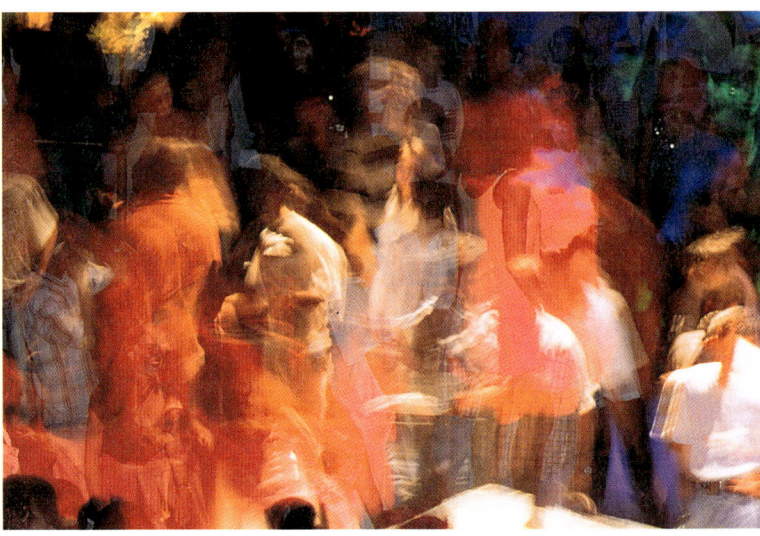

Ein Disco-Besuch mit dem damit verbundenen Schall-Streß kann die Wirkung eines homöopathischen Mittels beeinträchtigen.

(Schwingungen) der Flöte durch die Geräusche und den Lärm des Tages überdeckt werden und die erquickliche und harmonisierende Wirkung des Flötenspiels verlorengeht, so leicht kann das Homöopathikum durch störende Einflüsse an Wirksamkeit verlieren.«

Hahnemann gab deshalb seinen Patienten etliche Verhaltensregeln mit auf den Weg. Er belegte alle störenden Reize auf den Organismus mit einem Verbot, unter anderem den Kaffeegenuß, »jedes Übermaß, selbst an Zucker und Kochsalz«, stark riechende Substanzen, Aufregungen, das Nachtleben, Ärger, Zorn und Gram und beispielsweise auch die »Entnervung durch das Lesen schlüpfriger Schriften«. Bei Menschen im 18. Jahrhundert riefen die wenig bekannten ätherischen Öle und Kaffee fast drogenartige Reaktionen hervor.

Verhaltensregeln und was davon übrig geblieben ist

Es ist amüsant und interessant, daß von allen diesen Empfehlungen nur die zur Vermeidung von Kaffee und Pfefferminz-Produkten überlebt hat. Französische Homöopathen legen die Betonung auf Pfefferminzpastillen (sonst hätten sie bei ihrer kaffeeliebenden Nation wahrscheinlich nur wenige Patienten), deutsche und vor allen englischsprachige Homöopathen legen ihren »kaugummikauenden« Patienten ans Herz, den Kaffee wegzulassen.

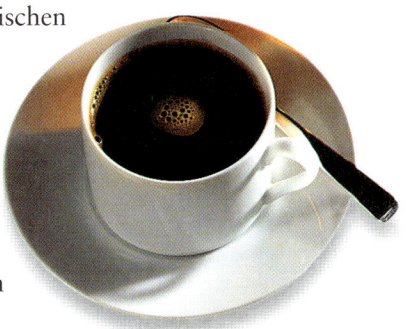

Kaffee stört manches homöopathische Mittel, vor allem Nux vomica und Coffea.

Für sensibel reagierende Menschen gelten die Hahnemannschen Empfehlungen allerdings noch genauso wie damals. Den modernen Gepflogenheiten entsprechend müssen sie heute jedoch mehr auf die Vermeidung von modernen Drogen, nächtelanger überlauter Discomusik oder Bungee-Jumping ausgerichtet werden, also auf alles Exzessive, was dem modernen Menschen psychisch oder physisch einen Schock versetzten und die Wirkung des Mittels unterbrechen kann. Beachten Sie im besonderen:

● Bei der Einnahme von Nux vomica oder Coffea ist auf Kaffee zu verzichten.
● Auf kampferhaltige Präparate (etwa in Salben oder kreislaufstärkenden Medikamenten) sollte verzichtet werden, da sie eine antidotierende (aufhebende) Wirkung auf die meisten Homöopathika haben.

Die Aufbewahrung der Mittel

Homöopathische Mittel können durch massive Sonneneinstrahlung und stark riechende Substanzen, die in der Nähe aufbewahrt werden, unwirksam werden. Bewahren Sie Ihre Mittel deshalb an einem dunklen, wenn möglich kühlen Ort auf, und stellen Sie sie nicht in die Nähe von stark riechenden Substanzen wie Parfüme, Waschmittel, Seifen oder ätherische Öle.

Grenzen der Selbstbehandlung

✚ **Zum Arzt oder Heilpraktiker**
• **wenn die Krankheit trotz Behandlung länger als gewöhnlich andauert**
• **die Krankheitssymptome ernst, sehr heftig oder ungewöhnlich sind und nicht besser werden**

Dieses Buch empfiehlt die Selbstbehandlung mit homöopathischen Mitteln ausschließlich bei leichten Beschwerden und einfachen Erkrankungen. Bei schweren Krankheitsverläufen kann es Ihnen nur dabei helfen, die Zeit bis zum Eintreffen oder Erreichen des Arztes oder Heilpraktikers zu überbrücken und eine Behandlung einzuleiten. Nach Absprache mit dem Therapeuten können Sie Ihre homöopathische Behandlung eventuell auch weiterführen.

Je mehr Erfahrung Sie im Umgang mit homöopathischen Mitteln gesammelt haben, desto sicherer werden Sie sich bei der Behandlung fühlen. Versäumen Sie jedoch nicht, sich beim geringsten Zweifel den Rat oder die tatkräftige Unterstützung eines Arztes oder Heilpraktikers einzuholen. Beherzigen Sie insbesondere die folgenden Ratschläge:

● Immer dann, wenn die Krankheitssymptome besonders ernst, sehr heftig oder ungewöhnlich sind, sich nicht bessern wollen oder gar schlechter werden, ist ein Arzt oder Heilpraktiker zu konsultieren.

● Der Hinweis »Zum Arzt oder Heilpraktiker« hebt bei jeder einzelnen Beschwerde deutlich hervor, wann Sie professionellen Rat einholen müssen.

● Behandeln Sie weder sich selbst noch andere, wenn Ihr Allgemeinbefinden sehr angegriffen ist.

● Kinder sprechen in der Regel sehr gut auf homöopathische Mittel an. Halten Sie sich jedoch immer vor Augen, daß gerade Kinderkrankheiten sich oft rapide verschlechtern können. Bei Kleinkindern und Säuglingen sollte deshalb immer ein Arzt oder Heilpraktiker hinzugezogen werden.

● Auch wenn homöopathische Mittel frei von Nebenwirkungen sind, sollten schwangere Frauen aus Sicherheitsgründen vor einer Selbstbehandlung ihren Arzt oder Heilpraktiker um Rat fragen.

Keine Medikamente selbständig absetzen!

● Setzen Sie niemals ein von Ihrem Arzt verordnetes Medikament eigenmächtig ab!

● Behandeln Sie nicht selbst, wenn Krankheiten bereits länger bestehen, wiederholt aufgetreten oder chronisch sind. Hier ist die Homöopathie zwar sehr erfolgreich, erfordert aber das Geschick eines Profis und entzieht sich daher der Eigenbehandlung durch einen Laien. Suchen Sie in diesem Fall einen in der Homöopathie ausgebildeten Arzt oder Heilpraktiker auf.

Übungsbeispiele

Anhand der folgenden Übungsbeispiele können Sie den Umgang mit der Homöopathie und diesem Ratgeber spielerisch üben. So entwickeln Sie ein Verständnis für die homöopathische Vorgehensweise und finden sich bei Bedarf schneller im Buch zurecht.

Beachten Sie die ausführliche Anleitung ab Seite 26

Übungsbeispiel Kopfschmerzen

Der Fall

Ein 13jähriger Junge leidet immer wieder unter Kopfschmerzen. Er kommt damit meist mittags von der Schule heim und stochert dann lustlos in seinem Essen herum. Wenn die Schmerzen stark sind, legt er sich freiwillig am Nachmittag etwas hin, was für den sonst sehr zappeligen Jungen ungewöhnlich ist. Nach einem Mittagsschlaf fühlt er sich wesentlich besser. Nervös, zappelig und unkonzentriert, so beschreibt ihn sein Klassenleiter. Der Übergang von der Grundschule auf das Gymnasium mache dem Jungen zu schaffen. In letzter Zeit schmerzen dem Jungen auch nachts wieder die Knie, wie immer, wenn er einen Wachstumsschub hat. Der Junge ist dünn und eher schmächtig. Sein Appetit ist normalerweise gut, am liebsten ißt er Salamibrote und Wiener Würstchen, Milch dagegen mag er überhaupt nicht. Die Kopfschmerzen traten das erste Mal nach der letzten Grippe auf. Seitdem ist er generell nicht so ganz »auf der Höhe«, leicht müde und erschöpft.

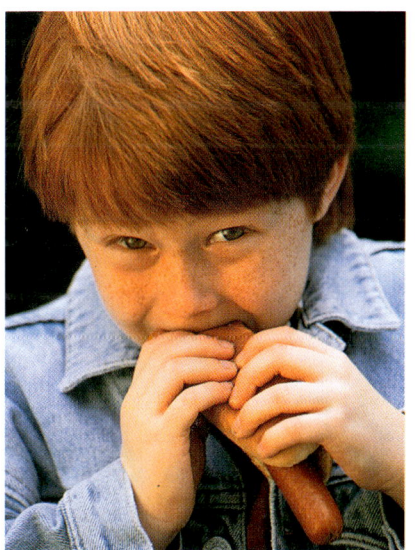

Die Lösung

Sie stellen folgende wichtigen und charakteristischen Symptome fest: Der Junge hat »Kopfschmerzen nach der Schule«, mag sich dann »hinlegen« (Ruhe/Schlaf bessert); er ist »zappelig, nervös und unkonzentriert«, hat »nächtliche Knieschmerzen« und »Wachstumsschübe«; er mag »Salami und Wienerle« aber »keine Milch«, er ist »seit einer Grippe leicht müde und erschöpft«.

Sie studieren folgende Beschwerdebeschreibungen:

- Kopfschmerzen (Seite 52)
- Gelenkbeschwerden (Seite 127)
- Abgeschlagenheit, Erschöpfung und Müdigkeit (Seite 140)

Bei der Wahl homöopathischer Mittel spielen auch Vorlieben beim Essen eine Rolle.

Im Kapitel Kopfschmerzen entscheiden Sie sich für die Rubrik »Kopf-schmerzen mit deutlich psychischem Auslöser« mit dem Symptom »Schulkopfschmerzen« (Seite 53).

Kopfschmerzen mit deutlich psychischem Auslöser

- Schulkopfschmerzen: Calcium phosphoricum (Seite 56), Phosphorus (Seite 61).

Nun vergleichen Sie Calcium phosphoricum und Phosphorus:

Schulkopfschmerzen und Kopfschmerzen durch Wetterwechsel

Calcium phosphoricum D6

- **Meist schlanke, nervöse, zappelige und geistig schnell er-schöpfte Kinder (aber auch Erwachsene).** *Kopfschmerzen durch geistige Überforderung;* Sie leiden oftmals unter einem *schwachen Rücken,* evtl. mit Rückgratverkrümmung; beim Essen besteht eine *Vorliebe für Geräuchertes und Salziges und eine Abneigung gegen Milch.* Bewährtes Mittel bei Schulkopf-schmerzen und Kopfschmerzen bei Wetterwechsel (Föhn).
  < Verschlimmerung: durch geistige, aber auch körperliche An-strengung; bei Bewegung; beim Bücken.
  > Verbesserung: durch Essen, Schlaf (Phosphorus Seite 61).

Kopfschmerzen durch zu viele Eindrücke, besser durch Schlaf

Phosphorus D12

- **Sie sind meist offen, kontaktfreudig, leicht begeisterungsfähig und verausgaben sich schnell.** Beschwerden *durch Gefühlsre-gungen oder geistige Anstrengung; die Schmerzen können durch grelles Licht, Lärm und Gerüche ausgelöst werden* und sitzen dann meist *über einem Auge;* auch ein Gewitter kann die Kopfschmerzen auslösen; bisweilen auch Schwindel, Übel-keit und Erbrechen während der Kopfschmerzen.
  < Verschlimmerung: durch Lärm, Licht, starke Gerüche, Gewitter, Wärme.
  > Verbesserung: durch Ruhe, Schlaf (schon kurzer Schlaf er-frischt); kalte Auflagen.

Calcium phos-phoricum, ein wichtiges Mittel für die Wachs-tumsphase von Jugendlichen

Calcium phosphoricum paßt besser als Phosphorus. Nun studieren Sie das Kapitel Gelenkbeschwerden und finden das Symptom »Kno-chenschmerzen in der Wachstumsphase« (Seite 129).

Knochenschmerzen in der Wachstumsphase

Calcium phosphoricum D6

- **Nächtliche Knochenschmerzen.** Bei Kindern und Jugendlichen; Wärme und Bewegung bessern die Beschwerden (Rhus toxico-dendron, oben).

Auch hier finden Sie Calcium phosphoricum. Danach wenden Sie sich dem Kapitel »Abgeschlagenheit, Erschöpfung und Müdigkeit« mit den Symptomen »Erschöpfung nach Krankheiten« auf Seite 141 zu.

> ### Körperliche und geistige Erschöpfung nach geistiger Überanstrengung und nach Krankheiten
>
> ● **Schnelle Ermüdung, mangelndes Durchhaltevermögen.** Folge von Streß und Überforderung in Schule, Studium oder nach Virusinfektionen; vor allem bei geistiger Arbeit; Sie leiden oftmals an Appetitlosigkeit, *Schulkopfschmerz oder Bauchschmerzen (Nabelkoliken);* Sie sind vergeßlich, unruhig, mürrisch, alles ist Ihnen »zuviel«; oftmals auch lebhaft, ruhelos und sensibel; Sie haben *Verlangen nach Geräuchertem, Salzigem (wie Schinken oder Speck) und Abneigung gegen Milch;* Sie frieren leicht, haben kalte Hände und Füße, schwitzen aber häufig nachts. Bewährt bei Kindern und Jugendlichen mit geringer intellektueller Belastbarkeit.

Calcium phosphoricum D6

Wiederum zeigt sich Calcium phosphoricum deutlich als das ähnlichste Mittel.

Dem Jungen wurde Calcium phosphoricum gegeben. Zudem bekam er eine an Mineralien und Vitaminen reiche Kost. Innerhalb von 4 Wochen verschwanden die Kopfschmerzen, und auch die leichte Erschöpfbarkeit ging zurück. Die Wachstumsschmerzen spürt er kaum mehr. Gleichzeitig verbesserten sich die Leistungen in der Schule. Der Junge ist zwar immer noch lebhaft, macht aber insgesamt einen ausgeglicheneren Eindruck.

Zum Glück sehr selten: Beschwerden nach einem Fischessen

Übungsbeispiel Durchfall und Erbrechen

Der Fall
Einer Frau, 28 Jahre alt, wird nach einem Fischessen in einem Restaurant plötzlich elend und übel. Eine halbe Stunde später muß sie erbrechen. Dann folgt Durchfall. Ab 1 Uhr morgens verbringt sie die meiste Zeit mit Brechdurchfall auf der Toilette. Ihr ist kalt, und sie fühlt sich schwach, entkräftet und zittrig. Der Stuhl ist wäßrig und scharf und macht den After wund. Obwohl sie »total erledigt« ist, kann sie keine Ruhe finden. Sie trinkt warmen Tee, aber nur in kleinen Schlucken, ansonsten muß sie gleich wieder erbrechen.

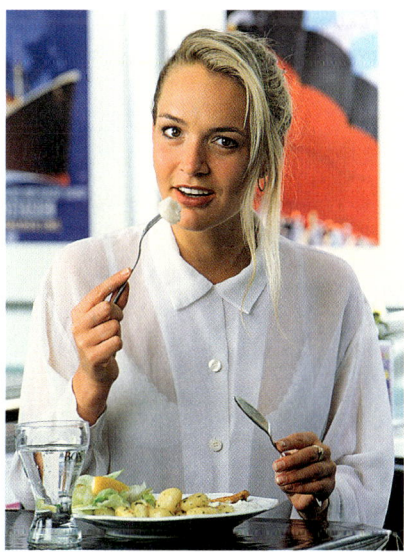

Die Lösung

Sie stellen folgende wichtigen und charakteristischen Symptome fest: Die Frau hat »Durchfall und Erbrechen auf Fisch«. Ihr ist »kalt«, und sie kann »keinen Schlaf finden«. Sie ist »schwach, zittrig, ängstlich, unruhig«. Der Durchfall ist »wäßrig, scharf, wundmachend«. Sie verträgt nur »warmen Tee, in kleinen Schlucken«.

Sie studieren folgende Beschwerdebeschreibungen:
- Übelkeit und Erbrechen (Seite 95), wegen »Erbrechen auf Fisch«
- Durchfall (Seite 102), wegen »Durchfall auf Fisch«
- Abgeschlagenheit, Erschöpfung und Müdigkeit (Seite 140), wegen »schwach, zittrig, ängstlich, unruhig«

Im Kapitel »Übelkeit und Erbrechen« entscheiden Sie sich wegen des Durchfalls für »Schwäche und Durchfall« (Seite 97).

Schwäche und Durchfall

Arsenicum album D12

- **Ängstliche Unruhe, vor allem nachts.** *Bei verdorbener Nahrung, besonders Fisch und Fleisch; Früchte, Saures und kalte Getränke* werden schlecht verdaut; *Verlangen nach warmen Getränken,* die schluckweise getrunken werden; Erbrechen und übelriechende Durchfälle, die *brennen und wundmachen;* Sie fühlen sich *kalt und zittrig,* haben aber *brennende Magenschmerzen;* Sie sind *ganz erledigt nach jedem Brechdurchfall,* dabei häufig ängstlich, besorgt und erschöpft. Bewährtes Mittel bei leichten Lebensmittelvergiftungen.
  < Verschlimmerung: *nachts, nach Mitternacht; durch Kälte; durch Alleinsein.*

Veratrum album D6

- **Körper eiskalt, kalter Schweiß.** *Dennoch gieriger Durst auf kalte Getränke* (Gegensatz zu Arsenicum album), *die aber wieder erbrochen werden;* krampfartige Bauchschmerzen; Erbrechen und Durchfall mit großer Schwäche, bis hin zur Ohnmacht; »man kommt nicht vom Klo weg«, Bewegung oder Trinken löst Erbrechen oder Durchfall aus; blaß mit kalter Nase. Bewährt bei leichten Lebensmittelvergiftungen.

Die Mittelwahl fällt unter anderem wegen dem wundmachenden Durchfall und den schluckweisen warmen Getränken auf Arsenicum album. Das Studium der Leitsymptome im Kapitel »Durchfall« führt Sie zu »Durchfall mit ausgeprägter Schwäche« und bestätigt bei »Durst auf warme Getränke« (Seite 103) die Wahl des Mittels. Es findet sich sogar im Kapitel »Abgeschlagenheit, Erschöpfung und Müdigkeit« unter »Körperliche Schwäche nach Erkrankungen« (Seite 141).

Der Frau wurde Arsenicum album empfohlen unter der Vorgabe, falls die Beschwerden sich nicht innerhalb von 1 Stunde bessern sollten, den Arzt zu verständigen (Verdacht auf Lebensmittelvergiftung). Nach der Einnahme von 3 Globuli des Mittels mußte sie noch einmal »schrecklich« erbrechen (Erstreaktion). Eine halbe Stunde später schlief sie ein. Am nächsten Morgen fühlte sie sich zwar erschöpft, aber Brechdurchfall und Übelkeit waren verschwunden. Sie nahm noch 3mal das Mittel und war nach einer weiteren Nacht mit gutem Schlaf wieder vollkommen hergestellt.

Übungsbeispiel Hexenschuß

Der Fall

Ein Mann Ende Sechzig holt sich nach herbstlicher Gartenarbeit einen leichten Hexenschuß. »Gerade in dem Moment, als ich den Baumstamm leicht heben wollte, ist es mir ins Kreuz gefahren«. Es tue ihm richtig weh im Rücken, als ob er sich etwas verrissen hätte. Er könne sich schon noch ein wenig bewegen, aber er fühle sich dann, als ob er eine Tracht Prügel bezogen habe. Jede Bewegung tue ihm weh. Seine Frau meint, das komme davon, daß er beim »Garteln« schwitzt und sich in der Kälte dann verkühlt.

Der Mann bekam Mittel 1 zum Einnehmen und ein Wärmepflaster. Ein zweites Mittel wurde ihm mitgegeben. Er sollte sich tags darauf melden.

Am nächsten Nachmittag ruft die Frau an: Alles sei viel besser. Anfangs fühlte er sich noch recht steif und es tat noch arg weh, aber nach einer Weile »werkeln« konnte er sich wieder nahezu schmerzlos bücken.

Nun sollte der Mann Mittel 2 einnehmen.

Anruf einen Tag später: Vielen Dank, alles ist wieder in bester Ordnung!

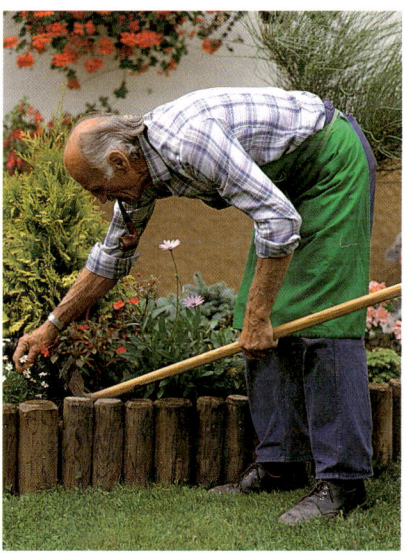

Welches Mittel hilft bei den Beschwerden nach Gartenarbeit?

Die Lösung

Mittel 1: Kapitel »Hexenschuß und Ischias«, Rubrik »Erstes Mittel bei Überanstrengung und Zerrung«: Arnica (Seite 125).

Mittel 2: Kapitel »Hexenschuß und Ischias«, Rubrik »Hexenschuß und/oder Ischias« unter »Andauernde leichte Bewegung und Wärme bessern«: Rhus toxicodendron (Seite 125). Auch im Kapitel »Zerrung, Verstauchung und Verrenkung«, Rubrik »Verletzung von Muskeln, Bändern und Sehnen« unter »Beschwerden werden durch leichte Bewegung besser«: Rhus toxicodendron (Seite 49).

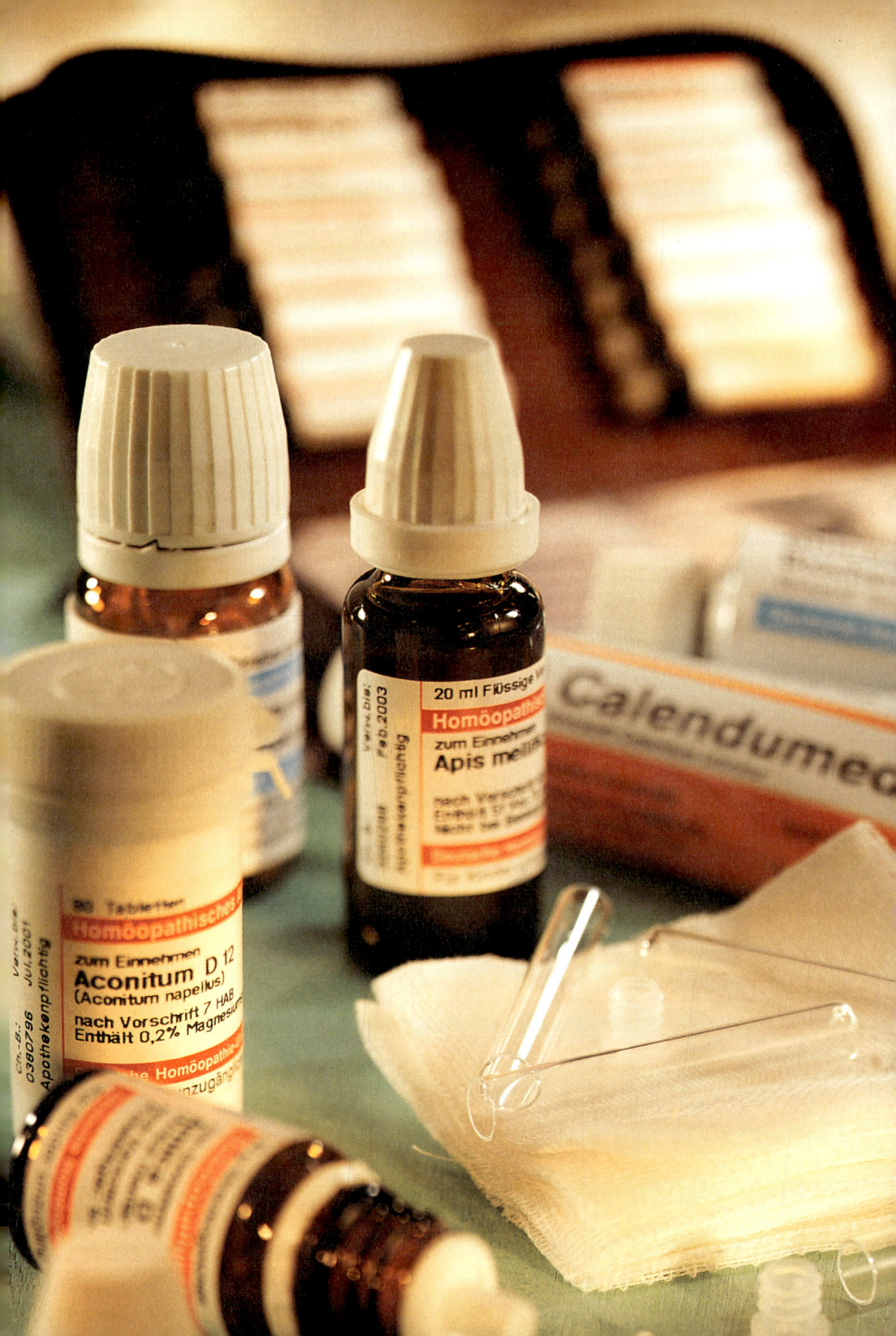

Erste Hilfe mit Homöopathie

In diesem Kapitel werden etliche kleinere Notfälle im alltäglichen Leben aufgeführt, bei denen sich homöopathische Mittel zur raschen Selbstbehandlung sehr bewährt haben. Bitte berücksichtigen Sie jedoch, daß dies keine Anleitung für bedrohliche oder gar lebensgefährliche Verletzungen darstellt. Auch Erste-Hilfe-Maßnahmen wie die richtige Lagerung von Verletzten oder Bewußtlosen, die stabile Seitenlage, eine Wundversorgung oder gar Wiederbelebungsmaßnahmen werden hier nicht beschrieben. Diese sollten in entsprechenden Erste-Hilfe-Kursen beim Roten Kreuz oder Malteser-Hilfsdienst erlernt werden.

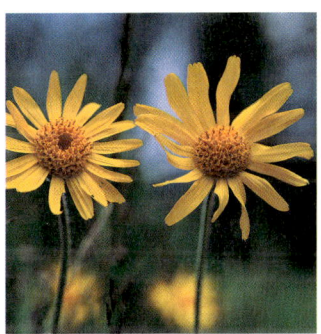

Zögern Sie im Notfall nicht, einen Arzt oder Notarzt zu rufen! Ergreifen Sie immer zuerst die allgemein bekannten Erste-Hilfe-Maßnahmen, und verständigen Sie einen Arzt. Bis zum Erreichen oder Eintreffen des Arztes können dann die hier aufgeführten homöopathischen Mittel eingesetzt werden. Setzen Sie sich mit Ihrem Arzt oder Heilpraktiker auch dann in Verbindung, wenn Sie bei der Selbstbehandlung unsicher sind.

Arnika hilft bei allen Verletzungen

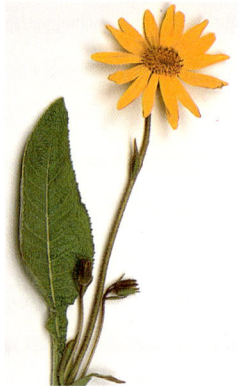

Für den Notfall

Zwei Mittel möchte ich Ihnen besonders ans Herz legen, weil sie sich in vielen Notfällen sehr bewährt haben. Sie sollten in jeder Hausapotheke griffbereit sein.

- **Rescue Remedy (Notfall-Tropfen).** Dieses Mittel stammt aus der Blüten-Therapie nach Dr. Bach und ist ein bewährtes Gemisch verschiedener Blütenessenzen. Es ist als Salbe und als Tropfenmischung in Apotheken erhältlich. Nehmen Sie im Bedarfsfall davon 10 Tropfen auf 0,2 Liter Wasser, und trinken Sie schluckweise.
- **Arnica D12.** Das homöopathische Verletzungsmittel für alle (Un-)Fälle.

Schock bei Notfall und Verletzung

Notfall-Tropfen

- Sowohl beim Verletzten als auch beim Helfer; bei jeder Art von energetischem und seelischem Schock; bei Schreck, Angstzuständen, Bewußtlosigkeit und Unfällen. Bei Bewußtlosen die Lippen damit benetzen. Bach-Blüten-Experten behaupten, daß die Notfalltropfen unzähligen Menschen bis zum Eintreffen des Notarztes das Leben gerettet haben. Bewährtes Mittel (Salbe und Tropfen) bei Kindern: Bei allen kleineren Schocks und Verletzungen (»Salbe drauf, ein paar Tropfen in den Mund, und die Welt ist bald wieder in Ordnung«) kaum mehr wegzudenken.

Verletzungen jeglicher Art

Arnica D12

- Verletzungsschock, Schmerzen, Schwellung, Entzündung und Bluterguß; Arnica wirkt blutstillend und beschleunigt die Wundheilung.

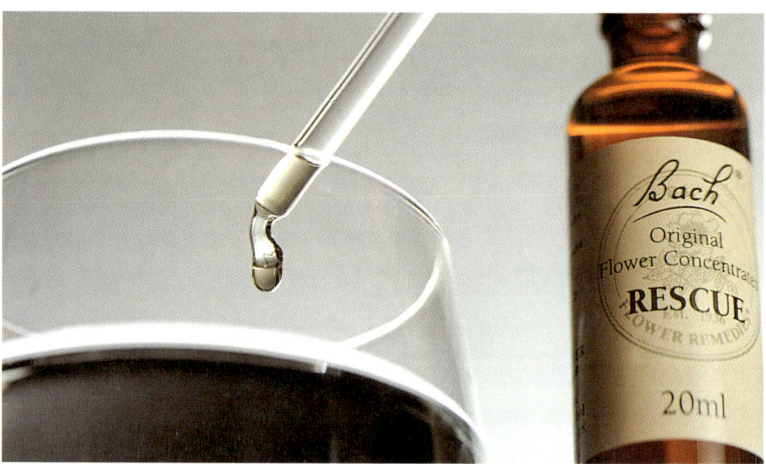

Bei allen Notfällen und Verletzungen: Rescue Remedy

Selbstbehandlung in Notfällen

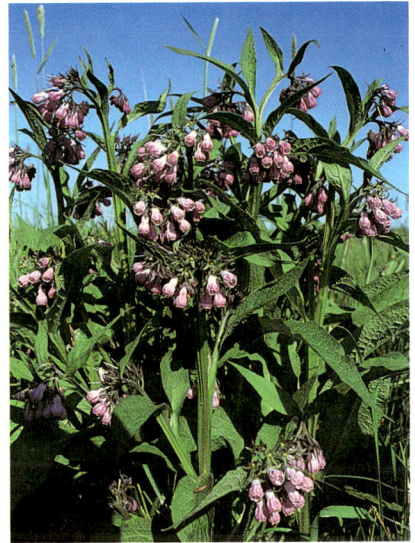

Beinwell (Symphytum), ein wichtiges Augenmittel

Bei den folgenden Beschwerden sind homöopathische Erste-Hilfe-Maßnahmen möglich und sinnvoll. Beachten Sie jedoch die Aufforderung »Zum Arzt« bei einzelnen Beschwerden.

Augenverletzungen

Das Auge ist unser wichtigstes Sinnesorgan. Augenverletzungen erscheinen daher schnell dramatischer als sie sind. Je nach Art der Verletzung können Tränenfluß, Schmerzen, Rötung, Schwellung, Bluterguß und eine Beeinträchtigung des Sehens auftreten.

Ursachen

Häufig wird das Auge durch einen dumpfen Schlag oder durch einen Zweig während Freizeit, Sport und Spiel oder bei Gartenarbeiten verletzt. Aber auch bei der Arbeit, beim Handwerken oder etwa beim Schweißen (Blitzen) kommen Augenverletzungen vor.

✚ Zum Augenarzt
• **bei jeder Verletzung der Augen oder in der Nähe der Augen**

So finden Sie Ihr Mittel

Sofortmaßnahmen bei Augenverletzungen

● **Jegliche Art von Verletzung.** Nehmen Sie als erstes das große homöopathische Verletzungs-Mittel Arnica.

Arnica D12

● **Verletzung durch Fremdkörper.** Bei unerträglichen Schmerzen zusätzlich zu Arnica.

Aconitum D12

Prellung des Auges mit Bluterguß (»blaues Auge«)

● **Stumpfe Prellung von Auge und Gesichtsknochen.** Schmerzhafter Bluterguß (meist durch Schlag, Fall oder einen Ball) und blauschwarze Verfärbung des Auges (Veilchen).

Symphytum D6

● **Blaue Flecken im Augenbereich oder kleine punktförmige Blutergüsse.** Entstehen beispielsweise durch Verletzung an einem Ast.
< Verschlechterung: durch Wärme.
> Verbesserung: durch kalte Anwendungen.

Ledum D6

Staphysagria D12

- Verletzung mit einem Messer; nach Operationen am Auge (beispielsweise gegen grauen Star); schnittartige Verletzung durch Dornen.

Insektenstich und Zeckenbiß

✚ Zum Arzt
- **bei starken allergischen Reaktionen**
- **bei Stichen in Mund- und Rachennähe**
- **wenn nach einem Zeckenbiß Beschwerden auftreten.**

Insektenstiche können anschwellen, jucken und brennen; sie können sich entzünden oder allergische Reaktionen auslösen. Kommt es nach einem Stich zu massiver Schwellung, zu innerem Unruhegefühl, Schwäche, Schwindel, Atemnot und Bewußtseinstrübung, kann ein allergischer Schock bevorstehen. Dann ist sofort der Notarzt zu rufen. Dasselbe gilt bei Stichen in den Mund- und Rachenraum.

Ein Zeckenbiß kann in sehr seltenen Fällen die FSME (Frühsommermeningoenzephalitis), eine virale Gehirnhautentzündung, verursachen, gegen die es eine Schutzimpfung gibt. Häufiger wird die Borreliose, eine bakterielle Erkrankung, durch Zecken übertragen. Sie kann Gelenk- und Herzbeschwerden, in späterem Stadium (oft erst nach 1 Jahr) Muskelschmerzen und -lähmungen hervorrufen. Sollte an der Stichstelle eine langsam größer werdende Hautrötung (Wanderröte) entstehen oder sollten innerhalb der nächsten 2 Wochen grippeähnliche Symptome auftreten, dann gehen Sie bitte zum Arzt. Er kann mit einer Blutuntersuchung feststellen, ob eine Infektion mit den Erregern vorliegt.

Ursachen

Insekten spritzen an der Einstichstelle oftmals lokal betäubende Gifte, blutgerinnungshemmende Substanzen und dabei auch verschiedene Erreger ein. Die wohl bekannteste und gefürchtetste, durch Mückenstiche übertragene Krankheit ist die tropische Malaria.

So finden Sie Ihr Mittel

Staphysagria D12

Zur Vorbeugung

- **Gegen Mückenstiche.** Wenn Mücken Sie besonders lieben, kann das Mittel in mückenverseuchten Gebieten vorab genommen werden (1mal täglich 1 Gabe).

Zeckenbißfieber-Nosode D30

- **Zeckenbiß.** In verseuchten Gebieten (Verbreitungskarten gibt es bei Ärzten und in Apotheken) vorbeugend jede Woche 1 Gabe (Seite 30); kann einen eventuellen Krankheitsverlauf abmildern, verkürzen oder sogar verhindern; bis zu 6 Stunden nach dem Zeckenbiß 1 Gabe (3 Globuli) einnehmen.

Zur Behandlung

- **Bisse und Stiche aller Art.** Auch nach einem Zeckenbiß.
- **Bienen- und Wespenstiche sowie allergische Reaktionen.** Blaßrote Schwellung und stechende Schmerzen.
  < Verschlechterung: durch Wärme, Kratzen der Stichstelle.
  > Verbesserung: durch kühle Umschläge.
- **Starker Juckreiz und leichte allergische Reaktionen.**

Ledum D12
Apis D12

Cardio-spermum D2

Prellung und Quetschung

Meist kommt es bei Prellungen und Quetschungen zu Schmerzen, Schwellung, Bluterguß und zur blauen bis schwarzblauen Verfärbung des gequetschten oder geprellten Gewebes.

Ursachen

Ursache für die Prellung ist ein Trauma durch Stoß, Fall oder Schlag. Besonders häufig sind Prellungen des Schienbeins, des Schädels, der Wirbelsäule, des Steißbeins (äußerst schmerzhaft) und das »blaue Auge« (Seite 43). Quetschungen von nervenreichem Gewebe (wie Finger oder Zehen) in Türen oder Fenstern können schrecklich schmerzen, vor allem solange die Schwellung noch zunimmt (kaltes Wasser hilft). Zerrungen oder Verstauchungen von Gelenken und Bändern können zusätzlich vorhanden sein.

✚ Zum Arzt
- **bei Verdacht auf Gehirnerschütterung, Knochenbruch, Wirbelsäulenverletzung oder innere Verletzungen**
- **bei anhaltenden oder besonders starken Schmerzen**

So finden Sie Ihr Mittel

Bluterguß

- **Das erste Mittel.** Das große homöopathische Verletzungsmittel bei Schmerzen, Schwellung und Bluterguß.
- **Wenn Arnica nicht ausreichend hilft.**

Arnica D12

Bellis perennis D6

Verletzung von nervenreichem Gewebe überwiegt

- Besonders schmerzhafte Prellungen wie Schädelprellung, Wirbelsäulenprellung, Steißbeinprellung sowie Quetschung von Fingern oder Zehen.

Hypericum D12 (im Wechsel mit Arnica)

Verletzung von Knochen und Knochenhaut überwiegt

- **Prellungen der Knochen, Knochenbrüche.** Auch bei Prellung der Gesichtsknochen und beim »blauen Auge«. Bewährtes Mittel bei umgeknickten Knöcheln.
- **Verletzung oder Prellung der Knochenhaut.** Bewährtes Mittel bei Schienbeinprellung.

Symphytum D6 (im Wechsel mit Arnica)
Ruta D6 (im Wechsel mit Arnica)

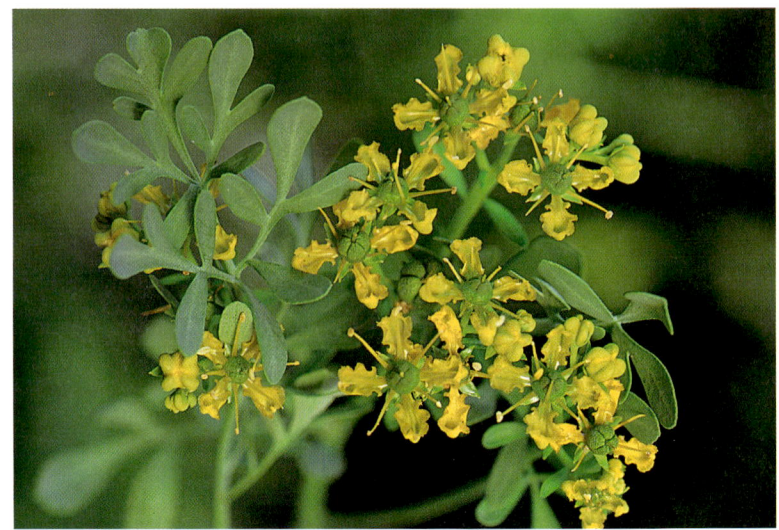

*Aus der Wein-
raute wird das
Homöopathikum
Ruta gewonnen*

Verbrennung, Verbrühung und Sonnenbrand

✚ Zum Arzt
• **bei allen schwe-
reren Verbrennun-
gen und Ver-
brühungen**
• **bei Verkohlun-
gen nach Strom-
oder Chemikalien-
unfall**
• **bei Verbren-
nungsschock**
• **bei Fieber nach
Sonnenbrand**

Leichtere Verbrennungen (1. Verbrennungsgrad) sind verbunden mit Schmerzen, Rötung und Verfärbung der Haut, stärkere Verbrennungen (2. Verbrennungsgrad) bringen zusätzlich Blasenbildung mit sich. Gleiches gilt für Sonnenbrand und Verbrühungen. Kopfschmerzen nach zuviel Sonne lassen einen Sonnenstich vermuten (Kopfschmerzen Seite 52).

Ursachen

Kleinflächige sowie leichtere Verbrennungen und Verbrühungen durch heißes Wasser, Herdplatten, Feuer, Ölspritzer und ähnliches sprechen gut auf eine homöopathische Selbstbehandlung an. Dies gilt auch für den Sonnenbrand durch zu intensive UV-Strahlung.

So finden Sie Ihr Mittel

Verletzungsschock

Aconitum D12
● Zittern, Angst, Unruhe, Frieren, Apathie.

Rötung der Haut

Arnica D12
● Dunkelrote Haut, Sie wollen nicht berührt werden.
Belladonna D12
● Glühend rote Haut, klopfende Schmerzen. Bewährtes Mittel bei Sonnenbrand.

- Blaßrote, geschwollene, glänzende Haut; brennende oder stechende **Schmerzen.** Bewährtes Mittel bei Sonnenbrand.

Apis D12

Brennende Schmerzen und Blasenbildung

- Kleine Bläschen.
- Größere Blasen. Bewährtes Mittel bei Sonnenbrand.

Urtica urens D6
Cantharis D12

Schlechte Abheilung

- Offene Brandwunden mit ätzenden, brennenden Schmerzen.

Causticum D12

Wunden

Schürfwunden sind meist großflächig, aber nicht tief. Es kommt zu leichter Blutung und heftigen Schmerzen, da in der aufgeschürften Haut viele Nervenenden gereizt werden. Bei Platz- und Rißwunden durch Schlag, Stoß oder Fall und bei Schnitten klaffen die Wundränder auf. Die Wunde kann recht tief sein, stark bluten und wegen Durchtrennung von Nerven sehr schmerzhaft sein. Stichwunden sind punktförmige Verletzungen. Sie bluten meist nur wenig und können sich daher leicht infizieren. Eine infizierte Wunde kann sich entzünden: sie wird rot, schwillt und fängt zu eitern an. Wenn die Entzündung sich ausbreitet, besteht die Gefahr einer Blutvergiftung (eine rote Linie Richtung Herz kann ihr Vorbote sein).

✚ Zum Arzt
• bei größeren Verletzungen und starken Blutungen
• bei tiefen Stich-, Platz-, Schnitt- oder Bißwunden
• bei einer Wundentzündung
• falls Sie eine Auffrischimpfung für Tetanus brauchen (alle 5 bis 10 Jahre)

Ursachen

Wunden entstehen in aller Regel durch Verletzungen. Dies kann auch eine Operation sein. Während sich die homöopathische Selbstbehandlung bei kleinen Wunden sehr bewährt hat, müssen alle großen oder gefährlichen Wunden vom Arzt versorgt werden. Erste-Hilfe-Maßnahmen haben dabei immer Vorrang vor der homöopathischen Behandlung! Für eine homöopathische Vor- oder Nachbehandlung bei Operationen fragen Sie am besten Ihren Arzt oder Heilpraktiker.

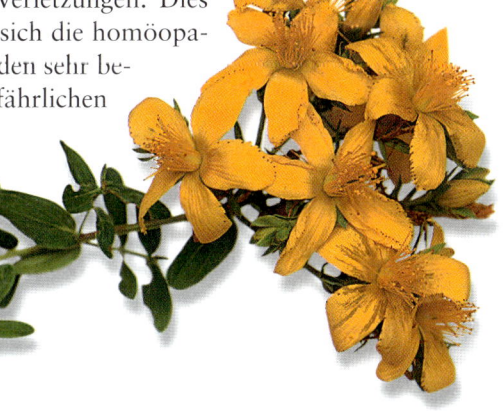

Hypericum, das Johanniskraut

So finden Sie Ihr Mittel

Verletzungsschock

Aconitum D12
Notfall-Tropfen
- Zittern, Angst, Unruhe, Frieren oder Apathie.
- Allgemein bei jeglichem Schock.

Allgemein bewährt

Arnica D12
- Arnica ist das Hauptmittel bei Verletzungen jeglicher Art; es hilft gegen Verletzungsschock, Wundschmerz, Schwellung, Entzündung und Bluterguß; es wirkt blutstillend und beschleunigt die Wundheilung. Bewährtes Mittel bei, vor und nach Operationen.

Zusätzlich

Hypericum D12
- Bei Nervenverletzungen. Ziehende oder schießende Schmerzen. Bewährtes Mittel bei Schürf-, Schnitt-, Platz-, Riß-, Stich- und Quetschwunden sowie bei Nagelverletzungen.

Staphysagria D12
- Bei Schnittwunden. Auch bei Operationsschnitten und bei der Entfernung oder dem Abgang von Nierensteinen.

Ledum D6
- Bei Stich- und Bißwunden. Mit stechenden, dumpfen, auch schneidenden Schmerzen.

Entzündung

Belladonna D12
- Rötung, Hitze und pochende Schmerzen.

Apis D12
- Entzündete Stich- oder Bißwunden. Blaßrote Schwellung, stechende Schmerzen.
  > Verbesserung: durch kühlende Umschläge.

Lachesis D12
- Bläulichrote Entzündung. Große Berührungs- und Hitzeempfindlichkeit.

Zerrung, Verstauchung und Verrenkung

+ Zum Arzt oder Heilpraktiker
- **bei sehr starken Schmerzen**
- **bei Verdacht auf Knochenbruch, Sehnen-, Bänder- oder Muskelriß**
- **wenn nach 48 Stunden keine Besserung eingetreten ist**

Man kann sich Muskeln, Sehnen und Bänder zerren, Gelenke und Gelenkkapseln verstauchen oder verrenken. Dabei kommt es zur Bewegungseinschränkung, zu starken Schmerzen, Schwellung und Bluterguß. Bei extremer Überlastung können Muskelfasern, Muskeln, Sehnen und Bänder auch anreißen oder ganz reißen. Der Muskelkater ist übrigens auf eine Übersäuerung des Muskels in Verbindung mit »Minizerrungen« der Muskelfasern zurückzuführen.

Ursachen

Überanstrengung und Verletzungen sind meist die Ursache.

So finden Sie Ihr Mittel

Verletzungsschock

- Zittern, Angst, Unruhe, Frieren oder Apathie.

Aconitum D12

Allgemein bewährt

- Verletzungen jeglicher Art. Arnica hilft gegen Verletzungsschock, Schmerzen, Schwellung, Entzündung und Bluterguß; es wirkt blutstillend und beschleunigt die Wundheilung. Bewährtes Mittel auch bei Muskelkater. Zur Vorbeugung gegen Muskelkater: 1- bis 3mal 5 Globuli.

Arnica D12

Verletzung von Muskeln, Bändern und Sehnen

- Beschwerden werden durch leichte Bewegung besser. Reißende Schmerzen, in der Ruhe oftmals schlimmer; Sie müssen das Gelenk bewegen, vor allem nachts; anfängliche Bewegung ist sehr schmerzhaft, fortgesetzte Bewegung bessert.
  > Verbesserung: durch Wärmeanwendungen, Massagen.

Rhus toxicodendron D12 (im Wechsel mit Arnica)

- Die kleinste Bewegung bereitet große Schmerzen. Steifheit und stechende Schmerzen; heiße Schwellung.
  < Verschlimmerung: durch Bewegung, Wärme, Berührung.
  > Verbesserung: durch Ruhe, Kälte, festen Druck und festes Bandagieren.

Bryonia D12 (im Wechsel mit Arnica)

Verletzung von Knochen und Knochenhaut

- Verstauchung der Knochen oder Prellung der Knochenhaut; Zerrungen und Risse von Gelenkbändern; stechende Schmerzen. Bewährtes Mittel bei umgeknickten Fußgelenken mit Bluterguß, der später gelb und teigig wird.

Symphytum D6 (im Wechsel mit Arnica)

Sehnen- und Bänderzerrungen

- Schwäche der Gelenke: sie geben einfach nach, sind wie gelähmt; Folgen von Überanstrengung und Verrenkung.

Ruta D6 (im Wechsel mit Arnica)

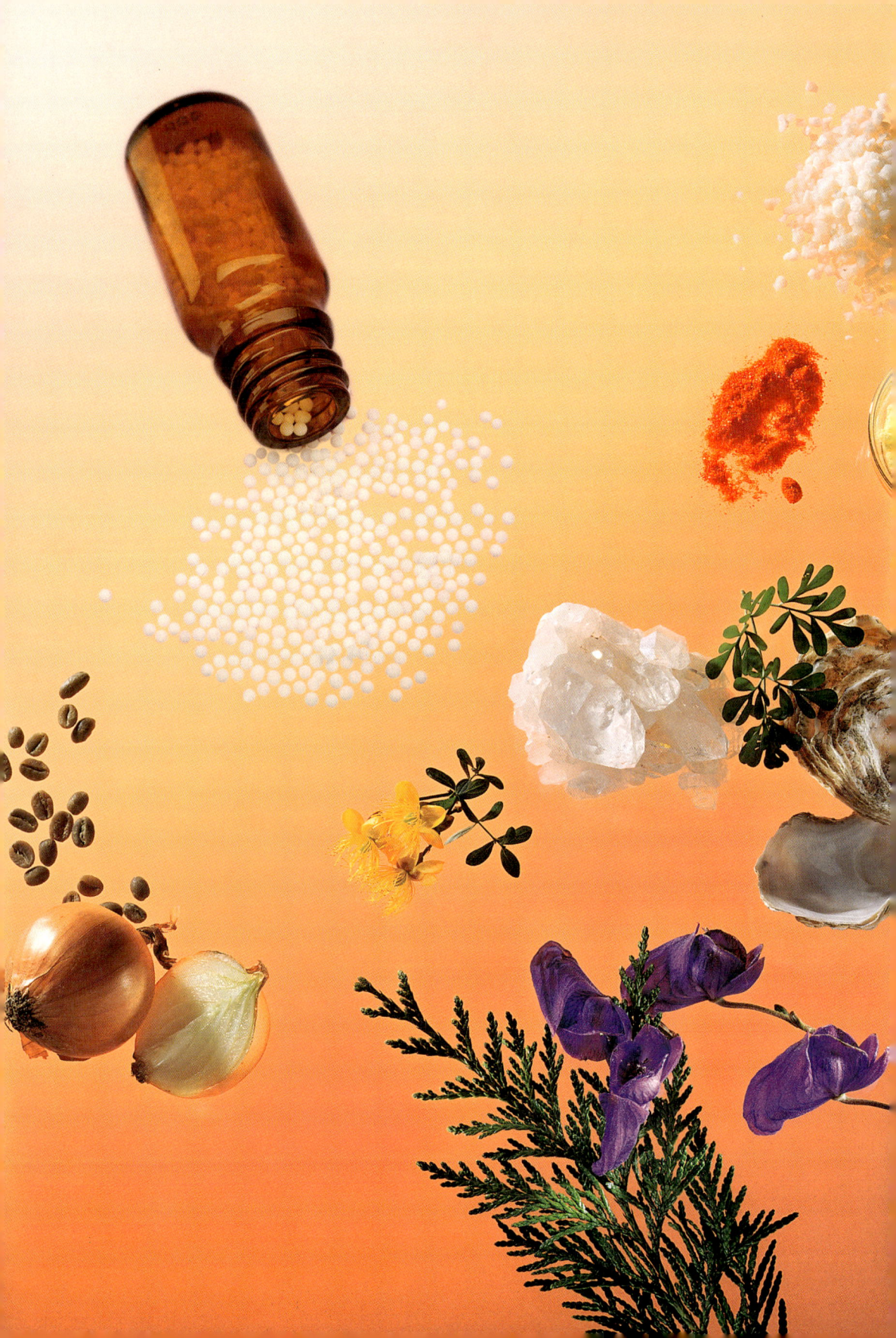

Krankheiten von Kopf bis Fuß

Dieses Kapitel beschäftigt sich vorwiegend mit den Beschwerden, die sich im Körper auf einen bestimmten Ort festlegen lassen. Dazu gehören Erkrankungen eines Körperteils, eines Organs oder solche Beschwerden, die durch die Funktionsstörung eines Organs bedingt sind.

Da eine alphabetische Auflistung bei der Vielzahl von Beschwerden sehr verwirrend wirkt, hat sich in der Homöopathie das Kopf-bis-Fuß-Schema eingebürgert. Es beginnt mit den Beschwerden im Kopfbereich und schreitet über Brust, Bauch und Unterleib sowie dem Rücken zu den Füßen und Zehen fort. Diese Vorgehensweise entspricht auch den Beobachtungen des großen Homöopathen Konstantin Hering: Er konnte feststellen, daß beim Gesundungsprozeß die Beschwerden in genau dieser Reihenfolge von oben (Kopf) nach unten (Fuß) verschwinden.

Mit der Antwort auf die Frage »Wo tut es weh?« kommen Sie somit schnell und sicher zum geeigneten Abschnitt. Da sie nicht genau zu lokalisieren sind, finden Sie die fieberhaften Erkrankungen am Ende des Kapitels.

Kopfbereich

Um Ihnen die Suche nach dem passenden Mittel einfacher zu machen, wurden Kopfschmerzen, Migräne und Gesichtsschmerzen zusammengefaßt. Bei der homöopathischen Behandlung finden auch überwiegend dieselben Mittel Anwendung.

Kopfschmerzen, Migräne und Gesichtsschmerzen

+ Zum Arzt
- **bei hohem Fieber, Übelkeit, Erbrechen und steifem Nacken**
- **bei plötzlichen, unerträglich starken Kopfschmerzen**
- **bei Bewußtseinstrübung, Lähmungserscheinungen, Sprach- und starken Sehstörungen**
- **nach Kopfverletzungen, der Einnahme von Medikamenten oder Drogen**
- **bei Gehirnhautentzündung, Bluthochdruck, Schlaganfall**
- **bei anhaltenden oder wiederkehrenden Beschwerden**

Kopfschmerzen können sich in den unterschiedlichsten Schmerzempfindungen (stechend, klopfend, ziehend ...) äußern und an ganz bestimmten Stellen (über dem Auge, an den Schläfen, am Hinterkopf ...) oder generalisiert auftreten (»wie in einem Schraubstock«, »droht zu explodieren«...). Zusätzliche Beschwerden wie Nackenschmerzen, Übelkeit, Schnupfen, Nasennebenhöhlenentzündung oder Augenschmerzen sind möglich.

Die Migräne ist eine Sonderform des Kopfschmerzes. Zu den Symptomen gehören anfängliche Sehstörungen, auf die dann meist einseitiger, klopfender Kopfschmerz folgt. Oft sind die Schmerzen von starker Lichtempfindlichkeit, Übelkeit oder Erbrechen begleitet.

Gesichtsschmerzen (Gesichtsneuralgien) sind blitzartig einschießende Nervenschmerzen, die an Augen, Wangen, Kiefer oder Zähnen auftreten können; betroffene Augen tränen. Kauen und Sprechen verschlechtert meist die Beschwerden.

Ursachen

Medizinisch gesehen beruhen Kopfschmerzen meist auf einer Weit- oder Engstellung der Blutgefäße im Kopf.

Die Auslöser für Kopfschmerzen sind vielfältig: Muskelverspannungen, Gifte, Hormonstörungen, Erkältungen, Entzündungen oder Nervenschmerzen, aber auch psychische Ursachen wie Streß oder Ärger sind häufig. Kopfschmerzen können aber auch das Begleitsymptom gefährlicher Erkrankungen sein: Gehirnhautentzündung (mit hohem Fieber und steifem Nacken), Bluthochdruck (mit berstenden Kopfschmerzen, die bei körperlicher Anstrengung zunehmen), Schlaganfall (mit Lähmungs- und Ausfallserscheinungen sowie Bewußtseinstrübungen) und Tumore. Während derartige Erkrankungen in medizinische Hände gehören, sind leichtere Schmerzen gut selbst in den Griff zu bekommen. Bei anhaltenden oder wiederkehrenden Beschwerden ist ein Arzt oder Heilpraktiker aufzusuchen.

Eine eindeutige Ursache für die Migräne ist nicht bekannt. Mögliche Auslöser sind verschiedene Lebensmittel (wie Käse, Schokolade, Zitrusfrüchte oder Nüsse), Streß, Aufregung oder hormonelle Störungen.

Einer Gesichtsneuralgie (Reizung von Gesichtsnerven, häufig ist der Trigeminus betroffen) liegen oft Erkrankungen von Augen, Ohren, Zähnen oder Nasennebenhöhlen zugrunde. Deshalb sollten Sie eine mögliche Neuralgie fachmännisch untersuchen lassen. Auslöser können kaltes Wetter, kalter Wind, Zugluft oder Streß, aber auch schon Kauen oder Sprechen sein.

Naturheilkundliche Methoden sind bei Kopfschmerzen aufwendiger als das einfache »Schlucken« von Schmerzmitteln. Sie haben sich aber bei der Behandlung von Kopfschmerzen, Migräne und Gesichtsneuralgie sehr bewährt. In den meisten chronischen Fällen empfiehlt sich eine homöopathische Konstitutionsbehandlung (Seite 21).

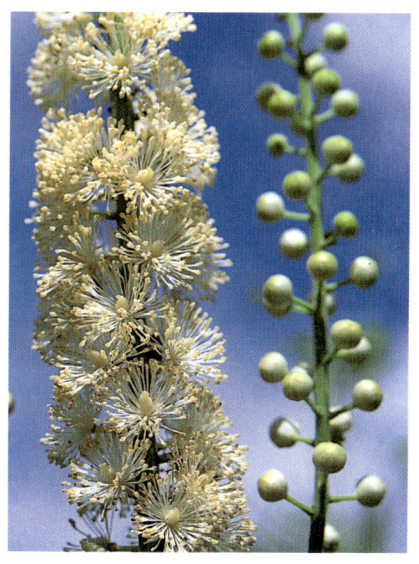

Von Cimicifuga, dem Wanzenkraut, wird nur der Wurzelstock verwendet.

So finden Sie Ihr Mittel

Die folgende Übersicht führt Sie wegen der zahlreichen Möglichkeiten nicht zu einem einzigen Mittel, sondern zu einer Auswahl. Ein möglicherweise bekannter Grund oder Auslöser für die Beschwerde begrenzt die Zahl der in Frage kommenden Mittel. Vergleichen Sie dann Ihre Beschwerden mit den Beschreibungen, die nach dem Alphabet der Mittel geordnet sind. Wählen Sie das zu Ihren Beschwerden am besten passende aus. Das Übungsbeispiel Kopfschmerzen (Seite 35) zeigt Ihnen, wie hier vorzugehen ist.

Kopfschmerzen mit deutlich psychischem Auslöser
- **Kummer, Sorgen, depressive Verstimmung:** Ignatia (Seite 59), Natrium muriaticum (Seite 60), Pulsatilla (Seite 61), Cimicifuga (Seite 57).
- **Ärger, Zorn:** Aconitum (Seite 55), Bryonia (Seite 56), Chamomilla (Seite 57), Natrium muriaticum (Seite 60), Nux vomica (Seite 60).
- **Schreck, Schock, Angst:** Aconitum (Seite 55), Arsenicum album (Seite 55), Ignatia (Seite 59), Pulsatilla (Seite 61).
- **Nervosität, Gereiztheit:** Bryonia (Seite 56), Chamomilla (Seite 57), Cimicifuga (Seite 57), Coffea (Seite 58), Gelsemium (Seite 58), Ignatia (Seite 59), Nux vomica (Seite 60), Phosphorus (Seite 61), Pulsatilla (Seite 61), Spigelia (Seite 63).
- **Geistige Erschöpfung:** Calcium phosphoricum (Seite 56), Nux vomica (Seite 60), Phosphorus (Seite 61), Silicea (Seite 62).
- **Schulkopfschmerzen:** Calcium phosphoricum (Seite 56), Phosphorus (Seite 61).

Kopfschmerzen mit deutlich körperlichem Auslöser

- **Schnupfen, Nasennebenhöhlen-Entzündung:** Aconitum (Seite 55), Belladonna (Seite 56), Bryonia (Seite 56), Kalium bichromicum (Seite 59), Pulsatilla (Seite 61), Silicea (Seite 62).
- **Magen-Darm-Störungen:** Bryonia (Seite 56), Iris (Seite 59), Kalium bichromicum (Seite 59), Nux vomica (Seite 60), Pulsatilla (Seite 61).
- **Mit steifem, verspanntem Nacken:** Cimicifuga (Seite 57), Gelsemium (Seite 58), Nux vomica (Seite 60).
- **Hormonelle Störungen (Wechseljahre):** Belladonna (Seite 56), Glonoinum (Seite 59), Pulsatilla (Seite 61), Sanguinaria (Seite 61), Cimicifuga (Seite 57).
- **Überanstrengung der Augen:** Ruta (Seite 123).
- **Leichtere Kopfverletzungen:** Arnica (Seite 42), Hypericum (Seite 45, »Prellung«).
- **Kater:** Nux vomica (Seite 60), Bryonia (Seite 56), Pulsatilla (Seite 61).

Eindeutige Ursache, eindeutiger Schmerz

- **Überwiegend rechts:** Belladonna (Seite 56), Silicea (Seite 62), Sanguinaria (Seite 61), Kalium bichromicum (Seite 59), Magnesium phosphoricum (Seite 60).
- **Überwiegend links:** Glonoinum (Seite 59), Cimicifuga (Seite 57), Cyclamen (Seite 58), Spigelia (Seite 63), Aconitum (Seite 55).
- **Zuviel Sonne:** Belladonna (Seite 56), Glonoinum (Seite 59), Chamomilla (Seite 57), Gelsemium (Seite 58).
- **Föhn:** Gelsemium (Seite 58), Calcium phosphoricum (Seite 164), Kalium phosphoricum (Seite 165, »Wetter«).
- **Wetterwechsel zu schlechtem Wetter:** Calcium phosphoricum (Seite 164), Nux vomica (Seite 165), Silicea (Seite 164), Spigelia (Seite 63), Hepar sulfuris (Seite 164), Rhus toxicodendron (Seite 164, »Wetter«).
- **Durch Kälte und kalten Wind:** vor allem Aconitum (Seite 55), Magnesium phosphoricum (Seite 60), Chamomilla (Seite 57), Coffea (Seite 58), Arsenicum album (Seite 55), Silicea (Seite 62), Nux vomica (Seite 60), Hepar sulfuris (Seite 164, »Wetter«).
- **Beginnen am frühen Morgen, steigern sich zum Mittag, besser gegen Abend:** Natrium muriaticum (Seite 60), Sanguinaria (Seite 61), Spigelia (Seite 63).
- **Schlechter durch Zigarettenrauch:** Belladonna (Seite 56), Gelsemium (Seite 58), Ignatia (Seite 59), Pulsatilla (Seite 61), Spigelia (Seite 63).
- **Schlechter durch Alkohol:** Arsenicum album (Seite 55), Belladonna (Seite 56), Coffea (Seite 58), Gelsemium (Seite 58), Ignatia (Seite 59), Natrium muriaticum (Seite 60), Nux vomica (Seite 60), Phosphorus (Seite 61), Pulsatilla (Seite 61), Silicea (Seite 62), Spigelia (Seite 63).

Migräne

- **Akuter Anfall:** Belladonna (Seite 56), Cyclamen (Seite 58), Gelsemium (Seite 58), Iris (Seite 59), Sanguinaria (Seite 61).

- **Übelkeit und Erbrechen:** Natrium muriaticum (Seite 60), Cyclamen (Seite 58), Sanguinaria (Seite 61), Iris (Seite 59), Kalium bichromicum (Seite 59), Pulsatilla (Seite 61), Glonoinum (Seite 59).
- **Sehstörungen nur vor den Schmerzen:** Iris (Seite 59), Kalium bichromicum (Seite 59).
- **Sehstörungen vor und während der Schmerzen:** Gelsemium (Seite 58), Natrium muriaticum (Seite 60), Cyclamen (Seite 58).
- **Sehstörungen während und nach den Schmerzen:** Silicea (Seite 62).
- **Schlimmer vor der Menses:** Belladonna (Seite 56), Bryonia (Seite 56), Cimicifuga (Seite 57), Gelsemium (Seite 58), Natrium muriaticum (Seite 60), Pulsatilla (Seite 61).
- **Schlimmer während der Menses:** Belladonna (Seite 56), Bryonia (Seite 56), Cyclamen (Seite 58), Gelsemium (Seite 58), Glonoinum (Seite 59), Ignatia (Seite 59), Natrium muriaticum (Seite 60), Nux vomica (Seite 60), Phosphorus (Seite 61), Pulsatilla (Seite 61), Sanguinaria (Seite 61).
- **Schlimmer nach der Menses:** Bryonia (Seite 56), Glonoinum (Seite 59), Natrium muriaticum (Seite 60), Pulsatilla (Seite 61).

Gesichtsneuralgie
- **Akute Schmerzen:** Aconitum (Seite 55), Arsenicum album (Seite 55), Chamomilla (Seite 57), Coffea (Seite 58), Magnesium phosphoricum (Seite 60), Spigelia (Seite 63).
- **Bei schon länger bestehenden Problemen:** Cimicifuga (Seite 57), Kalium bichromicum (Seite 59), Silicea (Seite 62).

Unerträgliche Kopf- oder Gesichtsschmerzen nach kaltem Wind, Luftzug, zuviel Sonne, nach Schreck, Schock oder Zorn

- **Heftige schneidende Schmerzen, die plötzlich auftreten.** *Auch mit Ameisenlaufen, Prickeln und Taubheitsgefühlen; das Gesicht ist im Liegen oft fleckig gerötet, beim Aufrichten wird es blaß; Sie sind äußerst unruhig,* werfen sich hin und her und könnten schreien vor Schmerzen; Sie sind voller nervöser Angst. Bewährtes Mittel bei neuralgischen Gesichts- und Kopfschmerzen (Trigeminus), bei plötzlich auftretenden Beschwerden nach Gefühlserregung und kaltem Luftzug. **Aconitum D12**
  < Verschlimmerung: abends und nachts; durch Bewegung (auch Reden und Essen); durch Licht und Geräusche.
  > Verbesserung: durch Ruhe; im Dunkeln.

Neuralgische Kopfschmerzen, stechend wie »von heißen brennenden Nadeln«, mit Besserung durch Wärme

- **Sie frieren leicht, sind unruhig.** Sie gehen auf und ab, sind *ängstlich* (Aconitum, oben); oft sind Sie ein sehr *ordnungsliebender, zur Perfektion neigender Mensch;* Sie sind erschöpft, schwach **Arsenicum album D12** *mit oft blassem, eingefallenem Gesicht;* die Beschwerden kommen oft *in regelmäßigen Abständen;* oft besteht *Durst auf Warmes.* Bewährtes Mittel bei älteren oder geschwächten Menschen, bei Diabetikern.

< Verschlimmerung: durch naßkaltes Wetter; nachts, vor allem nach Mitternacht; durch Alleinsein.

> Verbesserung: durch Ruhe, Wärme (lokale Wärme kann auch verschlechtern).

Plötzliche klopfende, berstende Kopfschmerzen

Belladonna D12
● **Vor allem über den Augen und eher rechts auftretend.** *Das Gesicht ist rot, heiß und verschwitzt;* auch die Augen können gerötet sein, *die Pupillen sind weit;* die Schmerzen *kommen und gehen plötzlich.* Bewährtes Mittel bei grippalem Infekt, bei Stockschnupfen, bei Sonnenstich, bei Migräne.

< Verschlimmerung: *jede Erschütterung, beim Bücken oder beim Kopfschütteln; durch Licht, Lärm und Gerüche; beim Hinlegen am Nachmittag.*

> Verbesserung: *durch Ruhe; durch Dunkelheit; wenn der Kopf erhöht liegt.*

Berstende Kopfschmerzen, von der Stirn zum Hinterkopf und Nacken ziehend

Bryonia D12
● **Oft besteht brennender Durst auf Kaltes, das gierig getrunken wird.** *Sie sind ärgerlich, mürrisch, reizbar und »wollen Ihre Ruhe haben«;* das Gesicht ist fleckig rot. Bewährtes Mittel bei grippalem Infekt, bei Magen-Darm-Störungen, nach Ärger und Zorn.

< Verschlimmerung: *durch die kleinste Bewegung; durch Ärger; beim Bücken und durch Erschütterung* wie Husten, Treppensteigen (Belladonna oben); durch kaltes Wetter, aber auch im warmen Raum (Pulsatilla Seite 61).

> Verbesserung: *durch Ruhe;* durch kalte Auflagen; durch feste Druckmassage der schmerzhaften Stellen (Kalium bichromatum Seite 59).

Schulkopfschmerzen und Kopfschmerzen durch Wetterwechsel

Calcium phosphoricum D6
● **Meist schlanke, nervöse, körperlich unruhige (zappelige) und geistig schnell erschöpfte Kinder** (aber auch Erwachsene). *Kopfschmerzen durch geistige Überforderung;* Sie leiden oftmals unter einem *schwachen Rücken,* evtl. mit Rückgratverkrümmung; beim Essen besteht eine *Vorliebe für Geräuchertes und Salziges und eine Abneigung gegen Milch.* Bewährtes Mittel bei Schulkopfschmerzen und Kopfschmerzen bei Wetterwechsel (Föhn).

< Verschlimmerung: durch geistige, aber auch körperliche An-
strengung; bei Bewegung; beim Bücken.

> Verbesserung: durch Essen, Schlaf (Phosphorus Seite 61).

Unerträgliche Kopf- und Gesichtsschmerzen mit heißem, verschwitztem Gesicht

- »Sie wissen nicht mehr, was Sie dagegen machen sollen«. *Rotes Gesicht, oder die schmerzhafte Backe ist rot, die andere blaß; neuralgische Schmerzen im Gesicht, in den Zähnen, können bis zu den Ohren ausstrahlen;* die Schmerzen sind stechend, reißend, drückend, meist einseitig; häufig auch Taubheitsgefühle (Aconitum Seite 55); *Sie werden heftig, wütend, unruhig, werfen sich hin und her, sind ungehalten und ungeduldig;* Sie leiden unter einem *überreiztem Nervensystem, durch zuviel Kaffee,* Überarbeitung und Ärger (Nux vomica Seite 60).

  < Verschlimmerung: nachts; durch Kälte, Wind; im Liegen; beim Kauen; durch Ärger und Zorn.

  > Verbesserung: durch warme lokale Auflagen (nicht immer); wenn man den Kopf in den Nacken legt.

Chamomilla D12

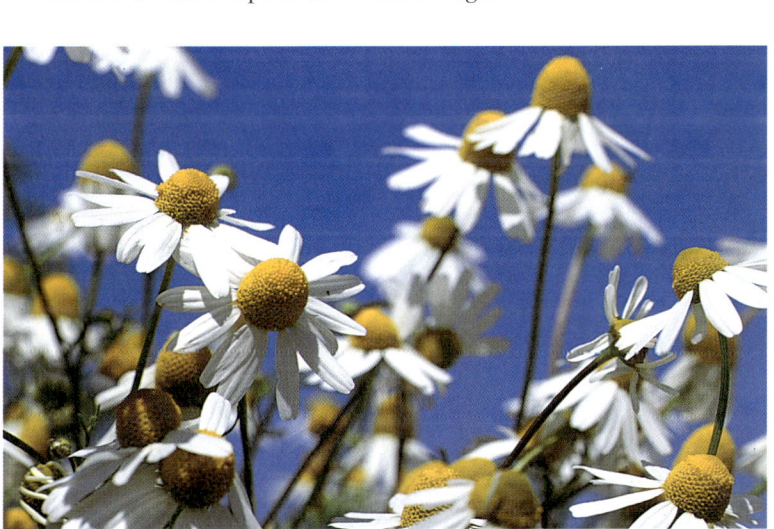

Die echte Kamille (Chamomilla) erkennt man an den tiefsitzenden weißen Blüten-blättern.

Nackenverspannungen und druckempfindliche Halswirbelsäule

- Kopfschmerz, als ob die Schädeldecke wegfliegt, zerspringt. *Drückende, berstende, ziehende, selbst klopfende Schmerzen; beginnen im Nacken und ziehen bis zu den Augen (eher links), aber auch in Gesicht und Kiefer; körperliche Beschwerden wechseln sich ab mit depressiver, verzweifelter Stimmung;* Sie sind *nervös und sehr redselig,* springen von einem Thema zum anderen. Bewährtes Mittel bei Frauen mit hormonellen Störungen

Cimicifuga D12

(Periode, Wechseljahre), bei Migräne und Nackenschmerzen.
< Verschlimmerung: durch Kälte und Nässe; Sorgen, geistige Arbeit.

Kopfschmerzen durch Aufregung und große Erregung des Nervensystems

Coffea D12

● **Die Schmerzen bringen Sie zur Verzweiflung, Sie können nicht »abschalten« und zur Ruhe kommen.** *Gesichtsschmerzen wie elektrische Schläge; stechende Kopfschmerzen, wie wenn ein Nagel ins Hirn getrieben wird; Sie sind überdreht und schlaflos,* haben bisweilen auch Herzklopfen. Bewährtes Mittel bei Kopfschmerzen/Migräne durch Erregung, Nikotin, Alkohol und Kaffee (Nux vomica Seite 60, Chamomilla Seite 57).
< Verschlimmerung: an der frischen Luft; durch Kälte und Luftzug; durch Bewegung (Kauen, Sprechen); durch Lärm und Licht; beim Bücken; nachts.

Sehstörungen vor und während der Migräne

Cyclamen D6

● **Mit Flimmern vor den Augen.** Stirn- oder Schläfenkopfschmerz (eher links); zuweilen *mit Schwindel, Benommenheit und Schwäche;* die Schmerzen beginnen oft beim Aufstehen, steigern sich bis zum Erbrechen und werden dadurch besser (Sanguinaria Seite 61); die Periode ist entweder zu früh und zu stark oder zu spät; *Sie sind weinerlich, launisch* (Pulsatilla Seite 61) und wollen allein sein. Bewährtes Akutmittel bei der Migräne der Frau.
< Verschlimmerung: während der Periode, durch Kälte.
> Verbesserung: durch Bewegung (Pulsatilla Seite 61); durch Wärme.

Dumpfe, schwere, auch pulsierende Kopfschmerzen, die im Nacken- und Hinterkopfbereich beginnen und nach vorn zu den Augen ziehen

Gelsemium D12

● **Ihr Kopf ist »wie von einem Band umgeben« oder »wie in einen Schraubstock eingespannt«.** Oftmals *Spannungskopfschmerzen durch Prüfungsängste,* Kummer und Sorgen; das Gesicht kann heiß, fleckig und gerötet sein (Bryonia Seite 56); *Sie fühlen sich müde, benommen und zittrig; schon vor und dann während der Kopfschmerzen können Augenschmerzen und Sehstörungen mit verschwommenem Sehen auftreten.* Bewährtes Mittel bei grippalem Infekt, Nackenschmerzen, seelischer Aufregung, Ängsten und Migräne.
< Verschlimmerung: durch Aufregung, Schreck, Schock, Hitze, warme Räume, Sonne, Rauchen; vor Gewitter und bei Föhn.
> Verbesserung: an der frischen Luft; nach dem Wasserlassen.

Gefühl, der Schädel »platzt vor lauter Pochen«

- Jeder Pulsschlag wird im Kopf gefühlt. Schlimmer als bei Belladonna (Seite 56); das Gesicht ist *heiß, blaurot, später blaß*; die
Kopfschmerzen steigen vom Nacken auf und sind eher linksseitig; *auch Erbrechen* während der Schmerzen. Bewährtes Mittel
bei Sonnenstich, bei Migräne und Bluthochdruck.
< Verschlimmerung: durch Wärme und Sonne; beim Bücken,
Schütteln oder Zurückbeugen des Kopfes; im Liegen; beim Treppensteigen; durch Alkohol.
> Verbesserung: in der frischen Luft; durch festen Druck mit den
Händen; nach dem Wasserlassen (Gelsemium Seite 58); durch
Nasenbluten.

Glonoinum D12

Gefühl, als ob ein Nagel (auch Nadeln) ins Hirn getrieben würde

- Die Kopfschmerzen beginnen langsam und enden plötzlich.
Meist im Bereich von Augen, Nase und Stirn; *oft nach Kummer,
Sorgen, Trauer; dabei oft starke Gefühlsschwankungen, mit viel
Seufzen und Weinen; oft auch Kloßgefühl im Hals und Beklem-
mungen in der Brust, mit dem Bedürfnis, tief zu atmen.*
< Verschlimmerung: durch Sonne, Nikotin, Alkohol.
> Verbesserung: durch Essen, Wärme; nachts.

Ignatia D12

Kopfschmerzen mit saurem Aufstoßen und Erbrechen, vorwiegend an freien Tagen (Wochenendmigräne)

- Vor den Schmerzen meist Sehstörungen mit verschwommener
Sicht. Stellenweise können Sie nichts mehr sehen; Schmerzen in
Stirn, Schläfe oder Hinterkopf; *am Ende der Kopfschmerzen lassen Sie eine Menge hellen Urins* (Gelsemium Seite 58); *Erbrechen erleichtert nicht*; die Schmerzen treten periodisch auf. Bewährtes Mittel bei Magen-Darm-Störungen und Migräne
(vor allem an freien Tagen).
< Verschlimmerung: durch kräftige Bewegung; in der
Ruhe; in kalter Luft.
> Verbesserung: durch leichte Bewegung.

Iris D6

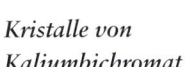

Der Schmerz ist meist auf münzgroße Stellen beschränkt

- Migräneartiger, klopfender, schießender Kopfschmerz,
meist über nur einem Auge, der Nase oder den Wangenknochen.
Nasennebenhöhlen-Entzündung mit Druck an der Nasenwurzel,
mit *fadenziehenden gelbgrünen*, auch blutgestreiften *Schleimpfropfen*, eventuell auch mit trockenen Borken. Bewährt bei:
Migräne (eher rechts), die mit massiven *Sehstörungen und eventuell vorübergehender Blindheit* beginnt, die dann mit stärker
werdenden Schmerzen wieder verschwinden; oft werden die

*Kristalle von
Kaliumbichromat*

**Kalium
bichromicum D12**

Schmerzen von *Übelkeit, Würgen oder Erbrechen und Schwindel* begleitet.

< Verschlimmerung: durch trocken heiße Luft, Kälte; nachts und am frühen Morgen; nach Bier.

> Verbesserung: durch Wärme, Essen, an der frischen Luft.

Blitzartig einschießende, neuralgische Gesichtsschmerzen (eher rechts) durch Kälte

Magnesium phosphoricum D12

● Häufig mit schmerzhaften Zuckungen und verzerrtem Gesicht. Das Schmerzzentrum ist meist unter oder über dem Auge, kann aber von hier über die ganze Kopfseite ausstrahlen; *oft sind Sie dabei müde, erschöpft und matt.*

< Verschlimmerung: *durch Kälte (Wind, Wasser)*, Berührung und Druck (eine feste Druckmassage kann auch bessern).

> Verbesserung: *durch Wärme.*

Klopfende oder hämmernde Kopfschmerzen, denen Sehstörungen vorausgehen

Natrium muriaticum D12

● Vor den Schmerzen sehen Sie Blitze und Flimmern oder haben ein taubes Gefühl an Lippen, Zunge oder Nase. *Während eines Migräneanfalls eventuell vorübergehende Erblindung, auch von Übelkeit und Erbrechen begleitet*; oftmals beginnen die Schmerzen *am Morgen, sind am Mittag unerträglich und werden gegen Nachmittag besser*; Sie haben unter *altem Leid oder langjährigem Kummer* zu leiden und können erlittenes Unrecht *nur schwer verzeihen; Zuspruch und Mitleid sind Ihnen zuwider; Sie möchten gerne allein sein.* Bewährtes Mittel bei Beschwerden durch Kummer, Zorn und bei schon lange bestehender Migräne.

< Verschlimmerung: am Morgen beim Aufwachen (Nux vomica Seite 60); *durch die Sonne*; vor, bei und nach der Periode; durch Lesen.

Katerartige Kopfschmerzen, Spannungskopfschmerzen durch Streß

Nux vomica D12

● Folge von zu reichlicher und schwerer Nahrung, zu spätem Essen, verdorbener Nahrung, zuviel Alkohol, Nikotin, Kaffee, zuwenig Schlaf, zuviel Aufputsch- und Schmerzmittel. *Begleitet von Übelkeit und Würgereiz; besonders am frühen Morgen;* die Schmerzen sind mehr im Hinterkopf, eventuell mit steifem Nacken; Sie sind äußerst empfindlich gegen Kälte und Luftzug; *meist reizbar, ärgerlich, cholerisch.* Bewährtes Mittel bei ungesundem Lebensstil, steifem Nacken, Magen-Darm-Beschwerden und bei Beschwerden durch Zorn.

> Verbesserung: durch Wärme.

Kopfschmerzen durch zu viele Eindrücke, besser durch Schlaf

● Sie sind meist offen, kontaktfreudig, leicht begeisterungsfähig und verausgaben sich schnell. Beschwerden *durch Gefühlsregungen oder geistige Anstrengung; die Schmerzen können durch grelles Licht, Lärm und Gerüche ausgelöst werden* und sitzen dann meist *über einem Auge;* auch ein *Gewitter* kann die Kopfschmerzen auslösen; bisweilen treten zusätzlich auch Schwindel, Übelkeit und Erbrechen während der Kopfschmerzen auf.

Phosphorus D12

< Verschlimmerung: durch Lärm, Licht, starke Gerüche, Gewitter, Wärme.
> Verbesserung: durch Ruhe, Schlaf (schon kurzer Schlaf erfrischt), kalte Auflagen.

Kopfschmerzen durch warme stickige Luft oder fettes Essen

● Die oft drückenden, berstenden Schmerzen wandern und wechseln die Stelle, oder sie sind halbseitig; oftmals ist Ihnen schwindlig. Die Kopfschmerzen werden hervorgerufen durch Alkohol und Kaffee (Nux vomica Seite 60), durch Kummer und Sorgen, durch Erkältung; oftmals auch bei Regelstörungen; Übelkeit und Erbrechen können die Kopfschmerzen begleiten; ein Auge kann tränen; *Sie sind meist ein sanfter, launischer und unentschlossener Typ, der Gesellschaft und Trost braucht und auch rasch einmal in Tränen ausbricht; warme und stickige Räume sind Ihnen unerträglich.* Bewährtes Mittel bei Kummer und Sorgen, Magen-Darm-Störungen, Erkältung, hormonellen Störungen, Migräne.

Pulsatilla D12

< Verschlimmerung: durch warme und stickige Luft, Ruhe, Rauchen (Ignatia Seite 59, Gelsemium Seite 58); wenn die Periode ausbleibt.
> Verbesserung: durch Bewegung und frische Luft.

Hitzewallung, Übelkeit und Erbrechen

● Die Schmerzen beginnen im Hinterkopf und setzen sich dann über dem rechten Auge fest. *Berstende, pulsierende Kopfschmerzen;* die Schmerzen beginnen meist am Morgen, sind am Mittag unerträglich und werden gegen Nachmittag besser; oder sie beginnen abends und steigern sich dann ins Unerträgliche; *Aufstoßen oder Erbrechen erleichtert; Sie haben ein galliges, cholerisches Temperament.* Bewährtes Mittel während der Wechseljahre und bei Migräne.

Sanguinaria D12

< Verschlimmerung: durch Anstrengung, Reden, Licht, Lärm, Gerüche und Wärme.
> Verbesserung: durch Ruhe, Dunkelheit, Erbrechen.

> **Kopfschmerzen, die im Nacken beginnen und zu den Augen aufsteigen (meist rechts)**

Silicea D12

● Sie sind sehr kälteempfindlich und müssen den Kopf warm einhüllen (tragen selbst im Sommer eine Mütze). Drückende, berstende Schmerzen in der Stirn, *aber auch neuralgische Schmerzen im Gesicht, Auge und Zähnen;* Sehstörungen während und nach den Kopfschmerzen; *Sie sind feinfühlig, nachgiebig und verzagt; aus Angst zu versagen und aus mangelndem Selbstvertrauen übernehmen Sie ungern Verantwortung; Sie sind aber sehr gewissenhaft und können auch sehr eigensinnig werden;* körperlich sind Sie leicht erschöpft; Schweißbildung tritt nur an vereinzelten Körperstellen auf (Hinterkopf, Brust), vorwiegend nachts. Bewährtes Mittel bei wiederkehrender Migräne und Gesichtsschmerzen, bei chronischer Nasennebenhöhlen-Entzündung.

< Verschlimmerung: durch Kälte und kaltes Wetter, geistige Anstrengung, Reden, Licht und Lärm; beim Bücken.

> Verbesserung: durch Ruhe, Wärme und Dunkelheit.

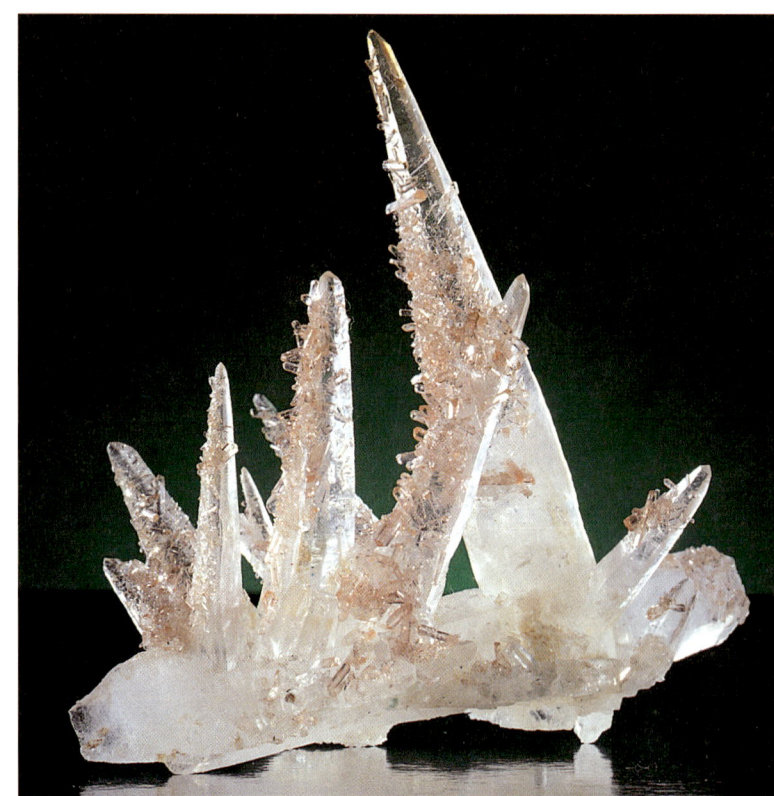

Silikate (Silicea) sind in der Erdrinde sehr verbreitet. Derart große und schöne Kristalle wie hier die eines Bergkristalls findet man dagegen nur selten.

> *Neuralgische Gesichts- und Kopfschmerzen (eher links),*
> *die am Morgen beginnen, mittags am schlimmsten sind*
> *und gegen Abend wieder besser werden*

- **Treten oft durch Kälte oder bei stürmischem und feuchtkaltem Wetter auf.** Stechende Schmerzen in Kiefer, Zähnen, Wangen, im Augapfel, im Hinterkopf und Nacken; *das schmerzende Auge tränt häufig; die Gesichtsseite ist oft verzerrt und gerötet; Herzklopfen oder Nasenbluten* kommen bisweilen dazu. Bewährt bei Trigeminusneuralgie und neuralgischen Kopfschmerzen.
< Verschlimmerung: durch Bewegung (auch Essen und Reden), Erschütterung, Berührung, Kaffee und Tee, Lärm, Wetter, Kälte und Wetterwechsel.
> Verbesserung: durch Ruhe und Wärme.

Spigelia D12

Ohrenschmerzen

Juckreiz im Gehörgang oder Schmerzen, die vor allem beim Berühren der Ohrmuschel stärker werden, lassen eine Gehörgangsentzündung vermuten. Manchmal ist sie verbunden mit Ausfluß aus dem Ohr und leichtem Fieber. Bei Unterdruck im Mittelohr mit dumpfen, drückenden Ohrenschmerzen, verschlechtertem Hören und Ohrgeräuschen ist dagegen von einem Tubenkatarrh auszugehen. Bläst man in die zugehaltene Nase (wie zum Druckausgleich beim Tauchen), sollte der Druck verschwinden. Beim Tubenkatarrh gelingt dies oftmals nicht oder löst Schmerzen aus. Die Mittelohrentzündung (Otitis media) entsteht meist aus dem Tubenkatarrh. Es kommt dann zu zunehmend starken Ohrschmerzen, meist verbunden mit schlechtem Hören und Fieber. Unbehandelt kann es dabei zum Trommelfelldurchbruch mit Ausfluß aus dem Ohr kommen.

✚ Zum Arzt oder Heilpraktiker
• wenn sich die Beschwerden nicht innerhalb eines Tages bessern
• bei schnell ansteigendem Fieber über 39,5°C
• bei starkem Schwindel, starken Schmerzen oder Ausfluß aus dem Ohr

Ursachen

Gelegentlich gelangen – vor allem bei Kindern – Fremdkörper (Steinchen, Insekten, Kerne, Erbsen usw.) ins Ohr und können zu vorübergehender Schwerhörigkeit oder einer Gehörgangsentzündung durch Infektion mit Bakterien oder Pilzen führen. Generell leiden Kinder häufiger als Erwachsene unter solchen Ohrinfektionen. Grund hierfür sind auch die häufigen Mandelentzündungen und Polypenbildungen im Kindesalter sowie eine relativ kurze Eustachische Röhre, dem Verbindungsgang zwischen Mittelohr und Rachenraum. Über sie können sich Viren und Bakterien schnell im Mittelohr festsetzen. Beim Tubenkatarrh kann das Mittelohr über die verstopfte Eustachische Röhre nicht mehr belüftet werden, es kommt zum schmerzhaf-

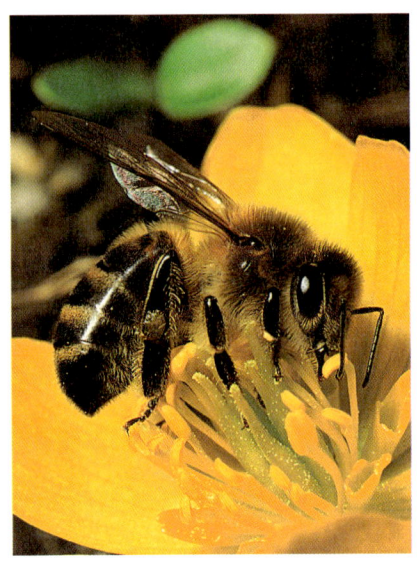

Apis, die Honigbiene

ten Underduck und – bei ausbleibender Behandlung – ziemlich rasch zu einer eitrigen Mittelohrentzündung mit Trommelfelldurchbruch. Sobald der Eiter abfließen kann, lassen die Schmerzen nach. Ein Trommelfelldurchbruch sollte vermieden werden, da sonst beim Baden, Schwimmen oder Tauchen leicht Wasser ins Mittelohr eindringen und heftigste Schwindelanfälle mit Orientierungslosigkeit hervorrufen kann.

Ohrenschmerzen dürfen nur im Anfangsstadium selbst behandelt werden, denn eine verschleppte Mittelohrentzündung kann zu Hirnhautentzündung oder Hörschäden führen. In fortgeschrittenen Fällen ist eine Antibiotikagabe unerläßlich. Bei chronischen oder immer wiederkehrenden Ohrenschmerzen empfiehlt sich eine Konstitutionsbehandlung durch den homöopathisch ausgebildeten Arzt oder Heilpraktiker. Auch bei einem Fremdkörper im Ohr empfiehlt es sich, medizinische Hilfe (etwa für Spülungen) aufzusuchen.

So finden Sie Ihr Mittel

Langsam beginnender Tubenkatarrh mit leichtem Fieber

Ferrum phosphoricum D6

- **Frühstadium einer Mittelohrentzündung.** Das Fieber steigt langsam an; pulsierende Ohrenschmerzen (Belladonna Seite 65); Gesicht und Ohren sind abwechselnd blaß und rot; Neigung zum Nasenbluten. Bewährtes Mittel bei allen symptomarmen oder gerade beginnenden Ohrenschmerzen.
  < Verschlimmerung: bei Berührung, nachts.

Pulsatilla D12

- **Sie sind still, weinerlich und launisch.** (Gegensatz zu Chamomilla Seite 65) Beschwerden nach Verkühlung und Durchnässen oder als Folge eines Schnupfens mit dickem, gelbem Sekret; Gefühl, wie wenn das Ohr verstopft ist und daher schwerhörig; drückende Ohrenschmerzen, die immer stärker werden; eine Gesichtshälfte rot, die andere blaß (Chamomilla Seite 65); das betroffene Ohrläppchen kann sichtbar gerötet und geschwollen sein; manchmal milder, gelbgrüner Ausfluß aus dem Ohr; die Halslymphknoten sind geschwollen; Sie frösteln schnell, aber verlangen nach frischer Luft.
  < Verschlimmerung: abends und nachts; durch Wärme.

Stürmischer Beginn mit heftigen Schmerzen

Aconitum D12

- **Aufwachen mit unerträglichen Ohrenschmerzen.** Auslöser ist häufig kalter, trockener Wind; auf Frösteln folgt eventuell sehr *hohes Fieber* mit *trockener, heißer Haut*; meist sind Sie *sehr un-*

ruhig und ängstlich, im Fall von Fieber *sehr durstig;* oftmals ist das äußere Ohr gerötet und schmerzhaft;

< Verschlimmerung: um Mitternacht; durch Wärme.

● **Plötzliche heftige, klopfende Ohrschmerzen.** Häufig durch *feuchte Kälte, nasse Haare und Luftzug* ausgelöst; dabei heißes, *tomatenrotes Gesicht* und *erweiterte Pupillen;* Fieber mit feuchter, *dampfender Haut und Schweiß* (Gegensatz zu Aconitum Seite 64); Sie wollen aber nicht aufgedeckt sein, sind *sehr reizbar und schlecht gelaunt.* Neben Ferrum phosphoricum ist dies das wichtigste Mittel bei beginnender Mittelohrentzündung.

< Verschlimmerung: durch Erschütterung, Berührung, Licht, Kälte.

> Verbesserung: nachmittags und abends; durch Wärme, warme Auflagen und Dunkelheit.

Belladonna D12

● **Eine Wange ist rot und heiß, die andere blaß.** (Pulsatilla Seite 64) *Unerträglich* stechende Ohrenschmerzen; Druckgefühl und feines Klingeln in den Ohren; Sie fühlen sich erhitzt (Fieber) und durstig, äußerst schmerzempfindlich, unruhig und neigen zu Wutausbrüchen (Hepar sulfuris unten); Kinder werfen ihr Spielzeug »durch die Gegend« und wollen getragen werden. Chamomilla ist ein häufig gebrauchtes Kindermittel bei Ohrenschmerzen und während der Zahnung.

< Verschlimmerung: durch Wärme, Berührung; abends zwischen 21 und 24 Uhr.

> Verbesserung: durch Getragen- oder Im-Auto-gefahren-werden.

Chamomilla D12

● **Stechende Ohrenschmerzen mit hohem Fieber, aber ohne Durst.** Jede Berührung ist unerträglich;

< Verschlimmerung: durch Wärme oder Berührung; nachmittags.

> Verbesserung: durch Kälte.

Apis D12

Ohrenschmerzen durch Kälte oder kaltes Wasser

● **Blitzartig einschießende oder krampfartige Schmerzen.** Durch kalten Wind oder Baden in kaltem Wasser (Aconitum Seite 64) ausgelöst; häufig nur rechtsseitig.

> Verbesserung: durch Wärme und warme Auflagen.

Magnesium phosphoricum D12

● **Geringste Kälteeinwirkung verschlimmert die Beschwerden.** Heftige stechende Ohrenschmerzen mit Schwerhörigkeit und Ohrenklingen; beim Schneuzen kracht es in den Ohren; bei beginnender Eiterung mit eitrigem, scharfem, wundmachendem, eventuell sogar blutigem Ausfluß aus dem Ohr; viel Ohrenschmalz; *Sie sind extrem kälteempfindlich, sehr reizbar und neigen zu Wutausbrüchen* (Chamomilla oben); nachts tritt säuerlicher Schweiß auf.

< Verschlimmerung: durch Kälte jeglicher Art.

Hepar sulfuris D12

> Verbesserung: durch Wärme und warme Anwendungen; beim Bedecken des Ohres.

Schmerzen im äußeren Gehörgang

Graphites D12

● Stechende Schmerzen und oftmals Juckreiz mit trockenem Hautausschlag im Gehörgang und hinter den Ohren; oder scharfe übelriechende Absonderungen (Hepar sulfuris Seite 65); oder honiggelbes Sekret; Schwerhörigkeit (Besserung beim Autofahren und durch Lärm).

Chronischer Ausfluß aus dem Ohr

Mercurius solubilis D12

● **Übelriechender Ausfluß aus dem Ohr.** Macht den Gehörgang wund; die Lymphknoten unter dem Ohr sind immer wieder geschwollen; Sie neigen zu nächtlichem Schwitzen.

Silicea D12

● **Der Ausfluß hinterläßt Krusten am Gehörgang.** Das Ohr ist sehr kälteempfindlich; Sie tragen selbst im Sommer eine Mütze.

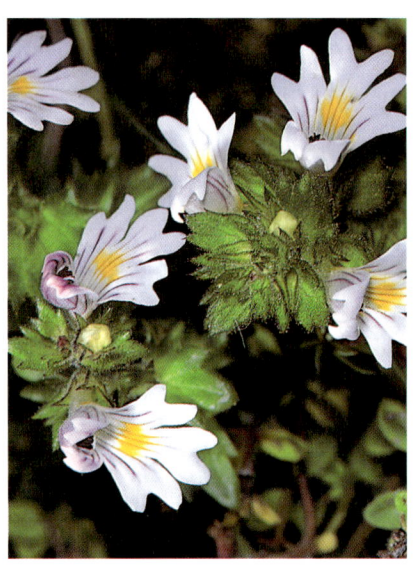

Euphrasia, der Augentrost, ein wichtiges und bewährtes Augenmittel

Bindehautentzündung

Die Reizung oder Entzündung der Augenbindehaut (Konjunktivitis) äußert sich anfangs in Juckreiz, Rötung des Augenweiß, vermehrtem Tränenfluß, getrübter Sicht und erheblicher Lichtempfindlichkeit. Sind Bakterien mit im Spiel, dann werden die Tränen gelb, dickflüssig und eitrig. Es kommt dann leicht zum Verkleben der Augenlider. Bestehen sehr starke Schmerzen in nur einem Auge, ist dieses gerötet, lichtempfindlich und die Sehschärfe deutlich reduziert, so spricht das für eine Hornhautverletzung oder eine innere Augenerkrankung.

Ursachen

Scharfer Wind und Sonne reizen die Augen. Vor allem auf Schnee- und Eisflächen oder auf dem Wasser ist durch die Reflexion des Sonnenlichtes die Gefahr besonders groß. Auch Fremdkörper, wie Sand oder Fliegen, lösen leicht einmal eine Bindehautreizung aus. Daneben nimmt auch die Anzahl allergisch bedingter Bindehautentzündungen ständig zu. Viren und Bakterien, etwa im Zuge einer Erkältung oder eines Infektes, tun ihr übriges.
Sollten plötzlich starke Augenschmerzen ohne äußere Ursache auftreten, kann dies auf eine innere Augenerkrankung (zum Beispiel ein Glaukom) hinweisen. In diesem Fall und bei chronischen Beschwerden unverzüglich zum Augenarzt.

So finden Sie Ihr Mittel

● Brennende Schmerzen und Sandgefühl in den Augen; starke **Euphrasia D6**
Lichtempfindlichkeit, eventuell mit ständigem Blinzeln und
reichlich Tränen, die heiß, scharf und wundmachend sind; Bindehäute sind rot und geschwollen; später können auch die Lider
anschwellen, und das Sekret kann eitrig werden; die Pupillen
sind meist eng.
< Verschlimmerung: abends; bei Kunstlicht, Sonne, kaltem Wind
(Tränenfluß).

● **Folge von nasser Kälte, Zugluft und Sonne (Gletscher, Haarewa-** **Belladonna D12**
schen). *Außerordentliche* Lichtempfindlichkeit, vor allem gegen
Kunstlicht, die Bindehaut ist *knallrot und geschwollen;* zuerst
sind die Augen trocken und brennen, später folgt reichlicher
Tränenfluß; *die Pupillen sind meist geweitet.*
< Verschlimmerung: nachmittags und abends.

● **Auslösung durch Fremdkörper, kalten trockenen Wind oder** **Aconitum D12**
Überanstrengung der Augen. Die Bindehäute sind heiß, trocken
und gerötet; *typisch: wenig Tränen und heftig brennende
Schmerzen;* auch die Augenlider können brennen und sind
trocken, hart, geschwollen und empfindlich gegen kalten Wind.
< Verschlimmerung: durch Bewegung der Augen;
> Verbesserung: zeitweise durch kaltes Wasser.

● **Augenlider oder Bindehäute sind erheblich geschwollen.** Bin- **Apis D12**
dehäute hell gerötet, oft mit prallen Blutäderchen; reichliche,
brennende und *heiße Tränen;* stechende, brennende Augenschmerzen; oftmals besteht heftiger Juckreiz; *die Pupillen sind
oftmals erweitert;* später kann es auch zu einem schleimig eitrigen Augensekret (Pulsatilla unten) kommen.
< Verschlimmerung: durch Wärme und Berührung.
> Verbesserung: durch kalte Kompressen.

● **Trockenes Gefühl in den Augen, dennoch reichlicher Tränen-** **Pulsatilla D12**
fluß. Mildes, gelbliches, dick-eitriges Sekret; die Augenlider
jucken, brennen und sind oftmals geschwollen; Sie müssen sich
ständig die Augen reiben, sind lichtscheu.
< Verschlimmerung: im warmen Raum, bei Wind.
> Verbesserung: *an der frischen Luft, durch kalte Kompressen*
(Aconitum oben, Apis oben).

Dulcamara D12

- Folge von Durchnässung, feuchter Kälte (Klima, Kleidung, Wohnung). Auch bei allergischem Verlauf; dickes gelbes Sekret; Juckreiz der Augenlider; *die Pupillen sind weit.*
  < Verschlimmerung: nachts, durch Kälte.
  > Verbesserung: durch Wärme.

Rhus toxico-dendron D12

- **Augenlider sind morgens eitrig verklebt.** Meist Folge von Nässe und Kälte; eitriger, scharfer, wundmachender Tränenfluß mit brennenden Schmerzen; die Lider, vor allem die Oberlider, sind geschwollen.
  < schlimmer abends; bei Berührung; durch Bewegung der Augen.

Die Luffa-Gurke, das wichtigste Schnupfenmittel

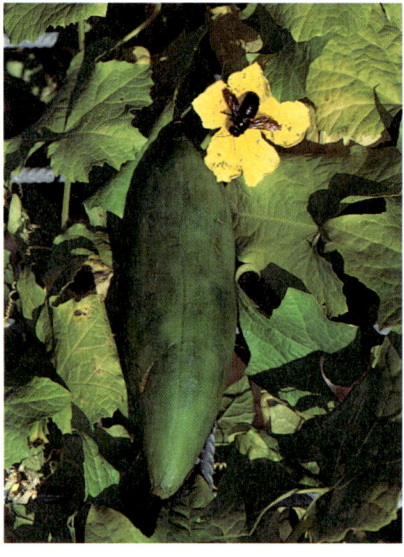

Schnupfen

Eine Reizung der Schleimhäute im Nasen-Rachen-Raum führt zu Nies- und Juckreiz in der Nase sowie zu Schwellung, Rötung, Hitzeentwicklung und Bildung von Schleim. Dies macht Niesen und Fließschnupfen zu wichtigen Reinigungsvorgängen, die besser unterstützt als unterbrochen werden. Nicht nur aus diesem Grund sollten Sie die gängigen sekrethemmenden Nasentropfen höchstens kurzfristig einsetzen. Bei deren Anwendung schwellen die Nasenschleimhäute zwar ab, bei dauerhafter Anwendung aber besteht die Gefahr einer chronischen Austrocknung der Schleimhäute, einem Problem, das weitaus unangenehmer ist als der übelste Schnupfen. Wird das Nasensekret grünlich-gelb, dann haben sich Bakterien breitgemacht.

Ursachen

✚ Zum Arzt oder Heilpraktiker
- **Bei Schnupfen länger als 1 Woche**
- **bei Ausbreitung in die Nasennebenhöhlen oder ins Mittelohr**
- **wenn sich die Beschwerden laufend verschlimmern**

Damit Erkältungsviren in die Schleimhäute eindringen können, muß die körpereigene Abwehr (unser Immunsystem) geschwächt sein. Verkühlung, Luftzug, ja selbst kalte Füße können dazu führen. Wegen der damit verbundenen Minderdurchblutung der Nasenschleimhaut haben die Viren dann leichtes Spiel. Manchmal macht Ihnen auch die Nase klar, daß Sie sie »reichlich voll haben« und Körper und Geist sich nach Ruhe und Abstand sehnen.

So finden Sie Ihr Mittel

Allgemein bewährt

Das Meerschwämmchen (Luffa) besitzt eine starke Wirkung auf die Nasenschleimhäute, die verschiedenen Potenzen wirken sich dabei unterschiedlich aus. Neben dem Schnupfen sind weitere Symptome möglich: Kopfschmerzen, von der Stirn zum Nacken ziehend, Müdigkeit und Durst.

- **Dünnflüssiges Sekret.** Bei Fließschnupfen oder auch Heuschnupfen. Das Mittel *vermindert Sekretfluß*, Kopfschmerzen, Müdigkeit und Durst.   **Luffa D12**

- **Dickes, schleimiges Sekret.** Bei Stockschnupfen mit verstopfter Nase oder Nasennebenhöhlen-Entzündung. Das *Mittel reguliert den Sekretfluß*.   **Luffa D6**

- **Kein Sekret.** Chronischer Schnupfen mit trockenen Nasenschleimhäuten; eventuell mit Borkenbildung; Trockenheitsgefühl; trockene Luft wird als unangenehm empfunden. Das Mittel *fördert den Sekretfluß*.   **Luffa D4**

Akuter Fließschnupfen durch Kälte, Nässe und Wind

- **Anfängliches Frösteln mit häufigem Niesen.** Heißer Fließschnupfen, ausgelöst durch kalten Wind; geht rasch in eine fiebrige Erkältung über. Frühzeitig gegeben, stoppt das Mittel oft eine beginnende Erkältung.   **Aconitum D12**

- **Wäßriges brennendes Sekret.** Dünnes, wundmachendes Sekret; Schnupfen ausgelöst durch Wetterwechsel oder feuchtkaltes Wetter; viel Niesen; nachts ist die Nase verstopft; Sie sind unruhig und ängstlich, verlangen nach Wärme und warmen Getränken.   **Arsenicum album D12**

- **Sie sind leicht gereizt, sehr kälte- und zugempfindlich.** Erkältung und Schnupfen durch kalten Wind und Luftzug; anfangs starker Niesreiz; tagsüber und in der Kälte Fließschnupfen, nachts und im Warmen ist die Nase verstopft (Pulsatilla Seite 71); Sie verlangen nach Wärme. Bewährtes Mittel bei gestreßten Stadtmenschen.   **Nux vomica D12**

- **Nase tropft anfangs wäßrig klar.** *Erkältung mit heftigen Niesanfällen;* anfangs tropft die Nase wässerig, klar wie ein Wasserhahn und wird innen wund; nach 1 bis 3 Tagen wird das Sekret weiß wie Eiweiß, dann ist die Nase verstopft; Sie riechen und schmecken nichts mehr; oftmals sind die Lippen trocken und aufgesprungen; es kommt zu wunden *Mundwinkeln und Fieberbläschen.* Frühzeitig gegeben, stoppt das Mittel oft beginnende Erkältungen, vor allem auch solche, die nach Schwitzen entstehen.   **Natrium chloratum D12**

- **Krampfartige Niesanfälle mit Juckreiz am Gaumen und anfänglichem Fließschnupfen.** Auslöser sind Kälte oder Allergene (Heuschnupfen Seite 73); die Augen sind rot und tränen; Augen und Nase brennen (Allium cepa Seite 70, Euphrasia Seite 71); später sind die Nasenlöcher abwechselnd verstopft, es kommt zu   **Sabadilla D6**

Druck an der Nasenwurzel und Stirnkopfschmerzen; Sie sind nervös, kälteempfindlich und frieren leicht.

< Verschlimmerung: durch Kälte, kalte Luft oder Blumenduft.

> Verbesserung: durch Wärme, warme Getränke und Speisen.

Akuter Fließschnupfen bei beginnendem Infekt in schwül-warmem Wetter, nach Wetterwechsel oder bei Grippe

Gelsemium D12

● Sie fühlen sich müde, schlapp, benommen und etwas zittrig, Ihnen ist abwechselnd heiß und kalt; Sie fühlen Frostschauer im Rücken; Zittern und Zähneklappern; anfänglich kommt es zu Niesen und einem wässerigen, scharf brennenden Fließschnupfen, später zu Völlegefühl in der Nasenwurzel, wunden Nasenlöchern und Halsschmerzen; das Gesicht kann dunkel gerötet und etwas aufgedunsen sein.

Akuter Schnupfen und Tränenfluß

Allium cepa D6

● **Scharfer Schnupfen – milde Tränen.** Typisch: scharfer, wundmachender Fließschnupfen mit Reizung der Augen und milden Tränen; viel Niesen; Druck auf der Stirn; rauhe Stimme oder abgehackt klingender Husten; Folgen von feuchter Kälte oder Wind.

< Verschlimmerung: im warmen Raum; bei hoher Luftfeuchtigkeit, abends;

> Verbesserung: an der frischen Luft, im Freien.

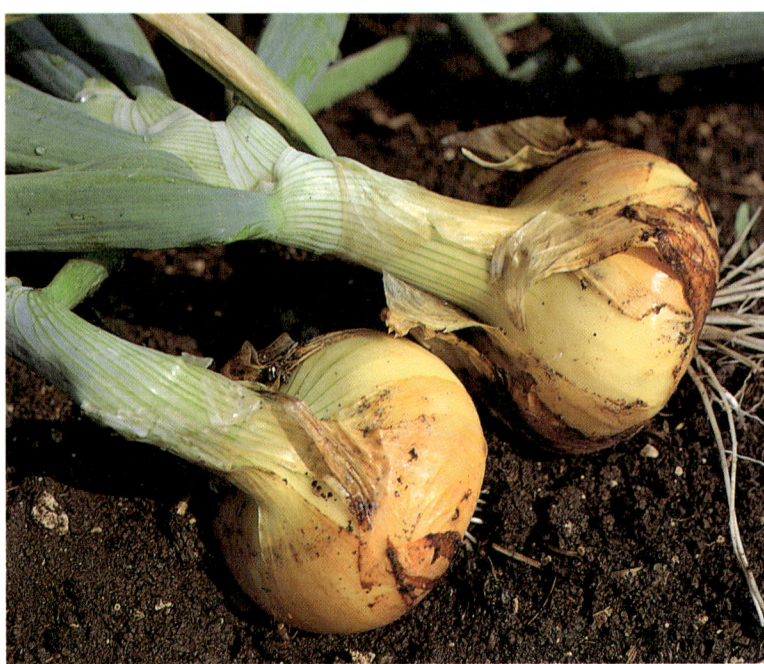

Allium cepa, wohlbekannt als Küchenzwiebel, hilft oftmals dann, wenn Augen tränen und die Nase läuft.

- **Milder Schnupfen – scharfe Tränen.** Typisch: *milder* Schnupfen mit starker Reizung der Augen und *scharf brennenden, wundmachenden* Tränen; Sie sind sehr lichtscheu; später verklebt ein schleimiges Sekret die Augen; der Schnupfen ist mit reichlich Sekret verbunden, später auch in Rachen und Brust; es kommt zu Reizhusten mit schleimigem Auswurf.

  Euphrasia D6

  < Verschlimmerung: durch Wärme, Licht; tagsüber der Husten, abends und nachts der Schnupfen und die Augensymptome.

Besonders scharfer, wundmachender Schnupfen

- **Ätzender Fließschnupfen.** *Die Nase fühlt sich gleichzeitig verstopft* an; wunde Nasenlöcher; daher müssen Sie durch den Mund atmen; Nasenbluten nach Bohren in der Nase.

  Arum triphyllum D6

  < Verschlimmerung: durch Wärme, beim Hinlegen.

Dickes, gelblichgrünes Sekret

- **Wechsel zwischen Fließ- und Stockschnupfen.** *Morgens überwiegt Fließschnupfen, abends ist die Nase meist verstopft* (Nux vomica Seite 69); *dickes mildes Nasensekret*; Geruchs- und Geschmacksverlust; Verlangen nach frischer Luft; Sie sind meist launisch, nörglerisch oder weinerlich.

  Pulsatilla D12

  < Verschlimmerung: an der frischen Luft.

- **Zäher, fadenziehender Schleim oder Schleimpfropfen.** Schleim eventuell übelriechend; Nase und Nebenhöhlen fühlen sich verstopft an; die Nasenlöcher sind oftmals wund und entzündet; Sie können nicht durch die Nase atmen; Geruchsverlust; Druck an der Nasenwurzel. Bewährtes Mittel bei schniefenden Kindern.

  Kalium bichromicum D6

  < Verschlimmerung: morgens; durch Kälte.

  > Verbesserung: durch *Wärme; warmes Kopfdampfbad.*

Trockener Säuglingsschnupfen

- Verstopfte Nase mit viel Schniefen (Kalium bichromicum oben); der Säugling kann nicht durch die Nase atmen und deshalb nicht saugen; nachts plötzliches Erwachen mit pfeifender Atmung und Atemnot (zum Arzt!); bei Fieber ist der Körper nachts trocken und heiß, aber starkes Schwitzen während des Erwachens.

  Sambucus nigra D6

  < Verschlimmerung: in kalter, trockener Luft.

Nasennebenhöhlen-Entzündung

Der Übergang vom Schnupfen (Seite 68) zur Nasennebenhöhlen-Entzündung (Sinusitis) ist in den meisten Fällen fließend. Neben grüngelbem Schleim können nun dumpfe, drückende, meist einseitige

✚ **Zum Arzt oder Heilpraktiker**
• **bei starken Schmerzen**
• **bei starken, eitrigen und übelriechenden Absonderungen**
• **bei Fieber über 39 °C**

Schmerzen im Wangenbereich, über der Nasenwurzel oder hinter der Stirn auftreten. Steigert sich die Entzündung, so treten auch pochende Schmerzen auf, die sich bei leichtem Klopfen mit dem Finger auf die schmerzhaften Stellen verstärken. Häufig sind Kopfschmerzen oder auch Fieber vorhanden.

Ursachen

Erkältungsviren und Bakterien können bei Abwehrschwäche über die Nasenschleimhäute auch in die verschiedenen Nebenhöhlen des Nasenbereichs eindringen. Die Stirnhöhlen liegen über der Nasenwurzel, die Kieferhöhlen neben der Nase in den Wangenknochen und die Keilbeinhöhlen hinter den Augen und in der Nähe der Schläfen. Sind die Schleimhäute der Nebenhöhlen durch die Infektion angeschwollen, kann das Sekret nur schlecht abfließen und bildet einen idealen Nährboden für das Wachstum von Bakterien. Auf diese Weise kann es zur eitrigen Nasennebenhöhlen-Entzündung kommen.
Grundsätzlich gehört jede Entzündung der Nasennebenhöhlen fachmännisch behandelt, um eine chronische Vereiterung zu vermeiden.

So finden Sie Ihr Mittel

Plötzlich auftretende heftige Entzündung mit pochenden Schmerzen in der Stirn- oder Kieferhöhle

Belladonna D12 ● Tomatenrotes, heißes, schweißiges Gesicht; gerötete Augen; jede Erschütterung schmerzt; Schmerzen können bis zum Ohr ausstrahlen, Haut und Kopfhaar können sehr empfindlich sein.
< Verschlimmerung: nachts, durch Kälte, jede Erschütterung des Kopfes und Sprechen.

Druck an der Nasenwurzel

Kalium bichromicum D12 ● Gelbgrüner, zäher, fadenziehender Schleimpfropfen. Der Druck folgt auf einen anfänglichen Fließschnupfen, der dann in einen zähen, dicken Schnupfen übergeht; die Nasenlöcher werden wund, und es bilden sich Borken; *es kommt zu kleinen intensiven Schmerzpunkten an Wangenknochen oder Stirn.*
< Verschlimmerung: durch Kälte.
> Verbesserung: durch *Wärme und Wärmeanwendungen* (wie Kopfdampfbad oder Inhalation).

Cinnabaris D12 ● Heftige Kopfschmerzen an der Stirn oder zwischen den Augen. Der Schleim ist zäh und übelriechend und *läuft in den Rachen;* trockener Mund mit *üblem Mundgeschmack;* Sie haben das ständige Bedürfnis, den Mund auszuspülen.
< Verschlimmerung: nachts.

- **Schnupfen beginnt wässerig, ätzend.** Geschwollene Augen, reichlich Tränen und Niesen, danach verstopfte Nase und heftige Stirnkopfschmerzen; reichliche gelbgrüne Absonderungen.

Kalium jodatum D12

Gelblicher, fadenziehender, zäher Schleim

- **Schleim läuft den Rachen hinunter.** Die Schleimbildung folgt einem *anfänglich scharfen* Fließschnupfen; oftmals bestehen *von Anfang an Stirnkopfschmerzen;* später kann das Nasensekret auch blutgestreift sein und läuft hinten den Rachen hinunter; Sie sind leicht erschöpft und neigen zur Abmagerung.
  < Verschlimmerung: durch *Wärme* und nachts.

Hydrastis D6

- **Druck auf der Nasenwurzel und Schleimpfropfen.** Der Druck folgt auf einen anfänglichen Fließschnupfen, der dann in einen zähen dicken Schnupfen übergeht; die Nasenlöcher werden wund, und es bilden sich Borken; *es kommt zu kleinen intensiven Schmerzpunkten an Wangenknochen oder Stirn.*
  < Verschlimmerung: durch Kälte und Druck.
  > Verbesserung: durch *Wärme und Wärmeanwendungen* (wie Kopfdampfbad oder Inhalation).

Kalium bichromicum D12

Gelbgrünes, eitriges, übelriechendes Sekret

- **Sie sind äußerst kälteempfindlich, jähzornig und reizbar.** Anfänglich Schnupfen mit flüssigem Sekret; später riecht dieses oftmals nach altem Käse; wunde Nasenflügel; stechende Schmerzen in Kiefer oder Stirn; der Infekt beginnt meist mit Niesen; durch kalten Wind.
  < Verschlimmerung: durch *Kälte, kalte Luft.*
  > Verbesserung: *durch Wärme, Einhüllen des Kopfes und heiße Dampfbäder.*

Hepar sulfuris D12

- **Übler Mundgeruch und nächtliches Schwitzen.** Schleimige, ätzende, übelriechende Absonderungen machen die Nasenlöcher wund, krustig und geschwürig; Neigung zu Nasenbluten; starker Durst, obwohl der Mund feucht ist.
  < Verschlimmerung: nachts, im warmen Bett oder Raum; weder Wärme noch Kälte werden vertragen.

Mercurlus solubulis D12

Allergischer Schnupfen und Heuschnupfen

Bei überempfindlichen Menschen kann es durch Kontakt mit Blütenstaub, Tierhaaren, Hausstaub, Schimmelpilzen oder anderen Reizstoffen zu einer allergischen Reaktion der Schleimhäute kommen. Es treten dann Juckreiz und heftige Niesanfälle auf, die Nase fängt an zu

✚ **Zum Arzt oder Heilpraktiker**
• **bei asthmatischen Beschwerden und Atemnot**
• **bei drastischer Verschlechterung des Allgemeinzustandes**

»laufen«. Manchmal kommt es zu Heiserkeit, Husten oder sogar Atemnot. Die gesamte Haut reagiert möglicherweise mit Juckreiz und Rötung. Selbst die Bindehäute der Augen können sich entzünden und röten, zu jucken anfangen oder anschwellen. Das Allgemeinbefinden ist meist beeinträchtigt, man fühlt sich müde, erschöpft und abgeschlagen.

Ursachen

Mindestens jeder Fünfte leidet heute unter Allergien. Die zunehmende Belastung unseres Körpers durch vielfältige Schadstoffe dürfte ein Grund dafür sein, auch Erbfaktoren spielen eine Rolle. Das Immunsystem von allergischen Personen zeigt gegen einen eigentlich harmlosen Stoff (Allergen) eine überschießende Reaktion. Dabei wird ein Botenstoff (Histamin) freigesetzt, der an Haut und Schleimhaut Juckreiz, Rötung, Schwellung, Sekretbildung und krampfartige Verengung hervorruft. Die konventionelle Medizin setzt daher Antihistaminika ein, die als Nebenwirkung müde machen und das Reaktionsvermögen beeinflussen (Vorsicht Autofahrer!). Die im folgenden aufgeführten Mittel haben sich bei akuten Beschwerden bewährt, eine Konstitutionsbehandlung durch den homöopathisch ausgebildeten Arzt oder Heilpraktiker kann darüber hinaus die Allergieneigung selbst beeinflussen, ja sogar heilen.

So finden Sie Ihr Mittel

Allgemein bewährt

Cardiospermum D2
● **Bei allen allergischen Reaktionen.** Diesem Mittel spricht man eine kortisonähnliche Wirkung zu. Es ist bewährt bei entzündlichen und allergischen Haut- und Schleimhauterkrankungen, Nesselsucht, Ekzemen, Hautjucken, Arznei- und Waschmittel-Hautausschlägen, Insektenstichen, Verbrennungen ersten Grades und rheumatischen Beschwerden.

Galphimia D4
● **Bei Heuschnupfen.** Galphimia hat eine desensibilisierende, antiallergische Wirkung.

Luffa D12
● **Zusätzlich bei Heuschnupfen.** Das Mittel vermindert Sekretfluß, Kopfschmerzen, Müdigkeit und Durst (Seite 68).

Verschlechterung durch Wärme

Allium cepa D6
● **Scharfer Schnupfen – milde Tränen.** Scharfer, Nase und Oberlippe wundmachender Schnupfen; milde Tränen, die Augen können aber brennen; starker Niesreiz; Stirnkopfschmerzen; rauher abgehackter Husten.
> Verbesserung: an der frischen Luft.

- Anfangs wäßriger ätzender Schnupfen, gefolgt von verstopfter Nase. Reichlich gelbgrüne Absonderungen; Augen und Nase brennen, *Augen sind geschwollen; Stirnkopfschmerzen;* starkes Verlangen nach frischer Luft

  Kalium jodatum D12

- Scharfer Fließschnupfen, gleichzeitig verstopfte Nase. Die Nase ist wund; Sie atmen mit offenem Mund und bohren in der Nase, sogar bis hin zum Nasenbluten; rauhe Stimme.

  Arum triphyllum D6

- Dauernder Juckreiz in der Nase. Brennender, scharfer und wässeriger Fließschnupfen, macht Oberlippe und Nasenlöcher wund; ständiges Bedürfnis, sich zu Schneuzen; Brennen im Rachen; *großer Durst auf Kaltes; Heuschnupfen oder Asthma mit trockenem hackendem Husten; Heiserkeit.*
  < Verschlimmerung: in Kälte und Wärme.

  Arsenicum jodatum D12

Verschlechterung durch Kälte

- Sie sind kälteempfindlich, ängstlich und unruhig. Das Nasensekret ist dünn, wäßrig und brennend; viel Niesen; nachts ist die Nase oftmals verstopft; *Sie lieben Ordnung und Sauberkeit, können recht pedantisch sein,* haben *Durst auf Warmes.*

  Arsenicum album D12

- Starker Juckreiz mit krampfartigen Niesanfällen. Jucken vor allem am Gaumen; Fließschnupfen; die Augen sind rot und tränen; *oftmals ist ein Nasenloch verstopft, das andere offen;* es kommt zu Druck an der Nasenwurzel und Stirnkopfschmerzen; Sie sind empfindlich gegen Kälte, kalte Getränke und Speisen.

  Sabadilla D6

- Schon der geringste Luftzug führt zum Niesen. Fließschnupfen mit wässerigem, salzig schmeckendem Sekret; *Heuschnupfen und Asthma* (Arsenicum album oben, Arsenicum jodatum oben); nachts trockener, kitzelnder Husten mit Atemnot.
  < Verschlimmerung: nachts, nach dem ersten Schlaf, im Liegen.

  Aralia racemosa D6

Starke Beteiligung der Augen

- Scharfe Tränen, milder Schnupfen. Das erste und wichtigste Mittel ist Euphrasia, der »Augentrost« (Euphrasia Seite 71).

  Euphrasia D6

- Milde Tränen, scharfer Schnupfen (Allium cepa Seite 70, 74).

  Allium cepa D6

- Scharfe Tränen, scharfer Schnupfen. Brennende Augen und Nase, verschwollene Augen (Kalium jodatum oben).

  Kalium jodatum D12

Starker Juckreiz

- Jucken in Auge, Nase, Gaumen und Ohr. Heuschnupfen, der mit starkem, störendem Juckreiz und Brennen beginnt; manchmal trockenes, rissiges, juckendes Ekzem hinter den Ohren, um die Augen, auch an Fingern und Fersen.

  Arundo D6

- Jucken am Gaumen mit krampfartigen Niesanfällen. Fließschnupfen; die Augen sind rot und tranen; oftmals ist ein Nasen-

  Sabadilla D6

loch verstopft, das andere offen; es kommt zu Druck an der Nasenwurzel und Stirnkopfschmerzen; Sie sind sehr empfindlich auf Kälte, kalte Getränke und Speisen.

Zahnschmerzen und Zahnungs-beschwerden

✚ Zum Zahnarzt
• bei allen Zahn-beschwerden

Zahnprobleme plagen den Menschen schon sehr früh: Etwa ab dem sechsten Lebensmonat brechen die ersten Zähne durch das Zahnfleisch, was sehr schmerzhaft sein kann. Zuweilen sind Fieber, Bauchschmerzen oder Durchfall damit verbunden.

Auch bei Erwachsenen sind nicht nur Zähne und Zahnfleisch betroffen, der ganze Kiefer kann rasend machen vor Schmerzen. Die Schmerzen strahlen oft noch zu den Ohren, zur Nase, zum Auge oder der Stirn aus. Möglicherweise ist auch die Backe geschwollen und gerötet. Essen und Kauen können dabei unerträglich sein, manchmal

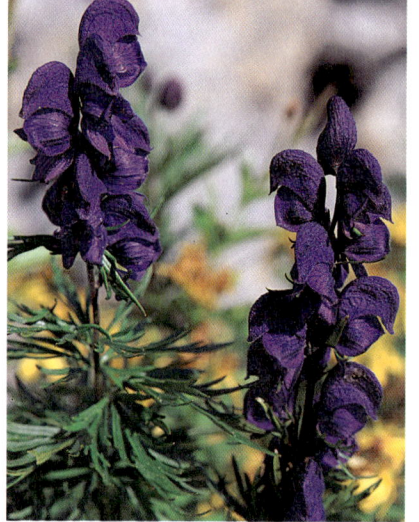

aber lindert gerade festes Zubeißen den Schmerz. Ebenso verträgt der eine keine heißen Getränke, der andere keine kalten. Wie Sie sehen, kein Zahnschmerz gleicht dem anderen. Wichtig für die homöopathische Behandlung sind allein Ihre individuellen Beschwerden.

Ursachen

Zahnschmerzen sind meist auf Karies, Entzündungen, Neuralgien oder Eiterungen zurückzuführen. Aber auch Unfälle und manchmal die Behandlung durch einen Zahnarzt können für Beschwerden und Zahndefekte verantwortlich sein. Die Homöopathie bietet zwar keine Schmerzmittel im üblichen Sinne, kann aber Zahnbeschwerden erheblich lindern und damit die Einnahme von Schmerztabletten reduzieren oder unnötig machen. Homöopathische Mittel haben sich vor und nach Zahnbehandlungen so sehr bewährt, daß sie auch von vielen

Der Blaue Eisen-hut (Aconitum) hilft bei Zah-nungsbeschwer-den von Klein-kindern.

Zahnärzten eingesetzt werden. Natürlich müssen Sie bei allen Beschwerden im Zahnbereich umgehend einen Zahnarzt aufsuchen.

So finden Sie Ihr Mittel

Zahnungsbeschwerden der Kinder

(Aconitum Seite 78, Chamomilla Seite 77, Belladonna Seite 77, Magnesium phosphoricum Seite 78, Calcium phosphoricum Seite 77, Plantago Seite 78)

Verspätetes Zahnen oder schlechte Zähne bei Kindern

- Lebhafte, schlanke und unruhige Kinder. Oftmals Verlangen nach Geräuchertem, Wurst oder Speck; auch bei Zahnungsbeschwerden.

Calcium phosphoricum D6

- Korpulente Kinder mit großem Kopf. Schwitzen nachts leicht am Hinterkopf; oftmals Verlangen nach Eiern.

Calcium carbonicum D12

- Schlechte Zähne und Zahnzerfall. (Staphysagria unten)

Calcium fluoratum D6

Beschwerden durch Zahnbehandlung

(Hypericum Seite 78, Arnica Seite 78, Nux vomica Seite 78)

Vorwiegend Entzündung mit starken Schmerzen

- Plötzliche heftige, klopfende Zahnschmerzen. Oft ist das Zahnfleisch entzündet und geschwollen; *die Schmerzen können bis zum Ohr ausstrahlen, die Wange rot und geschwollen sein;* zuweilen *roter Kopf mit erweiterten Pupillen; häufig knirscht der* Betroffene nachts mit den Zähnen, ist gereizt und *äußerst empfindlich auf Druck und Erschütterung.*
< Verschlimmerung: durch Druck, Erschütterung; bei Berührung; abends und nachts.

Belladonna D12

- Unerträgliche, zum »Ausflippen« treibende Schmerzen. *Die Schmerzen sind heiß brennend und machen Sie überreizt, wütend, aggressiv oder schier wahnsinnig: Sie wissen nicht mehr, was Sie dagegen machen sollen, Sie werfen sich im Bett hin und her; rote, heiße, geschwollene Backe.* Bewährtes Mittel bei Zahnungsbeschwerden, wenn man den Kindern nichts recht machen kann, sie ihr Spielzeug auf den Boden schmeißen und getragen werden wollen.
< Verschlimmerung: durch Wärme; nach Kaffee; nachts; nach Ärger.
> Verbesserung: durch Kaltes.

Chamomilla D12

Mercurius, das hochgiftige Quecksilber

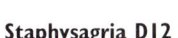

Schmerzen, Entzündung und Karies

- Bei hohlen, schwarzen Zähnen. Die Zähne bröckeln, werden locker, verfärben sich rasch schwärzlich.
< Verschlimmerung: durch Kälte und kalte Getränke.
> Verbesserung: durch Wärme; durch Zusammenbeißen der Zähne.

Staphysagria D12

- Mit viel Speichelbildung und schlechtem, oft metallischem Geschmack im Mund. Die Backe ist bisweilen geschwollen, das eher schwammige Zahnfleisch blutet leicht; am Zungenrand finden sich Zahneindrücke. Bewährtes Mittel bei schmerzhafter Zahnwurzel, Karies, Eiterherden.
< Verschlimmerung: durch Kaltes und Warmes; nachts.

Mercurius solubilis D12

Aconitum D12 ● **Plötzliche Beschwerden durch Kälte und Wind.** Unerträglich starke, schießende Schmerzen nach Kälteeinwirkung, ruhelos vor Schmerzen; eine Backe kann schmerzhaft und gerötet sein; Mund, Lippen und Zunge können sich taub oder pelzig anfühlen; die Zähne sind dabei meist gesund.

Coffea D12 ● **Unerträgliche zuckende Schmerzen, die plötzlich kommen und gehen.** Wie *»elektrische Schläge«; Sie sind aufgedreht, unruhig, schlaflos; können nicht zur Ruhe kommen.*
< Verschlimmerung: durch Wärme (auch warme Speisen und Getränke), Kauen; nachts.
> Verbesserung: durch Kälte und Eis.

Nux vomica D12 ● **Sehr kälteempfindliche Zähne.** Äußerst empfindlich gegen Kälte und Luftzug (Magnesium phosphoricum unten); bohrende, stechende Schmerzen, zum Beispiel *nach einer Zahnbehandlung wie Plombieren oder nach zuviel Kaffee* (Chamomilla Seite 77, Coffea oben); *Überempfindlichkeit durch ungesunden Lebensstil, Genuß- oder Arzneimittelmißbrauch* (wie zu viele Schmerztabletten); Sie sind ärgerlich, leicht gereizt und cholerisch.
> Verbesserung: durch Wärme.

Magnesium phosphoricum D12 ● **Blitzartig auftretende schießende Nervenschmerzen, die durch Wärme besser werden.** Überempfindlich gegen *Kälte, kalte Luft* (Nux vomica oben), Berührung, Speisen und Getränke.
> Verbesserung: durch Wärme, warme Getränke, warme Auflagen, Rotlicht.

Plantago major Urtinktur ● **Neuralgische Gesichts- und Zahnschmerzen.** *Die Schmerzen ziehen bis zu den Ohren* oder wechseln sich mit Ohrenschmerzen ab; die Backe kann bisweilen geschwollen sein; das Zahnfleisch blutet leicht; die Zähne scheinen zu lang zu sein; Zähne sind sehr empfindlich; vermehrter Speichelfluß (Mercurius solubilis Seite 77). Bewährtes Mittel beim Zahnen von Säuglingen und Beschwerden nach einer Zahnbehandlung;
Anwendung: 3- bis 6mal täglich 3 bis 5 Tropfen. Die schmerzhaften Stellen können mit dem Mittel auch eingerieben werden (bei Kindern leicht verdünnen: 3 Tropfen auf einen Eßlöffel Wasser).

Beschwerden durch Verletzung (Zahnbehandlung)

Hypericum D12 ● **Nerven-, Wund- und Kieferschmerzen.** Bei Schmerzen durch das Reißen (oder Ausschlagen) eines Zahnes.

Arnica D12 ● **Entzündung und Schwellung.** Arnika ist das große Verletzungsmittel der Homöopathie. Man kann es bereits einen Tag vor dem Zahnarzttermin nehmen (2mal 5 Globuli).

Halsbeschwerden

Halsschmerzen und Mandel-entzündung

Halsschmerzen machen sich anfangs mit einem leichten Kratzen bemerkbar, das sich dann bis hin zu »höllisch« brennenden Schmerzen steigern kann, die das Schlucken nahezu unmöglich machen. Bei der Mandelentzündung (Angina) kommt es oft zusätzlich zu hohem Fieber. Die eitrige Mandelentzündung zeigt sich in schleimigen Belägen, Eiterstippchen (weiße Eiterpünktchen im Rachen) und gefährlichen Abszessen. Wird sie nicht richtig behandelt, kann sie die Ursache ernster Folgeerkrankungen (rheumatisches Fieber; Herzklappenfehler) sein. Häufig wiederkehrende Mandelentzündungen bringen meist zahlreiche Antibiotika-Behandlungen mit sich und enden dann in der operativen Entfernung der Mandeln.

Ursachen

Gewöhnlich sind es Viren, die im Rahmen eines allgemeinen Infektes eine Halsentzündung auslösen. In diesem Stadium schon ein Antibiotikum einzunehmen, ist in 99 Prozent der Fälle falsch, da kein Antibiotikum gegen Viren wirksam ist. Erst die eitrige Mandelentzündung ist ein bakterielles Geschehen. Bei starken Beschwerden, hohem Fieber, bei Verdacht auf eitrige Entzündung und wenn sich Ihre Beschwerden nicht rasch bessern, müssen Sie einen Arzt oder Heilpraktiker aufsuchen. Vor allem bei himbeerroter Zunge, die auf eine Scharlachinfektion (Seite 176) hinweist!
Bei häufig wiederkehrenden Halsinfekten und Mandelentzündungen empfiehlt sich eine Konstitutionsbehandlung (Seite 21).

So finden Sie Ihr Mittel

Bei beginnenden Halsschmerzen

- **Anfängliches Kratzen im Hals nach Kälte oder kaltem Wind.** Beim Schlucken zieht der Schmerz zu den Ohren; Sie sind *äußerst empfindlich gegen Kälte und Luftzug* (Aconitum Seite 80); Sie sind leicht reizbar und die Vorstellung, krank zu werden, macht Sie *ärgerlich* (Hepar sulfuris Seite 81) *und hypochondrisch;* oft frönen Sie einem ungesunden, stressigen und meist sitzenden Lebensstil mit zuwenig Bewegung.
  > Verbesserung: durch Wärme

+ Zum Arzt oder Heilpraktiker
- bei Fieber über 39,5°C
- bei starken Schluckbeschwerden
- bei weißen Eiterstippchen im Rachen
- wenn sich starke Beschwerden nicht innerhalb von 24 Stunden, normale Beschwerden nicht nach 4 bis 7 Tagen bessern

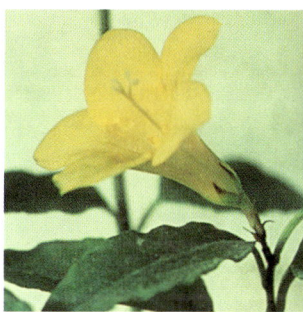

Gelsemium, der falsche Jasmin

Nux vomica D12

Gelsemium D12   ● Nach psychischer Belastung oder feucht-warmem, aber auch kaltem Wetter. *Sie fühlen sich müde, schlapp und zittrig, können die Augen kaum aufhalten, frösteln (vor allem am Rücken)*; der Rachen fühlt sich wund an; wenig Durst. Bewährtes Mittel bei Grippe, Ängsten und Überlastung durch Prüfungsstreß.

Akute Entzündung

Aconitum D12   ● Nach trockener Kälte, bei großem Durst auf kaltes Wasser. *Trockener, heißer, roter Hals und brennende* oder stechende Halsschmerzen; der Rachen ist wie zusammengeschnürt, das Schlucken schmerzhaft; *bisweilen besteht Ameisenlaufen im entzündeten Gebiet*; es kann schnell zu hohem Fieber ohne Schweiß kommen; Sie sind dann unruhig und ängstlich. Bewährtes Mittel im Anfangsstadium.

Belladonna D12   ● Nach feuchter Kälte, bei wenig Durst. Wenig Durst, Hals trocken, wund, heiß und knallrot; wunde, brennende und pochende Halsschmerzen; *trotz starker Schluckbeschwerden besteht dauerndes Bedürfnis zu schlucken*; die Zunge kann himbeerrot sein; es kann schnell zu hohem Fieber mit Schweiß kommen; Sie sind dann erregt oder benommen. Bewährtes Mittel im Anfangsstadium einer akuten Mandelentzündung.
< Verschlimmerung: durch Druck, Erschütterung, *kalte Getränke, Schlucken.*

Schmerzen ziehen beim Schlucken zum Ohr

Phytolacca D12   ● Hals und Schleimhaut dunkel- bis blaurot. *Sie fühlen sich zerschlagen und schwach; die Zunge ist gelb und schmierig belegt, die Zungenspitze rot* (Apis Seite 81); bisweilen Speichelfluß und schlechter Geschmack im Mund; die Lymphknoten an Hals und Unterkiefer können vergrößert sein (Mercurius unten); auch beginnende Gelenkbeschwerden (zum Arzt!). Bewährtes Mittel bei Seitenstrang-Angina, Halsschmerzen und Mandelentzündung.
< Verschlimmerung: *durch warme Getränke und Speisen.*

Mercurius solubilis D12   ● Viel Speichel, süßlicher oder metallischer Geschmack, übler Mundgeruch. *Obwohl es sehr schmerzhaft ist, müssen Sie ständig schlucken* (Belladonna oben); Sie haben viel Durst, *vertragen aber weder Heißes noch Kaltes*; der Rachen ist dunkelrot (Phytolacca oben) und wund; *die Zunge* ist schmutzig belegt, *feucht und hat am Rand Zahneindrücke*; die Lymphknoten an Hals und Unterkiefer können vergrößert sein (Phytolacca oben); *nächtliches Schwitzen, vor allem bei Fieber.* Bewährtes Mittel bei beginnender eitriger Mandelentzündung.
< Verschlimmerung: durch Wärme und nachts.

Ausgeprägt starke, brennende oder stechende Schmerzen

- **Kalte Getränke lindern den Schmerz.** Hals und Schleimhaut sind blaßrot und glasig, Hals und Rachen fühlen sich geschwollen an; *starke stechende Halsschmerzen; das Schlucken ist sehr schmerzhaft; trotz brennender Hitze und trockenem Mund besteht kein Durst;* Kloßgefühl im entzündeten Hals; *das Zäpfchen kann blaßrot geschwollen sein;* die Zunge ist trocken, dunkel belegt und hat an der Spitze ein rotes Dreieck (Phytolacca Seite 80). < Verschlimmerung: *durch warme Räume, warme Getränke und Hitze.*
  Apis D12

- **Warme Getränke mildern den Schmerz.** Stark brennende Schmerzen; großer Durst auf warme Getränke; Sie sind *sehr kälteempfindlich,* erschöpft, besorgt, *infektanfällig;* meist sind Sie ein *sehr ordnungsliebender, bisweilen sogar pedantischer* Mensch, der nicht belastbar und schnell erschöpft erscheint; möglicherweise sind Sie zudem unruhig und ängstlich. < Verschlimmerung: nachts, vor allem nach Mitternacht.
  Arsenicum album D12

- **Splitterartig stechende Schmerzen, als ob eine Gräte im Hals steckt.** Sie können kaum schlucken; *sind extrem kälteempfindlich, schwitzen nachts leicht im Bett (vor allem bei Fieber), wollen aber auf keinen Fall aufgedeckt werden* (Nux vomica Seite 79); *Sie sind empfindlich gegen den kleinsten Luftzug;* da Sie so leicht unter Halsschmerzen leiden, tragen Sie selbst im Sommer ein Halstuch; *Sie sind sehr ärgerlich und gereizt.* Bewährtes Mittel bei beginnender eitriger Mandelentzündung. < Verschlimmerung: *durch Kälte in jeglicher Form.* > Verbesserung: *deutlich durch warme Getränke und warme Anwendungen.*
  Hepar sulfuris D12

- **Wärme und enge Kleidung um den Hals ist unerträglich.** *Linksseitige Halsschmerzen oder Schmerzen, die links beginnen und dann nach rechts ziehen; der Rachen ist purpurrot;* Schlucken ist immer schmerzhaft, aber unerträglich bei warmen oder gar heißen Getränken; Eis oder Kaltes im Mund lindert etwas die Beschwerden. < Verschlimmerung: *nach dem Schlaf;* durch Wärme; durch Berührung.
  Lachesis D12

Heiserkeit und Kehlkopfentzündung

Meist beginnt die Kehlkopfentzündung (Laryngitis) mit einem Kratzen im Hals und entwickelt sich schnell zur Heiserkeit. Diese kann sich zu einem heiseren Krächzen steigern, bis die Stimme auch ganz

✛ Zum Arzt oder Heilpraktiker
- bei Atemnot und Verdacht auf Pseudokrupp (Notarzt!)
- bei Fieber über 39,5°C
- bei länger als 5 Tage anhaltender oder chronischer Heiserkeit.

wegbleibt. Der Kehlkopf schmerzt häufig. Oft kommt es auch zu heiserem Husten, der durch ein Kitzeln und Kratzen im Hals ausgelöst wird. Auch Atemnot ist möglich. Ein bei kleinen Kindern vor allem nachts auftretender bellender Husten mit Heiserkeit und Atemnot spricht für einen Anfall von Pseudokrupp-Husten. Hier ist sofort der Notarzt zu verständigen.

Ursachen

Im Zuge eines absteigenden Infektes aus dem Nasen-Rachen-Raum zu den Bronchien, sind meist Grippeviren für die Entzündung der Stimmbänder im Kehlkopf verantwortlich. Aber auch eine Überanstrengung der Stimme, zuviel Rauch, Staub oder Schadstoffe in der Atemluft sowie eine Austrocknung der Stimmbänder führen zur Reizung.

So finden Sie Ihr Mittel

Plötzlicher, heftiger Beginn der Beschwerden

Aconitum D12
- **Beginnende Erkältung vor allem nach kaltem trockenem Wind.** *Der Hals ist empfindlich gegen Berührung und gegen eingeatmete frische Luft;* das Einatmen kann erschwert sein; *Heiserkeit nach Reden und Sprechen; meist großer Durst auf kaltes Wasser; es kommt schnell zu hohem Fieber mit trockener Haut;* Sie sind unruhig und ängstlich. Bewährtes Mittel bei Kehlkopfentzündung durch kalten Wind, bei plötzlicher krampfartiger Verengung des Kehlkopfes mit Atemnot und pfeifender Einatmung; bei einem Anfall von Pseudokrupp bis zum Eintreffen des Notarztes. < Verschlimmerung: nachts.

Belladonna D12
- **Beginnende Erkältung vor allem nach kaltem feuchtem Wetter oder nach zuviel Sonne.** Sehr ähnliche Symptome wie Aconitum, aber *kaum Durst,* obwohl der Hals sehr trocken ist; beim Fieber haben Sie eine *verschwitzte Haut,* ein deutlich *gerötetes Gesicht;* Sie reagieren empfindlich auf *Licht, Geräusche und Erschütterung,* die Stimme ist rauh, heiser, schwach bis tonlos; *Sie sind eher erregt oder benommen.*

Vorwiegend durch Überanstrengung der Stimme (Sänger und Redner)

Arum triphyllum D6
- **Unkontrollierbare Stimmlage.** *Die Stimme ist mal rauh und tief, dann überschlägt sie sich und ist kreischend;* die Stimme kann auch kurz wegbleiben; meist sind Sie heiser bis tonlos; oft haben Sie brennende Rachenschmerzen.

Argentum nitricum D12
- **Chronische Heiserkeit.** *Husten beim Anheben der Stimme (vor allem bei Sängern);* Sie sind heiser bis tonlos; *bisweilen Schleim*

im Kehlkopf mit dem Bedürfnis, sich zu räuspern (Spongia unten); oft hastiger Mensch mit vielen Erwartungsängsten und Lampenfieber; oft besteht ein starkes Verlangen nach Süßigkeiten, die aber schlecht vertragen werden.

Vor allem abends oder morgens

● **Vorwiegend morgens heiser bis tonlos.** Der Hals ist rauh, trocken und wund; krampfartiger, trockener Husten; *bisweilen unfreiwilliger Harnabgang beim Husten.*
> Verbesserung: durch Getränke, Abhusten oder Hochräuspern von Schleim, Feuchtigkeit (Wetter, Anwendungen)

Causticum D12

● **Vorwiegend abends, nach Überanstrengung der Stimme.** (Carbo vegetabilis unten); *die Heiserkeit verhindert das Sprechen und steigert sich bis zur Stimmlosigkeit; der Kehlkopf ist empfindlich gegen Berührung,* Druck und kalte Luft; manchmal harter, trockener Husten; es besteht meist *großer Durst auf Kaltes;* Sie sind rasch erschöpft und brauchen wiederholt Ruhepausen.

Phosphorus D12

Vorwiegend mit im Kehlkopf sitzendem Husten

● **Andauerndes Bedürfnis, sich zu räuspern.** Dabei oft ein *kurzer, bellender, trockener und schmerzhafter Husten;* der Kehlkopf ist empfindlich auf Berührung; *die Atmung kann erschwert sein* »wie wenn man durch einen Schwamm atmen muß«; *Sie fahren nachts aus dem Schlaf* mit dem Gefühl zu ersticken. Bewährtes Mittel bei Pseudokrupp *(nach Aconitum).*
> Verbesserung: durch Essen und Trinken.

Spongia D6

● **Hartnäckige Heiserkeit mit schwacher, tonloser Stimme, äußerst empfindlich gegen Kälte und Luftzug.** Der Kehlkopf ist empfindlich auf Berührung; krampfartige Hustenanfälle mit Atemnot bis hin zum Würgen und Erbrechen. Bewährtes Mittel bei Pseudokrupp (nach Spongia).
> Verbesserung: durch feuchte Wärme (Inhalationen).

Hepar sulfuris D12

● **Tiefe, hohle bis tonlose Stimme, mit trockenem bellendem Kitzelhusten.** *Der Husten wird durch einen Kitzelreiz im Kehlkopf ausgelöst, ist schlimmer im Liegen, nachts und beim Reden.* Bewährtes Mittel bei Heiserkeit, bei einem Infekt mit Husten.

Drosera D6

● **Völlige Stimmlosigkeit abends, nachts und bei feuchtem Wetter.** (Phosphorus oben); davor *rauhe tiefe Stimme;* krampfartiger Husten, auch mit Atemnot; rasselnder Husten; *starkes Verlangen nach frischer (am besten zugefächelter) Luft;* das Gesicht ist meist blaß, die Lippen leicht bläulich. Bewährtes Mittel nach Masern, nach Pseudokrupp mit hartnäckiger Heiserkeit.
< Verschlimmerung: bei Anstrengung; durch feuchte Wärme.

Carbo vegetabilis D12

Brustbeschwerden

Husten und Bronchitis

✚ **Zum Arzt oder Heilpraktiker**
- **bei unregelmäßiger Atmung oder Atemnot**
- **bei Fieber über 39,5 °C**
- **bei Schmerzen im Brustkorb**
- **bei Blut im Auswurf oder Sputum**
- **bei chronischem Husten**
- **wenn eine einfache Bronchitis nicht innerhalb von 7 Tagen wesentlich besser wird**
- **bei schlechtem Allgemeinbefinden**

Der Husten ist eine lästige, aber grundsätzlich sinnvolle Reaktion unseres Körpers, um Schleim, Erreger und Reizstoffe aus den Atemwegen zu entfernen. Eine Reizung der Schleimhäute im Rachen oder in den Bronchien führt zu einem anfänglich trockenen Reizhusten ohne Auswurf. Die gereizten Schleimhäute produzieren mit der Zeit vermehrt Schleim, um Fremdstoffe und Erreger von der Schleimhautoberfläche zu lösen. Bei einer Schwellung der Schleimhäute, einer spastischen Verengung der Atemwege und/oder sehr zähem Schleim kann der Husten zu krampfartigen Erstickungsanfällen werden. Ist der Schleim feucht und flüssig, führt dies zu einem rasselnden Husten mit Auswurf. Ist der Auswurf gelb oder grünlich, spricht dies für eine bakterielle Infektion. Sie kann zu einer eitrigen Bronchitis oder zur Lungenentzündung führen, bei der neben hohem Fieber, schlechtem Allgemeinbefinden und Husten auch Schmerzen im Brustkorb und Atemnot als deutliche Symptome auftreten. Eine einfache Bronchitis sollte spätestens nach 2 bis 3 Wochen ausgestanden sein.

Ursachen

Husten kann zahlreiche Ursachen haben: Das Einatmen von Staub, Dämpfen, Rauch oder Gasen reizt die Atemwege zum Hustenreflex ebenso wie das Verschlucken eines Gegenstandes in die Atemwege. Allergien und Unverträglichkeiten können zu asthmatischen Hustenbeschwerden führen. Kinderkrankheiten wie Keuchhusten, Masern, Scharlach, und Windpocken beginnen oft mit Husten. Der Grund für den Erkältungshusten sind meist Viren (selten auch Bakterien). Dabei kommt es oftmals zu einer absteigenden Infektion vom Nasen-Rachen-Bereich in die Bronchien.

So finden Sie Ihr Mittel

Trockener Husten bei grippalem Infekt/Erkältung

Aconitum D12

● **Plötzlich auftretender nächtlicher Husten.** Kurzer bellender Husten; pfeifende Einatmung; rauher zugeschnürter Hals, eventuell mit Erstickungsgefühl (bewährtes Mittel bei Pseudokrupp); *Folgen von trockener Kälte oder Zug;* Fieber mit *trockener, heißer Haut;* Sie frösteln oftmals anfangs; Sie sind eher ängstlich und unruhig, haben großen Durst auf Kaltes.
< Verschlimmerung: nachts *nach 24 Uhr;* durch Kälte.

● **Plötzlich auftretender krampfartiger Husten.** Bellend, mit Kratzen und Engegefühl im Hals; *Folge von feuchtkalter Witterung;* Sie sind äußerst empfindlich auf Erschütterung und Berührung; Sie *fiebern,* so daß die Haut *dampft,* wollen aber nicht aufgedeckt sein (Gegensatz zu Aconitum Seite 84); Sie sind überempfindlich, gereizt oder auch benommen. Bewährtes Mittel auch bei Pseudokrupp.
< Verschlimmerung: durch Kälte, Sprechen, nachts vor 24 Uhr.

Belladonna D12

Bryonia, die rotbeerige Zaunrübe

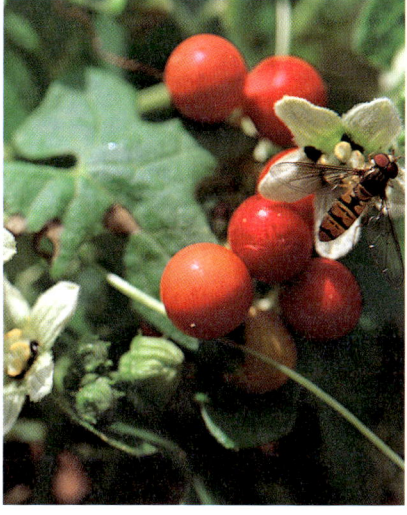

● **Allmählich sich entwickelnder Infekt.** *Stechende Brustschmerzen beim Husten; Sie halten sich dabei den Brustkorb,* sind sehr durstig und trinken in langen gierigen Zügen; Sie sind gereizt und möchten vor allem Ihre Ruhe; Folge von Kälteeinfluß.
< Verschlimmerung: durch die geringste Bewegung, Sprechen, tiefes Atmen; beim Betreten eines warmen Raumes aus der Kälte (im Gegensatz zu Rumex Seite 86).
> Verbesserung: *durch Ruhe.*

Bryonia D12

● **Erkältungshusten durch Kälteeinfluß oder Luftzug.** (Rumex Seite 86, Hepar sulfuris Seite 87); abends, nachts und am Morgen ist der Husten trocken, wund und unangenehm, tagsüber dann ruhiger mit Auswurf; oft berstende Kopfschmerzen beim Husten; Sie sind *gereizt, leicht ärgerlich und überempfindlich;* Sie haben oftmals wunde, kratzende Halsschmerzen; *Wärme und warme Getränke tun Ihnen gut.*

Nux vomica D12

● **Pfeifender Husten mit Engegefühl in der Brust.** Brennender, trockener Hals mit rauher Stimme; Sie sind sehr kälteempfindlich, fühlen sich erschöpft, sind ängstlich besorgt um Ihre Gesundheit, schlaflos und dabei voll innerer Unruhe.
< Verschlimmerung: nachts nach Mitternacht; durch Kälte.
> Verbesserung: durch warme Getränke.

Arsenicum album D12

● **Die Augen tränen, sind gerötet und lichtempfindlich.** Typisch: Der Husten ist tagsüber und im Stehen schlechter, abends und im Liegen besser; meist zusätzlich Schnupfen.

Euphrasia D6

● **In die Bronchien absteigender Infekt.** Die Erkältung beginnt mit Fließschnupfen und Niesen, gefolgt von einer trockenen Nase mit Völlegefühl an der Nasenwurzel; dann steigt der Infekt in die Bronchien hinab, es kommt zu einem trockenen, hackenden Husten, der nicht aufhören will; dabei Schmerzen vom Brustbein zur Wirbelsäule; Sie fühlen sich vergrippt und zerschlagen.
< Verschlimmerung: nachts und beim Einatmen.

Sticta pulmonaria D6

Trockener, krampfartiger Reizhusten

Drosera D6
- **Schnell aufeinanderfolgende Hustenanfälle.** Ihnen bleibt die Luft weg; das Gesicht kann blaurot anlaufen, manchmal kommt es sogar zu Würgen und Erbrechen; Sie halten sich den Brustkorb beim Husten.
< Verschlimmerung: nachts, vor allem nach 24 Uhr, in der Wärme, im Liegen; durch Sprechen oder Lachen.

Hyoscyamus D12
- **Nächtlicher spastischer Reizhusten.** Der Husten beginnt meist gleich nach dem Hinlegen; oftmals bei nervösen Menschen, die zur Schlaflosigkeit neigen; das Mittel wird auch das »homöopathische Kodein« genannt.
< Verschlimmerung: nachts, beim Hinlegen; durch Essen, Trinken und Sprechen.
> Verbesserung: tagsüber und beim Aufsitzen.

Rumex D6
- **Anhaltender Juckreiz im Kehlkopf oder hinter dem Brustbein.** Sie *halten beim Husten den schmerzenden* Brustkorb; Husten wird durch kalte Luft ausgelöst, Sie wollen daher Hals und Mund bedecken; manchmal Harndrang beim Husten.
< Verschlimmerung: durch kalte Luft, nachts vor 24 Uhr sowie zwischen 2 und 4 Uhr morgens; beim Verlassen eines warmen Raumes in die Kälte (Gegensatz zu Bryonia Seite 85).
> Verbesserung: durch Wärme und warmes Einhüllen des Halses.

Husten mit Heiserkeit

Phosphor D12
- **Rauhe Stimme bis hin zur Stimmlosigkeit.** Trockener, harter Husten mit wundem, brennendem Schmerz in Hals, Kehlkopf und Brust; Sie sind leicht erschöpft und durstig auf kalte Getränke.
< Verschlimmerung: durch Reden oder kalte Luft, beim Übergang vom Kalten ins Warme.

Spongia D6
- **Krächzend heisere, aber nicht tiefe Stimme.** Trockener »kruppartiger«, bellender, abgehackter Husten mit Erstickungsgefühl; der Husten kommt aus dem Kehlkopf, der sehr berührungsempfindlich ist; Sie sind meist hungrig.
< Verschlimmerung: nachts; durch Erregung oder kalte Luft.
> Verbesserung: durch warme Speisen und Getränke.

Causticum D12
- **Heiser und tonlos, vor allem am Morgen.** Trockener, harter Husten mit Kitzeln im Hals; es kommt rasch zur Heiserkeit; Folge von trocken-kaltem Wetter und Wind; Sie kämpfen, um den schwerlöslichen Schleim abhusten zu können *(oftmals hilft ein Schluck Wasser)*, sind blaß, fühlen sich erschöpft und deprimiert.
< Verschlimmerung: trockene Kälte oder Hitze.
> Verbesserung: kalte Getränke, feuchtes Wetter.

Feuchter Husten mit zähem, schwierig abzuhustendem Schleim

- **Würgen und Erbrechen.** *Kurzatmigkeit und Erstickungsgefühl* (Kinder können rotblau im Gesicht anlaufen und steif werden: Notarzt!); *Schleimrasseln in den Bronchien*; oftmals besteht Übelkeit mit Erbrechen (Drosera Seite 86) beim Husten; Neigung zum Nasenbluten; Sie sind blaß mit dunklen Augenringen, fühlen sich kaputt, erschöpft und sind oftmals heiser bis tonlos.
  < Verschlimmerung: abends, beim Hinlegen; bei Bewegung oder feuchtwarmem Wetter.

  Ipecacuanha D6

  ✚ Zum Notarzt
  • **wenn Kinder blau anlaufen oder steif werden**

- **Durch Kältereiz ausgelöst.** Sie sind äußerst kälteempfindlich; schon der geringste Kältereiz löst Husten aus; stechende Schmerzen im Hals, wie wenn eine Gräte steckengeblieben wäre; der Husten ist anfangs meist trocken, wird aber bald rasselnd mit zähem gelben Auswurf, der sich nur schwer abhusten läßt und daher Erstickungsgefühle auslösen kann; Sie haben oftmals eine heisere bis tonlose Stimme, sind ärgerlich, jähzornig und aufbrausend (Nux vomica Seite 85), dabei aber müde und erschöpft.
  < Verschlimmerung: durch trockene Kälte, Luftzug, beim Entblößen.
  > Verbesserung: *durch warmes Einhüllen, feuchte Wärme und Dampfbäder.*

  Hepar sulfuris D12

- **Mit zähem weißlichem Schleim.** Tiefer rasselnder, erstickender Husten mit reichlich zähem, weißlichem Schleim, der nur unter großer Mühe hochgehustet werden kann; es kommt zu Kurzatmigkeit, oftmals mit zunehmender Atemnot und Übelkeit; Betroffen sind *oftmals kleine Kinder oder alte Menschen*, sie sind *blaß und schwach*; das Abhusten von Schleim bessert zwar vorübergehend, erschöpft aber auch; es besteht das *Verlangen nach frischer Luft* und nach Wärme, letztere tut aber nicht gut.
  < Verschlimmerung: nachts zwischen 2 und 4 Uhr, durch Hinlegen, feuchte Wärme.
  > Verbesserung: Aufsitzen, Abhusten, frische Luft.

  Antimonium tartaricum D6

Feuchter Husten mit lockerem Auswurf

- Am Morgen läßt sich der gelblich-grüne Schleim gut abhusten; tagsüber und an der frischen Luft ist der Husten dann wesentlich besser; abends wird der Husten trocken und krampfartig; manchmal geht beim Husten unfreiwillig etwas Urin ab; Sie sind meist verfroren und kälteempfindlich, *vertragen aber keine Wärme und haben ein starkes Verlangen nach frischer Luft*; Sie sind anhänglich, weinerlich und mögen nicht allein sein.
  < Verschlimmerung: in der Wärme (Räume, Wetter und Anwendungen), abends und nachts.
  > Verbesserung: morgens, an der frischen Luft.

  Pulsatilla D12

Bauchbeschwerden

✚ Zum Arzt oder Heilpraktiker
• **bei Lebensmittelvergiftung**
• **bei ungewöhnlichen, anhaltenden oder besonders starken Beschwerden**
• **bei Fieber über 39,5 °C, starkem Erbrechen, Durchfall oder starken Kreislaufreaktionen**

Verdauungsprobleme

Unter dem Sammelbegriff »Verdauungsprobleme« sind verschiedene Beschwerden aus dem Magen-Darm-Trakt zusammengefaßt. Sie sind hier richtig, wenn bei Ihnen mehrere dieser Symptome gleichzeitig auftreten oder recht undeutlich in ihrem Erscheinungsbild sind. Sollte allerdings eine Beschwerde besonders deutlich in den Vordergrund treten, finden Sie in den anschließenden Kapiteln mehr Informationen über die Einzelbeschwerden.

Verdauungsprobleme können in vielen Fällen mit Übelkeit, Bauchschmerzen, Erbrechen, Blähungen, Durchfall und Verstopfung verbunden sein.

Ursachen

Die Ursachen für Verdauungsprobleme können vielfältiger Natur sein: Verdorbene Lebensmittel, Lebensmittelunverträglichkeiten, Völlerei, Alkohol, Nikotin, Medikamente (zum Beispiel Aspirin, Antibiotika) und eine ganze Palette von Emotionen (zum Beispiel Ärger, Frust und Streß), aber auch virale oder bakterielle Infekte, Erkrankungen der verschiedenen Verdauungsorgane (Magen, Darm, Galle, Leber, Bauchspeicheldrüse) oder eine nachlassende Produktion von enzymatischen Verdauungssäften im Alter. All dies können Gründe für Verdauungsbeschwerden sein, und deshalb sollten Sie je nach Schwere der Beschwerden veranlassen, eventuell unverzüglich den Arzt oder Heilpraktiker zu verständigen. Bei einfachen und leichten Verdauungsstörungen hat sich jedoch die Selbstbehandlung mit homöopathischen Mitteln sehr bewährt.

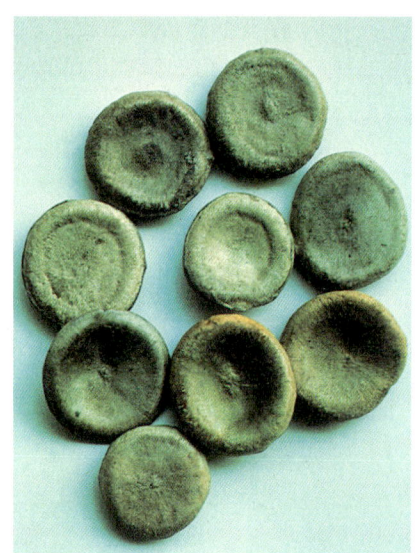

Die Brechnuß (Nux vomica) hilft bei verdorbenen Speisen.

So finden Sie Ihr Mittel

Ein möglicher Grund oder Auslöser für die Beschwerde kann Ihnen bei der Auswahl der Mittel helfen. Die folgende Übersicht führt Sie somit nicht zu einem einzigen Mittel, sondern zu mehreren. Bitte vergleichen Sie die Beschreibungen der angegebenen Mittel, und wählen Sie danach das zu Ihren Beschwerden am besten passende aus.

Wenn Sie den Grund Ihrer Beschwerden kennen
- **Verdorbene Nahrung, leichte Lebensmittelvergiftung:** Nux vomica (unten), Arsenicum album (Seite 91), Carbo vegetabilis (Seite 90), Veratrum (Seite 91), Cuprum metallicum (Seite 91), Okoubaka (unten).
- **Zu schweres Essen, Völlerei:** Nux vomica (unten), Bryonia (Seite 90), Pulsatilla (Seite 89), Antimonium crudum (Seite 92), Carbo vegetabilis (Seite 90).
- **Alkohol, Nikotin, Drogen, Medikamente:** Nux vomica (unten).
- **Magen-Darm-Infekt:** Nux vomica (unten), Bryonia (Seite 90), Pulsatilla (unten); Okoubaka (unten).
- **Nach Ärger und Zorn:** Nux vomica (unten), Bryonia (Seite 90), Chamomilla (Seite 94), Colocynthis (Seite 94).

Nahrungsmittelunverträglichkeiten, verdorbener Magen, Magen-Darm-Infekte

- Durchfall, Übelkeit, Erbrechen und Bauchschmerzen. Bewährtes Mittel auch zur Vorbeugung (Prophylaxe) bei (Tropen-)Reisen, wenn Nahrung und fremdes Klima schlecht vertragen werden. Hier nur die Hälfte der Normaldosis (Seite 30) einnehmen.

  Okoubaka D2

Nahrung liegt wie ein Stein im Magen

- **Wenig Durst, Verlangen nach Trost oder Zuspruch.** *Durchfall, Übelkeit und ranziges Aufstoßen oder Erbrechen; Unverträglichkeit von Fett und Eis*, auch nach Durcheinanderessen; trotz leichtem Frösteln besteht *Verlangen nach frischer Luft*; warme stickige Räume werden überhaupt nicht vertragen; Sie sind weinerlich, launisch, unstet und wechselhaft, aber nachgiebig (im Gegensatz zu Nux vomica unten oder Bryonia Seite 90).
  < Verschlimmerung: nach fettem, schwerem Essen und Eis; durch Wärme, Hitze, Ruhe.
  > Verbesserung: an der frischen Luft; bei leichter Bewegung; durch kalte Auflagen.

  Pulsatilla D12

- **Mäßiger Durst, vergeblicher Brech- und Würgereiz.** *Krampfartige Magen- und Bauchschmerzen*; krampfartige Verstopfung mit vergeblichem Stuhldrang; oftmals saures oder bitteres Aufstoßen; *katerartige Kopfschmerzen*; Sie können nicht richtig erbrechen, reagieren *sehr empfindlich auf Kälte und Luftzug*, sind oftmals irritiert, überempfindlich und leicht gereizt. Bewährtes Mittel bei Beschwerden nach zu schwerem Essen, verdorbenem Magen, nach Mißbrauch von Alkohol, Nikotin, Drogen und Medikamenten. Bewährt bei gestreßten Großstadtmenschen und Workaholics.
  < Verschlimmerung: durch Kälte, Zug, Gerüche, Alkohol, Niko-

  Nux vomica D12

tin, Kaffee, Ärger; am Morgen; 1 bis 3 Stunden nach dem Essen.
> Verbesserung: durch Wärme und Ruhe.

Bryonia D12

● **Großer Durst, Bedürfnis nach absoluter Ruhe.** Stechende Magenschmerzen mit *Übelkeit und Erbrechen, die bei geringster Bewegung schlimmer werden;* der Mund ist trocken, die Lippen sind spröde und aufgesprungen; Verstopfung mit trockenem Stuhl und ohne Stuhldrang; gieriger *Durst auf Kaltes,* das in langen Zügen getrunken wird; wenn im überhitzten Zustand getrunken wird, tritt nach kalten Getränken Durchfall auf; Sie sind meist sehr jähzornig und gereizt, haben ein großes Bedürfnis, sich zurückzuziehen, wollen *»zu Hause sein«;* heißes Wetter wird schlecht vertragen. Bewährtes Mittel bei Verdauungsstörungen, nach zu schwerem Essen, nach Ärger oder Zorn.
< Verschlimmerung: durch die geringste Bewegung; bei Temperaturwechsel von kalt nach warm, Ärger, finanziellen Sorgen.

Ausgeprägte Blähungen

Carbo vegetabilis D12

● **Aufgetriebener Bauch, Atembeklemmung und Aufstoßen.** *Reichliches oder schweres Essen verursacht übelriechende Blähungen und Aufstoßen;* der Oberbauch ist stark gebläht; oft verbunden mit Schwäche und Schwindel; Ihnen ist kalt, Sie *verlangen aber nach frischer Luft* (Pulsatilla Seite 89); *nach dem Essen oder nach Alkohol bekommen Sie einen roten Kopf;* Sie haben das Gefühl, nicht genügend Luft zu bekommen und leicht bläuliche Lippen. Bewährtes Mittel bei alten Menschen, starker Verdauungschwäche, Lebensmittelunverträglichkeit und Vergiftung (Pulsatilla Seite 89).

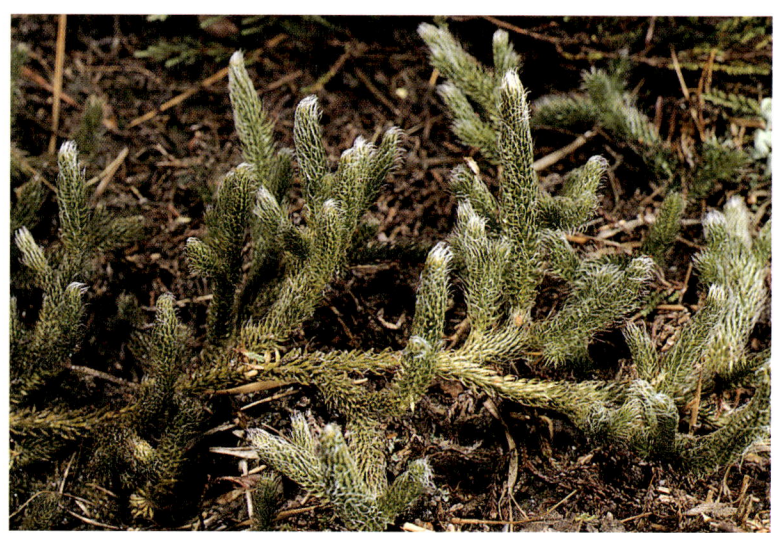

Das fette Öl des Bärlapp ist Ausgangsstoff für die Herstellung von Lycopodium.

< Verschlimmerung: durch Schwerverdauliches (wie fettes Essen, Butter, Milch, Fleisch); bei feuchtwarmem Wetter.

> Verbesserung: durch frische Luft (Zufächeln), Aufstoßen.

- **Ständig Darmgeräusche, Sie vertragen nichts Enges um den Bauch.** *Trotz Heißhunger nach einigen Bissen Völlegefühl; nachts starkes Verlangen nach Süßem und Schokolade;* Darmgeräusche, vor allem nach süßen Speisen; Beschwerden treten oftmals zuerst in der rechten Körperhälfte auf und wandern dann zur linken; Sie bevorzugen warme Getränke und Speisen. Bewährtes Mittel bei Leberleiden und bei Menschen, die vorwiegend um den Bauch zunehmen (während Gesicht und Hals mager und faltig wirken) oder frühzeitig gealtert und ergraut sind.

  Lycopodium D12

  < Verschlimmerung: nach dem Essen, verbunden mit großer Müdigkeit.

  > Verbesserung: bei Bewegung; an der frischen Luft; beim Lockern der Kleidung.

Brechdurchfall mit Schwäche

- **Ängstliche Unruhe, vor allem nachts.** *Brennende Magenschmerzen; Verlangen nach warmen Getränken,* die schluckweise getrunken werden; Erbrechen und übelriechende Durchfälle, die *brennen und wund machen; Sie fühlen sich kalt und zittrig, sind ganz erledigt nach dem Brechdurchfall;* häufig sind Sie ängstlich besorgt und erschöpft. Bewährtes Mittel *nach verdorbener Nahrung,* besonders nach *verdorbenem Fisch und Fleisch,* aber auch wenn *Früchte, Saures oder kalte Getränke* schlecht verdaut werden.

  Arsenicum album D12

  < Verschlimmerung: nachts, nach Mitternacht; durch Kälte, Alleinsein.

- **Eiskalter Körper, kalter Schweiß.** *Dennoch gieriger Durst auf kalte Getränke* (Gegensatz zu Arsenicum album oben), *die aber wieder erbrochen werden;* krampfartige Bauchschmerzen; Erbrechen und Durchfall mit großer Schwäche, bis hin zur Ohnmacht; »man kommt nicht mehr vom Klo weg«; *Bewegung oder Trinken lösen gleich wieder Erbrechen oder Durchfall aus;* der sehr wäßrige Durchfall geht unter krampfartigen Schmerzen ab; Sie sind blaß mit kalter Nase. Bewährtes Mittel bei Lebensmittelvergiftungen.

  Veratrum album D6

- **Krampfartiges Würgen und Erbrechen, plötzliche heftige Bauchkrämpfe.** *Heftige Durchfälle, die erschöpfen;* oft verbunden mit *Waden-, Zehen- oder Fingerkrämpfen;* große Schwäche, bis hin zur Ohnmacht; Ihnen ist kalt, Sie sind blaß bis blau (Veratrum album oben), wollen aber nicht zugedeckt sein. Bewährtes Mittel bei Lebensmittelvergiftungen.

  Cuprum metallicum D12

> Verbesserung: *Kalte Getränke bessern* die Übelkeit (Gegensatz zu Veratrum album Seite 91).

Verdauungsbeschwerden nach Überessen

Antimonium crudum D12

● **Zunge mit dickem weißem Belag, pappiger Geschmack.** *Mundwinkel häufig wund; im aufgetriebenen Bauch rumpelt und kollert* es (Lycopodium Seite 91); krampfartige Bauchschmerzen mit Durchfall und unverdautem Stuhl; *Sie überessen sich* oder bekommen Magenschmerzen *nach zuviel Wein, Saurem, Essig oder Fettem*; plötzlich sind Sie appetitlos und *ekeln sich vor Speisen*; Sie müssen sauer *erbrechen*; *Sie werden dick und mürrisch; kaltes Baden und heißes Wetter können Sie überhaupt nicht vertragen*. Bewährtes Mittel nach zu vielem und schwerem Essen, bei Blähungen und Sodbrennen; häufig gebraucht bei (meist dicklichen) Kindern, die *nach Milch und Saurem* erbrechen, unter *wäßrigem klumpigem Durchfall* leiden, und *sich von einem Fremden weder berühren noch anschauen lassen*.

Bauchschmerzen

✚ **Zum Arzt oder Heilpraktiker**
• **bei allen starken, ungewöhnlichen oder chronischen Beschwerden**
• **wenn die Beschwerden nicht besser werden**
• **bei Fieber über 39,5°C.**

Krampfartige Schmerzen, die in Wellen kommen und gehen und zum Zusammenkrümmen zwingen, werden Koliken genannt. Sie sind auf einen Krampf von Organen wie Magen, Darm, Gallenblase, Gebärmutter, Blase oder Harnwege zurückzuführen. Wärme (Wärmflasche, warmes Bad) lindert derartige Schmerzen oftmals. Sie können mit Blähungen, Übelkeit, Erbrechen, Durchfall und Verstopfung einhergehen. Bei vermehrten Darmgeräuschen (wie Rumpeln und Kollern) ist eine Darmreizung, etwa ein Durchfall, denkbar.

Beginnen die Schmerzen im Rücken und ziehen nach vorn in die Leiste, so läßt sich eine Nierenerkrankung vermuten. Fieber und Hitzeempfindlichkeit des Bauches deuten auf eine Entzündung im Bauchraum. Anhaltende, immer stärker werdende Schmerzen sowie eine stark angespannte Bauchdecke, bei der schon leichtes Beklopfen starke Schmerzen auslöst, verbunden mit schwerstem Krankheitsgefühl, Erbrechen, schnellem Puls und Fieber sind die Kennzeichen für eine Bauchfellentzündung, die eine sofortige Einweisung ins Krankenhaus notwendig macht.

Bauchschmerzen, die in der Nabelgegend beginnen, sich dann in den rechten Unterbauch verlagern, Übelkeit mit Brechreiz und Erbrechen, Schmerzen im rechten Unterbauch (beim vorsichtigen Abtasten) und leichtes Fieber, wobei die Temperatur rektal gemessen deutlich höher ist als unter der Achsel oder Zunge, können auf eine beginnende Blinddarmentzündung hinweisen. Auch hier sofort zum Arzt!

Bauchkrämpfe bei Kindern

Vor allem männliche Säuglinge können im ersten Lebenshalb-
jahr häufig unter Blähungskoliken leiden. Die Kleinen ziehen
dabei ihre Beinchen an, machen sich steif und schreien laut-
hals. Sind die Kinder dann älter (etwa bis ins Schulalter hinein), können Nabelkoliken (schmerzhafte Kolik ohne erkenn-
baren Befund) auftreten. Diese krampfartigen Schmerzen sind
häufig psychisch bedingt und treten nach Kummer, Liebesentzug oder Bestrafung auf.

Ursachen

Eine Aufzählung aller möglichen Ursachen für Beschwerden im
Bauchraum würde alleine dieses Buch füllen. Sowohl körperliche als
auch psychische Gründe sind möglich.

Bei Kindern können Bauchschmerzen ebenso wie Fieber und Durchfall durch jegliche Art von Erkrankung ausgelöst werden (beispielsweise durch eine Mittelohrentzündung). Auch bei Erwachsenen kommen sowohl harmlose (wie Blähungen), als auch bedrohliche Ursachen (wie Blinddarmentzündung) in Frage. Daher ist es selbstver-
ständlich, daß Sie nur leichte Beschwerden selbst behandeln dürfen.
In allen anderen Fällen müssen Sie – je nach Stärke der Beschwerden
eventuell sogar umgehend – einen Arzt oder Heilpraktiker um Rat
fragen.

So finden Sie Ihr Mittel

Bauchkrämpfe bei Kindern

- **Blähungskoliken:** Colocynthis (Seite 94), Magnesium phosphoricum (Seite 94), Chamomilla (Seite 94), Calcium phosphoricum
  (Seite 95).
- **Nabelkoliken:** Ignatia (Seite 95), Staphysagria (Seite 95), Calcium phosphoricum (Seite 95).

Streß, Hektik, Übermaß an Essen, Kaffee, Nikotin,
Alkohol oder Medikamenten

- **Krampfartige Bauchschmerzen, oft mit Blähungen und Verstopfung.** *Morgens fühlen Sie sich am schlechtesten;* die Schmerzen beginnen häufig etwa *2 bis 3 Stunden nach dem Essen;* Sie
  sind deutlich reizbarer und ärgerlicher (Colocynthis Seite 94)
  als sonst und reagieren äußerst empfindlich auf Kälte und
  Luftzug.
  > Verbesserung: durch Wärme, Zusammenkrümmen.

Nux vomica D12

Roter Kopf

Chamomilla D12

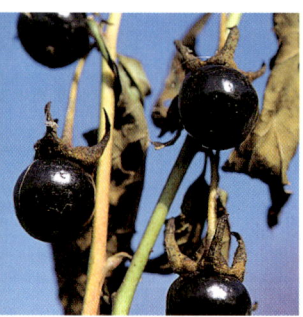

● **Unerträgliche Schmerzen, heißes, verschwitztes und gerötetes Gesicht.** Der Bauch ist aufgebläht; *eine Backe kann rot, die andere blaß sein;* die Schmerzen machen Sie *wütend, rasend, verrückt;* Sie knirschen mit den Zähnen und *schlagen um sich; Ihnen bricht der Schweiß aus* (Belladonna unten); *Sie werfen sich hin und her.* Bewährtes Mittel bei Beschwerden *durch Zorn* (Colocynthis unten) oder zuviel *Kaffee* (Nux vomica Seite 93). Bewährtes Kindermittel *bei Blähungskoliken und Zahnungsbeschwerden;* die Kinder wollen herumgetragen werden, man kann ihnen nichts recht machen.
< Verschlimmerung: durch Ärger, Zorn, Aufregung; Kaffee.
> Verbesserung: durch Getragenwerden.

Belladonna, die Tollkirsche

Belladonna D12

● **Kolikartige Schmerzen, nach hinten Strecken lindert den Schmerz.** Auch Zusammenkrümmen hilft manchmal; *der Kopf ist rot; Sie sind erregt und erhitzt;* Hände und Füße sind dagegen meist kalt.
< Verschlimmerung: durch Druck, geringste Erschütterung, Bewegung, Kälte.
> Verbesserung: wenn der Körper nach hinten gestreckt wird, durch Zusammenkrümmen.

Besserung durch Druck auf den Bauch

Bryonia D12

● **Krampfartig stechende Schmerzen, werden durch die geringste Bewegung schlimmer.** *Großer Durst auf kalte Getränke;* Essen liegt wie ein Stein im Magen; Sie sind reizbar, wollen Ihre Ruhe haben und zu Hause sein.
< Verschlimmerung: durch jede Bewegung.
> Verbesserung: durch Ruhe, Stilliegen, Druck (wie Liegen auf dem Bauch).

Magnesium phosphoricum D12

● **Krampfartige Schmerzen werden durch Wärme und Druck gebessert.** Sie müssen sich vor Schmerzen zusammenkrümmen; warme Getränke, eine Wärmflasche oder ein warmes Bad tun gut; auch Reiben und Kneten des Bauches oder eine Bauchmassage sind angenehm; *der Abgang von Blähungen lindert die Beschwerden nicht* (Gegensatz zu Colocynthis unten).
< Verschlimmerung: durch Kälte; nachts.

Colocynthis D6

● **Sie müssen sich vor Schmerzen zusammenkrümmen.** Kolikartige stechende Bauchschmerzen; *Sie sind meist sehr ärgerlich und reizbar;* Sie regen sich schnell auf; oftmals ist Ärger der Auslöser.
< Verschlimmerung: *nach Ärger* (Chamomilla oben), Obst und kalten Getränken, im überhitzten Zustand getrunken.
> Verbesserung: *durch Wärme, festen Druck, Stuhlgang und Blähungsabgang.*

● Bauchschmerzen nach Kummer. *Sie sind von sehr wechselhafter Stimmung; Sie neigen zu Wein- und Lachkrämpfen, seufzen und gähnen viel,* sind verschlossen und wollen allein sein; *Sie haben einen »Kloß im Hals« und Beklemmung in der Brust;* oft müssen Sie würgen und *sauer aufstoßen.* Bewährtes Mittel bei Nabelkoliken von empfindsamen Kindern.
< Verschlimmerung: durch Tabakgeruch, Kaffee oder Alkohol.
> Verbesserung: *Essen bessert* merkwürdigerweise die Magen- oder Bauchschmerzen sowie das Brechwürgen.

Ignatia D12

● Unterdrückter Ärger und Zorn, Beleidigung, Kränkung und Tadel. Die Emotionen rufen *krampfartige, schneidende Bauchschmerzen* hervor; Sie fressen den Ärger einige Zeit lang in sich hinein, bis Sie schließlich explodieren; Kinder und Erwachsene können dann mit Gegenständen um sich werfen; Kinder reagieren mit Wutausbrüchen und Zorn (Chamomilla Seite 94), wollen aber nicht getragen werden; Neigung zur Selbstbefriedigung.

Staphysagria D12

● Lebhafte, schlanke, blutarme und sensible Kinder (und Erwachsene); Verlangen nach Geräuchertem und Abneigung gegen Milch; geistig und körperlich sind sie *schnell erschöpft; geistige Arbeit bereitet ihnen Kopfschmerzen* (Schulkopfschmerz); Kinder haben einen *schlechten Appetit, Knochenschmerzen bei Wachstumsschüben und Nabelkoliken durch Überforderung in der Schule;* übelriechende *Blähungskoliken durch Milch* (auch Muttermilch); grüne unverdaute Durchfälle (Chamomilla Seite 94) durch kalte Getränke und bei der Zahnung.

Calcium phosphoricum D6

Übelkeit und Erbrechen

Das Erbrechen ist eine sinnvolle Reaktion unseres Körpers, um Giftiges oder Unverdauliches schnell wieder auszuscheiden. Durch einen Würgereiz wird der Mageninhalt nach oben befördert. Das Erbrochene kann deshalb Nahrung, Schleim, Galle, ja selbst Blut enthalten. Zuvor leiden Sie meist unter Übelkeit, Magenschmerzen, Durchfall, Sodbrennen und Kreislaufreaktionen (wie Schwindel, Schweißausbrüche oder Schwäche) können hinzukommen.

Ursachen

Die Ursachen für Übelkeit und Erbrechen sind vielfältig. Meist treten die Beschwerden nach schwerer oder unverdaulicher Nahrung, nach

✚ Zum Arzt oder Heilpraktiker
• **bei Verdacht auf Vergiftung (vor allem bei Kindern)**
• **bei Kopfverletzungen**
• **bei anhaltendem oder blutigem Erbrechen**
• **bei schlechtem Allgemeinbefinden**

Lebensmittelunverträglichkeiten und bei Vergiftungen auf. Aber auch Sonne und Hitze, Kopfschmerzen, Migräne, Husten, ein Infekt oder eine Reisekrankheit (eine Irritation des Gleichgewichtorgans mit Schwindel und Übelkeit) können die Beschwerden auslösen. Organische Erkrankungen, beispielsweise des Magens oder der Leber, können nen ebenso Erbrechen verursachen wie Schädelverletzungen oder auch Ekel. Bei allen unklaren Brechbeschwerden müssen Sie sich mit Ihrem Arzt oder Heilpraktiker in Verbindung setzen.

In den ersten Monaten einer Schwangerschaft sind die Beschwerden meist hormonell bedingt oder können psychische Gründe haben. Bei anhaltenden Brechanfällen sowie bei Erbrechen und Übelkeit in den letzten Wochen vor der Geburt sollten Sie den Arzt konsultieren.

Wenn Säuglinge den Mageninhalt nach dem Füttern erbrechen, steckt dahinter meist die zu große Gier der Kleinen, die Freude am »Spotzen«, eine Unverträglichkeit (wie von Milch), eine Vergiftung oder eine Erkrankung. Im Zweifel immer zum Arzt.

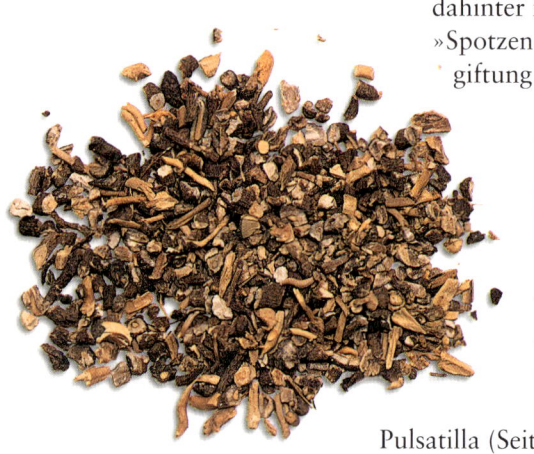

Ipecacuanha, die Brechwurzel aus Brasilien

So finden Sie Ihr Mittel

Reiseübelkeit, Schwangerschafts- und Säuglingserbrechen

● Speien, Milchunverträglichkeit und Erbrechen bei Säuglingen: Antimonium crudum (unten), Aethusa (Seite 99), Calcium carbonicum (Seite 99), Calcium phosphoricum (Seite 98).

● Schwangerschaftserbrechen: Sepia (Seite 97), Pulsatilla (Seite 97), Nux vomica (unten), Colchicum (Seite 97), Tabacum (Seite 98), Ipecacuanha (Seite 97), Ignatia (Seite 98).

● Reiseübelkeit: Cocculus (Seite 98), Tabacum (Seite 98), Colchicum (Seite 97), Petroleum (Seite 98), Nux vomica (unten).

Vergebliches Würgen, ohne richtig erbrechen zu können

Nux vomica D12

● Nach verdorbenem, zu schwerem, zu reichlichem, zu spät eingenommenem Essen. Nach Alkohol, Nikotin, Drogen, Medikamenten; saures, bitteres Aufstoßen; krampfartige Magenschmerzen, katerartige Kopfschmerzen und morgendliche Übelkeit.

Aussehen der Zunge

Antimonium crudum D12

● Deutlicher weißer Zungenbelag. *Übelkeit und Erbrechen nach zuviel Essen, nach Durcheinanderessen*, nach Fettem oder Saurem (auch Wein); *Erbrechen bessert nicht* die Übelkeit; Aufstoßen bringt den Geschmack des zuvor Gegessenen in den Mund; Sie vertragen weder kalte Bäder noch Wärme oder heißes Wetter; oftmals treten *wunde Mundwinkel* auf; die Betroffen können *gierige mürrische Esser* sein. Bewährtes Mittel bei Kindern: saures Erbrechen von Milch oder sauren Speisen; danach kein Appetit (im Gegensatz zu Aethusa Seite 99); die Kinder wollen weder angeschaut noch berührt werden.

- **Zunge feucht und ohne Belag.** *Beständige Übelkeit mit*   **Ipecacuanha D6**
Brechreiz; die Übelkeit *wird nicht besser durch das Erbrechen*; nach zu Fettem (Pulsatilla unten), nach Süßem oder nach Ärger; *oftmals reichlicher Speichelfluß*; nach dem Erbrechen sind Sie blaß und schwach.
  < Verschlimmerung: durch Bewegung, Bücken, Essen, Husten.

- **Deutlich schmutziggelb belegte Zunge.** *Erbrechen von fadenzie-*   **Kalium**
hendem Schleim; Übelkeit und Magenschmerzen nach Alkohol   **bichromicum D12**
(Nux vomica Seite 96), vor allem *nach Bier*; oftmals mit Kopfschmerzen oder Migräne, meist über nur einem Auge mit vorangehenden Sehstörungen.

Nach Fett, Schweinefleisch, Gebäck, Kuchen oder Eis

- *Essen liegt wie ein Stein im Magen*; bitterer Mundgeschmack;   **Pulsatilla D12**
ranziger Geschmack nach dem Aufstoßen; Sodbrennen; kaum Durst; *oft besteht das Bedürfnis nach frischer Luft*; warme und stickige Räume sind Ihnen unerträglich; Sie sind oftmals launisch, weinerlich und mögen nicht allein sein. Bewährtes Mittel bei Gallenproblemen.
  < Verschlimmerung: in Wärme und Ruhe.
  > Verbesserung: durch frische Luft und leichte Bewegung.

Übelkeit schon beim Geruch oder der Vorstellung von Essen

- **Jede Bewegung verschlimmert.** *Ekel vor Eiern, Fett* (Pulsatilla   **Colchicum D6**
oben) *oder Fisch*; andauerndes Würgen und Erbrechen; *bei jeder Woge von Übelkeit müssen Sie ganz still halten; Ihnen ist kalt und elend*; eventuell besteht auch Durchfall.
  < Verschlimmerung: durch Bewegung, Kälte, den Anblick oder den Geruch von Speisen.
  > Verbesserung: durch Wärme und Ruhe.

- **Verlangen nach Saurem.** Schon vor dem Frühstück (Nux vomica   **Sepia D12**
Seite 96) ist Ihnen speiübel; Sie sind *schwach, und der Magen fühlt sich leer an*; nicht einmal Essen hilft; *Sie sind leicht gereizt, spitzzüngig oder depressiv und weinerlich.* Bewährtes Mittel bei hormonellen Störungen und beim Schwangerschaftserbrechen.

Schwäche und Durchfall

- **Ängstliche Unruhe, vor allem nachts.** *Bei verdorbener Nahrung,*   **Arsenicum**
besonders *Fisch und Fleisch*; *Früchte, Saures und kalte Getränke*   **album D12**
werden schlecht verdaut; *Verlangen nach warmen Getränken,*

die schluckweise getrunken werden; Erbrechen und übelriechende Durchfälle, *die brennen und wundmachen*; Sie fühlen sich *kalt und zittrig*, haben aber *brennende Magenschmerzen*; Sie sind *ganz erledigt nach jedem Brechdurchfall*, dabei häufig ängstlich, besorgt und erschöpft. Bewährtes Mittel bei leichten Lebensmittelvergiftungen.

< Verschlimmerung: *nachts, nach Mitternacht; durch Kälte; durch Alleinsein.*

Veratrum album D6
● **Körper eiskalt, kalter Schweiß.** *Dennoch gieriger Durst auf kalte Getränke* (Gegensatz zu Arsenicum album Seite 97), *die aber wieder erbrochen werden*; krampfartige Bauchschmerzen; Erbrechen und Durchfall mit großer Schwäche, bis hin zur Ohnmacht; »man kommt nicht mehr vom Klo weg«, Bewegung oder Trinken löst gleich wieder Erbrechen oder Durchfall aus; blaß mit kalter Nase. Bewährt bei leichten Lebensmittelvergiftungen.

Bewegung verschlechtert

Tabacum D12
● **Blasses Gesicht, eiskalter Körper, kalter Schweiß.** (Veratrum oben); *trotz Eiseskälte haben Sie das Verlangen, sich aufzudecken und nach frischer Luft*; Ihnen ist »zum Sterben übel«; alles dreht sich; *Sie müssen die Augen geschlossen halten.*

> Verbesserung: an der frischen Luft.

Cocculus D6
● **Sie müssen sich hinlegen.** *Schwäche und Schwindel.*

< Verschlimmerung: *durch Essensgerüche* (Colchicum Seite 97), *Tabak und Kaffee; beim Aufrichten; bei Bewegung und Schlafmangel.*

Petroleum D6
● **Besserung durch Essen.** Schwäche und Schwindel sind gering; *trotz Übelkeit ist der Appetit ungebrochen*; Ihnen läuft das Wasser im Mund zusammen; Sie müssen aufstoßen und erbrechen; *zum »Erbrechen« übel ist Ihnen, solange Sie fahren oder gehen.*

< Verschlimmerung: durch Bewegung; durch Abgase.

> Verbesserung: durch Essen.

Kummer und Sorgen

Ignatia D12
● Brechwürgen mit krampfartigen Magen- oder Bauchschmerzen; *oftmals mit Kloß im Hals, Beklemmung in der Brust; Sie müssen oft seufzen oder tief Luft holen.* Bewährtes Mittel bei sensiblen Erwachsenen und Kindern nach Kummer, Aufregung, Bestrafung oder Liebesentzug.

> Verbesserung: durch Essen und Trinken.

Milchunverträglichkeit bei Kleinkindern

Calcium phosphoricum D6
● **Will dauernd gestillt werden.** Milcherbrechen von Säuglingen, die ständig an die Brust wollen und dann leicht erbrechen.

- **Mag keine Milch oder Muttermilch.** Milch verursacht sauren Durchfall und saures Erbrechen; Aufstoßen und Sodbrennen vor allem nach Milch, die dann häufig in Klumpen erbrochen wird.

  Calcium carbonicum D12

- **Nach dem Erbrechen sofort wieder Hunger.** (Gegensatz zu Antimonium crudum Seite 96); dabei schwach und schläfrig; *die Milch wird gleich nach dem Trinken wieder erbrochen*; eventuell mit krampfartigen Durchfällen und lautem Schreien.

  Aethusa D6

Sodbrennen und saures Aufstoßen

Sodbrennen verursacht ein wundes Gefühl in der Speiseröhre, das hinter dem Brustbein beginnt und nach oben in den Hals oder Mundraum ausstrahlt. Saures oder bitteres Aufstoßen hinterläßt einen unangenehmen Geschmack im Mund. Nach dem Essen oder im Liegen verstärken sich die Beschwerden.

✚ Zum Arzt oder Heilpraktiker
• **bei länger anhaltendem Sodbrennen**

Ursachen

Wenn Magensaft oder gar der Mageninhalt in die Speiseröhre gelangt, wird diese durch die Magensäure gereizt. Meist ist entweder ein Zuviel oder ein Zuwenig an Magensäure der Grund für diese Beschwerden. Bei zuviel Magensäure führen Saures, Bitteres, Scharfes, Heißes und Alkohol zu einer Verschlimmerung. Auch eine Magenerkrankung, etwa eine Magenschleimhautentzündung, kann zur Reizung des Magens und damit zu einer Überproduktion an Magensäure führen. Bei zuwenig Magensäure kommt es wegen ungenügender Verdauung (vorwiegend von Fleisch) zur Gasentwicklung in Magen und Darm. Die Gase führen zum Aufstoßen, meist mit Blähungen und Völlegefühl. Fleischgenuß verschlimmert hier die Beschwerden. Sehr störende oder chronische Beschwerden muß der Arzt abklären.

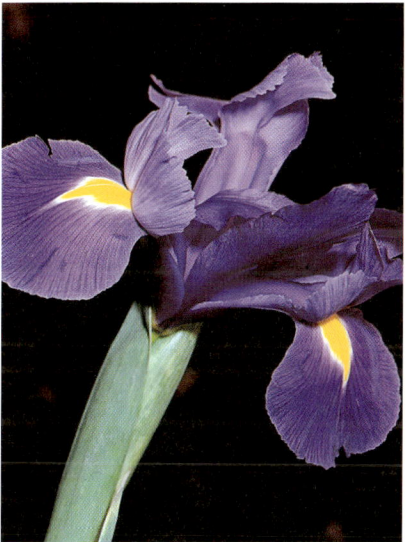

Iris, die Schwertlilie

So finden Sie Ihr Mittel

Allgemein bewährt

- Saures Aufstoßen und Erbrechen; Sie haben das Gefühl, daß die Oberfläche der Zähne stumpf wirkt; dabei häufig auch Blähungen und Magendrücken.
  > Verbesserung: durch Essen.
  < Verschlimmerung: nachts.

  Robinia D4

Zuviel Magensäure

Nux vomica D12

- **Nach verdorbenem, zu schwerem, zu reichlichem, zu spät eingenommenem Essen; nach Alkohol, Nikotin, Drogen, Medikamenten.** Dabei oft *bitteres Sodbrennen und Würgereiz,* ohne erbrechen zu können; Beschwerden 2 bis 3 Stunden nach dem Essen; Sie sind reizbar, ärgerlich und kälteempfindlich.

Iris D6

- **Ständiger Speichelfluß.** Übelkeit und saures Aufstoßen oder Erbrechen. Bewährtes Mittel bei Sodbrennen und Kopfschmerzen; auch bei Migräne, der meist Sehstörungen vorausgehen, bevor die Schmerzen (mit saurem Erbrechen oder Durchfall) einsetzen.

Acidum sulfuricum D6

- **Schwäche und inneres Zittern.** Sie essen hastig und sind immer in Eile (Argentum nitricum unten); Alkohol bessert. Bewährtes Mittel bei Alkoholikern (Nux vomica oben).

Phosphor D12

- **Starker Durst auf kaltes Wasser.** Brennende Magenschmerzen mit saurem Aufstoßen; *kaltes Wasser wird wieder erbrochen, wenn es im Magen warm geworden ist; die Zunge brennt und ist oft trocken und rot;* das Zahnfleisch blutet leicht.

Argentum nitricum D12

- **Nervosität und Aufregung, Prüfungsangst.** Sie sind in Hast und Eile (Acidum sulfuricum oben); Sie essen hastig; *großes Verlangen nach Süßem, das Blähungen und Aufstoßen verursacht.*

Antimonium crudum D12

- **Dicker weißer Zungenbelag.** Sodbrennen, Aufstoßen (das nach dem gerade Gegessenen riecht), Übelkeit und Erbrechen nach Saurem, Fettem, Pasteten (bei Kindern auch Milch); Sie neigen zur Völlerei, werden dadurch dick und schlecht gelaunt.
  < Verschlimmerung in allen Fällen: durch Scharfes, Saures, Bitteres, Heißes oder Alkohol.

Zuwenig Magensäure

(Blähungen unten)

Blähungen und Völlegefühl

✚ Zum Arzt oder Heilpraktiker
• bei anhaltenden oder starken Beschwerden

Durch die entstehende Gasentwicklung im Verdauungstrakt kommt man sich bei Blähungen aufgetrieben, »gebläht« und prall vor. Der Druck kann das Zwerchfell nach oben pressen und zu Beklemmungsgefühlen in der Brust, zu Atembeschwerden, ja selbst zu Herzbeschwerden führen. Wenn die Blähungen abgehen, im fachlichen Jargon dann Flatus genannt, fühlt man sich meist erleichtert.

Ursachen

Nahrungsmittelunverträglichkeiten, zu reichliche und zu schwere Nahrung, aber auch hastiges Essen verursachen oftmals Blähungen.

Auch Erkrankungen oder Störungen von Magen, Darm, Leber, Galle und Bauchspeicheldrüse können Gasbildung hervorrufen. Bei anhaltenden oder sehr ausgeprägten Beschwerden ist deshalb ein Arzt oder Heilpraktiker aufzusuchen, insbesondere wenn Atembeklemmungen oder Herzbeschwerden auftreten.

Die Blähungen von Säuglingen sind meist auf eine für den Verdauungstrakt anfangs noch ungewohnte Nahrung zurückzuführen und geben sich dann nach etlichen Wochen von selbst. Oft reagieren die Kleinen mit Blähungskoliken (Bauchschmerzen Seite 92), mit rotem Gesicht und geballten Fäustchen. Auch eine Milchunverträglichkeit, zu hastiges Saugen und Essen, Ärger und Zorn können diese Beschwerde auslösen.

So finden Sie Ihr Mittel

Blähungskoliken von Kindern

(Bauchkrämpfe bei Kindern Seite 93)

Die drei am häufigsten verwendeten Mittel

- Träge Verdauung mit Aufblähung des Oberbauches. *Häufiges Luftaufstoßen, das Erleichterung bringt* (Gegensatz zu China unten) *und übelriechende Blähungen;* Sie fühlen sich schwach und haben *Verlangen nach frischer Luft;* Sie haben eine schwache Verdauung, fette Speisen, Butter, Milch und Fleisch bereiten Ihnen Beschwerden; Sie fühlen sich benommen, schwindelig und müde; *Alkohol wird schlecht vertragen und macht schnell einen roten Kopf.*
  > Verbesserung: durch Blähungsabgang, Aufstoßen, frische Luft (vor allem das Zufächeln).

  Carbo vegetabilis D12

- Starkes Rumpeln und Kollern im Bauch, vor allem im Unterbauch. Nach Mehl und Süßspeisen, nach Zwiebeln, Bohnen, Kohl und Knoblauch; aufgeblähter Bauch und saures *Aufstoßen;* vorwiegend *nachts Heißhunger auf Süßes;* der Blähungsabgang erleichtert (Carbo vegetabilis oben); die Winde riechen meist nicht; *trotz Heißhunger sind Sie nach wenigen Bissen voll;* Sie fühlen sich dann müde; *Sie können nichts Enges um den Bauch herum ertragen und müssen Gürtel und Kleidung öffnen;*
  < Verschlimmerung: nach dem Essen; am späten Nachmittag; in warmen geschlossenen Räumen; durch kalte Luft oder kalte Getränke.
  > Verbesserung: an der frischen Luft; bei leichter Bewegung; durch Lockern der Kleidung.

  Lycopodium D12

- Der Bauch ist sichtbar aufgetrieben und sehr berührungsempfindlich. *Oft besteht Heißhunger nach Süßem; Brot, Milch, But-*

  China D6

ter, Obst, Tee führen zu übelriechenden Blähungen und saurem Aufstoßen; aufzustoßen bringt aber keine Erleichterung (Gegensatz zu Carbo vegetabilis Seite 101); kolikartige Schmerzen durch Blähungen; *die Winde sind übelriechend;* der Stuhl ist oft gelb und schaumig mit unverdauten Speiseresten; oft auch schmerzloser Durchfall; Sie fühlen sich schwach, nervös und gereizt. Bewährtes Mittel bei und nach Durchfallerkrankungen.

	Zusätzlich in Betracht zu ziehen

Argentum nitricum D12
● Nach Zucker, Salzigem und Käse. »Zum Platzen« aufgetriebener Bauch; Aufstoßen nach jeder Mahlzeit; *starkes Verlangen nach Süßem, das aber nicht vertragen wird;* Sie sind ein nervöser, ängstlicher Mensch, *bevorstehende Ereignisse (etwa Prüfungen) machen Darmbeschwerden* wie Durchfall, Blähungen und Magenschmerzen.

Sulfur D12
● Geruch »wie nach faulen Eiern«, übelriechend sind Blähungen und Stuhl. *Durchfall und Verstopfung wechseln sich häufig ab.* Fleisch, Milch und Süßes machen Blähungen. Früh morgens wachen Sie mit Stuhldrang auf; flaues Gefühl im Magen am späten Vormittag mit Schwäche und Heißhunger. Bewährtes Mittel bei Blähungen nach Magen-Darm-Infekten.

Durchfall

✚ Zum Arzt oder Heilpraktiker
• bei anhaltendem oder starkem Durchfall
• bei chronischem Durchfall
• bei schlechtem Allgemeinbefinden oder Symptomen des Flüssigkeitsverlustes
• bei blutigem Stuhl
• bei Fieber über 39,5 °C

Wie das Erbrechen stellt auch der Durchfall (Diarrhöe) einen »Reinigungsmechanismus« dar, der den Verdauungtrakt von schädlichen Stoffen und Erregern befreien soll. Der Stuhl ist ungeformt, breiig und dünn bis wäßrig. Häufig besteht wiederholter Stuhldrang, der mit krampfartigen Bauchschmerzen einhergehen kann. Erbrechen und Übelkeit können dazukommen. Zudem sind Kreislaufreaktionen wie Schwäche und kalter Schweiß möglich. Hohes Fieber oder blutiger Stuhl weisen auf ernstere Erkrankungen hin. Bei anhaltenden Durchfällen stellt der Mineral- und Flüssigkeitsverlust ein gefährliches Problem dar, vor allem bei Kleinkindern und Säuglingen. Verstärkter Durst, dunkler Urin, Apathie, Muskelkrämpfe und Kreislaufbeschwerden bis hin zum lebensbedrohlichen Schock sind möglich.

Ursachen

Lebensmittelunverträglichkeiten, verdorbene Nahrung, Vergiftungen, Magen-Darm-Infekte und psychische Gründe, wie Angst oder Aufregung, können mögliche Ursachen für Durchfall sein. Auf Reisen ist der Durchfall die am häufigsten anzutreffende Beschwerde. Ursache sind meist ungewohnte oder verdorbene Speisen und Getränke. Aber auch das fremde Klima, die Zeitverschiebung und Streßfaktoren sind mögliche Auslöser.

Der natürliche Reinigungsvorgang »Durchfall« sollte, wenn möglich, nicht mit »stopfenden« Medikamenten behandelt werden, solange das Allgemeinbefinden nicht zu sehr beeinträchtigt ist. Homöopathische Mittel können frühzeitig eingesetzt werden, da sie den Durchfall regulieren. Sollten heftige Durchfälle nach ein paar Stunden nicht besser werden, sollte ein normaler Durchfall auch nach 3 Tagen noch keine Besserung zeigen oder das Allgemeinbefinden schlecht sein, dann konsultieren Sie Ihren Arzt oder Heilpraktiker.

So finden Sie Ihr Mittel

Allgemein bewährt

- Reguliert den Durchfall, die Anzahl der Stuhlentleerungen geht zurück, und der krampfartige Stuhldrang bessert sich.

Uzara D2-Tropfen 3- bis 6mal täglich 15 bis 30 Tropfen (Kinder die Hälfte)

Bewährte Mittel vorwiegend bei Kindern

- Blähungskoliken mit Durchfall »wie gehackter Spinat«. *Heftige unerträgliche Bauchschmerzen, aufgetriebener Leib;* Schweiß bricht aus; *das Gesicht ist rot; eine Backe rot, die andere blaß;* das Kind ist *sehr ärgerlich, ungehalten und reizbar, wirft sich vor Schmerzen hin und her; es will getragen werden und wirft sein Spielzeug auf den Boden.* Bewährtes Kindermittel (vor allem während der Zahnung) und bei Erwachsenen nach zuviel Kaffee oder nach Ärger.

Chamomilla D12

- Grünlicher, schleimiger Durchfall nach Fruchtsaft, kalten Getränken und Eis. Kann auch beim Zahnen auftreten. Oft mit heißen Blähungen und krampfartigen Schmerzen; das Kind ist eher unruhig, ängstlich und furchtsam (im Gegensatz zum ärgerlichen Chamomilla oben); *häufig Verlangen nach geräuchertem Speck und Schinken, Abneigung gegen Milch.*

Calcium phosphoricum D6

- Sauer riechender Kinderdurchfall, vor allem nach Milch und Fett. Der Stuhl ist meist wäßrig, milchig und enthält unverdaute Reste; *bei etwas korpulenten Kindern mit großem Kopf und Neigung zum Schwitzen* (nachts am Hinterkopf, feuchte Hände und Füße); *Milch wird nicht vertragen, aber großes Verlangen nach Eiern.*

Calcium carbonicum D12

Durchfall mit ausgeprägter Schwäche

- Verlangen nach Wärme, Durst auf warme Getränke. *Brennende Schmerzen in Magen und Darm sowie brennender After* nach Stuhlgang; *häufig bei Brechdurchfall* nach unverträglicher oder

Arsenicum album D12

verdorbener Nahrung (vor allem bei Fisch und Fleisch, aber auch bei Saurem, Obst und Käse); Sie fühlen sich *ängstlich, ruhelos, zittrig,* nach dem Durchfall völlig elend und erschöpft.

< Verschlimmerung: nachts, *nach Mitternacht;* durch Kälte.

> Verbesserung: durch Wärme und warme Getränke.

Veratrum album D6

● **Kalter Schweiß, Durst auf kaltes Wasser.** Große Übelkeit; meist heftige krampfartige Schmerzen vor dem Stuhlgang; der Stuhl ist reiswasserartig (weißlich trüb); *häufig bei Brechdurchfall* nach unverträglicher oder verdorbener Nahrung; *nach dem Stuhlgang ohnmachtähnliche Schwäche; das Gesicht ist blaß.*

< Verschlimmerung: durch kalte Getränke (Übelkeit und Erbrechen).

> Verbesserung: durch Liegen.

Colchicum D6

● **Schon beim Essensgeruch wird Ihnen »speiübel«.** Wässerige gelbe, schleimige, *übelriechende Durchfälle* und Blähungen; *starke Übelkeit und krampfartige Bauchschmerzen,* die Sie dazu zwingen, sich zusammenzukrümmen; Sie fühlen sich schwach und kalt. Bewährtes Mittel bei Durchfällen im Herbst.

< Verschlimmerung: *durch die geringste Bewegung* (Übelkeit, Durchfall).

> Verbesserung: durch Wärme, Ruhe.

China D6

● **Schmerzloser, schaumig gelber Durchfall mit unverdauten Resten, nachts oder gleich nach dem Essen.** *Nach Obst und Sau-*

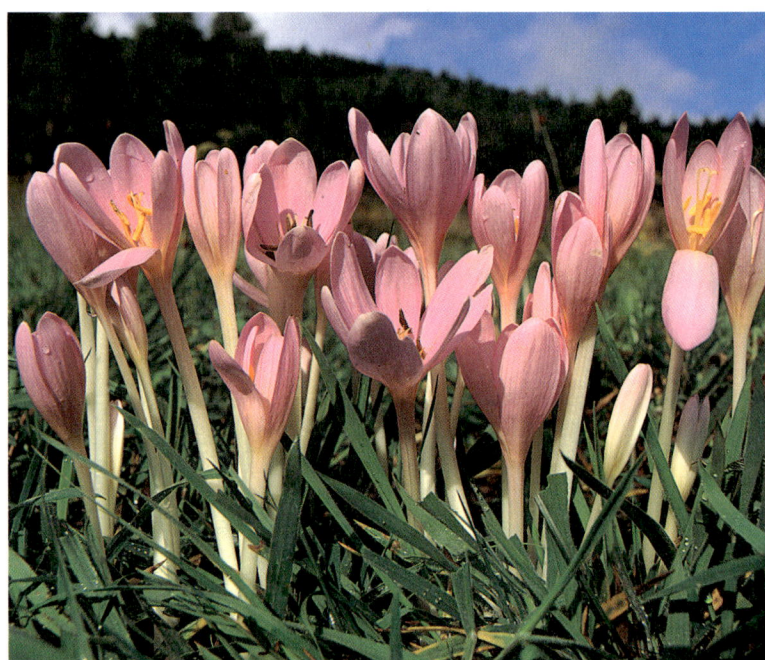

Aus der Knolle der Herbstzeitlosen wird Colchicum hergestellt.

rem (Aloe unten); dabei reichlich *übelriechende Blähungen, die
den ganzen Bauch auftreiben; blasses Gesicht mit hektischen roten Flecken;* Sie fühlen sich schwach und reagieren überempfindlich auf Berührung, Gerüche und Geräusche. Bewährtes Mittel
bei Schwäche nach Durchfall.
< Verschlimmerung: durch Kälte und nasses Wetter.

Nervosität und Aufregung

- Nervöse Hast und Eile durch bevorstehende Ereignisse und bei **Argentum nitricum D12**
Ängsten. Vor Prüfungen, Auftritten, Vorstellungen; häufig *aufgetriebener Bauch, Magenschmerzen und saures Aufstoßen; mit
großem Verlangen nach Süßigkeiten,* die aber nicht vertragen
werden. Bewährtes Mittel auch bei Kindern mit Durchfall, Übelkeit und Aufstoßen nach zu viel Süßem.

- Angsterregendes, schreckliches Ereignis und Aufregung. Sie müs- **Gelsemium D12**
sen plötzlich auf die Toilette und können den Stuhl kaum halten;
der Durchfall ist schmerzlos (China Seite 104); Sie fühlen sich
generell benommen und zittrig.

Vorwiegend am frühen Morgen

- Sie haben das Gefühl, bei Blähungsabgang geht auch Stuhl mit. **Aloe D6**
*Auch unfreiwilliger Stuhlabgang, oft mit übelriechenden
Blähungen gleich nach dem Essen* oder am Morgen; Schmerzen
vor und während des Stuhlgangs, aber nicht danach; *oft sind
auch große schmerzhafte Hämorrhoiden vorhanden;* brennende,
wunde Schmerzen im After; oft auch rote Lippen; Durchfall und
Verstopfung können sich abwechseln (Sulfur unten).

- Der Stuhl »spritzt heraus«. *Meist wäßriger gelbgrüner Durch-* **Podophyllum D6**
fall, kommt gußartig und schmerzlos gleich nach dem Essen
oder früh morgens; *der Stuhl ist meist unverdaut, wund machend und stinkt; während und auch nach dem Stuhlgang immer
noch Stuhldrang;* nach dem Stuhlgang fühlen Sie sich geschwächt. Bewährtes Mittel bei Sommerdurchfällen; ebenso bewährt als Kindermittel bei schmerzlosem Durchfall (beispielsweise während der Zahnung).
> Verbesserung: durch lokale Wärme (Wärmflasche).

- Chronischer übelriechender Durchfall. *Der Durchfall treibt Sie* **Sulfur D12**
*morgens aus dem Bett; oft mit übelriechenden Blähungen;
Durchfall und Verstopfung können sich abwechseln;* brennende,
wunde Schmerzen im After (Aloe oben); häufige Begleiterschei-
nungen sind Hämorrhoiden, gerötete Lippen, Verlangen nach
Süßem und Unverträglichkeit von Milch. Bewährtes Mittel bei
Durchfällen nach Antibiotikabehandlungen oder therapieresi-
stenten Durchfällen.

<table>
<tr><td></td><td>Vorwiegend starke krampfartige Schmerzen</td></tr>
</table>

Colocynthis D6 • **Sie krümmen sich vor Schmerzen.** (Colchicum Seite 104); Durchfall und Blähungen gleich nach dem Essen oder Trinken; Sie *sind ärgerlich und reizbar.*
> Verbesserung: durch *Wärme, Druck auf den Bauch,* Kaffee.

Bryonia D12 • **Stechende Schmerzen und großer Durst auf Kaltes.** An *heißen Tagen, nach kalten Getränken* (vor allem im überhitzten Zustand gierig getrunken) oder *nach Ärger* (Colocynthis oben) kommt es zu *schmutziggelben, breiigen und übelriechenden Durchfällen;* die *Schmerzen treten plötzlich auf* und zwingen zum Zusammenkrümmen; *jede Berührung des Bauches und jede Bewegung löst Schmerzen aus;* Sie sind *reizbar, wollen Ihre Ruhe.*
> Verbesserung: durch Stuhlgang.

✚ Zum Arzt oder Heilpraktiker
• **bei Abführmittelmißbrauch**
• **bei schlechtem Allgemeinbefinden**
• **bei Blut im Stuhl**

Opium, der Schlafmohn

Verstopfung

Im Gegensatz zum Durchfall ist bei der Verstopfung (Obstipation) die Anzahl der Stuhlentleerungen geringer als normal. Ein täglicher Stuhlgang entspricht der Norm, bei Rohköstlern und Vegetariern sind durch die ballaststoffreiche Nahrung auch 2 bis 3 Stuhlgänge täglich üblich. Der Stuhl sollte geformt sein, weder zu hart noch zu weich, nicht zu großvolumig, nicht zu klein und von brauner Farbe. Bei Verstopfung kann der Stuhl zu hart oder zu trocken sein. Verstopfung kann auf Verkrampfung zurückgehen und ist dann begleitet von vergeblichem Stuhldrang, ja sogar Bauchkrämpfen. Bei einer Untätigkeit oder Trägheit des Darms bleibt der Stuhldrang einfach für Tage aus.

Ursachen

Die häufigsten Gründe für die Obstipation sind Bewegungsmangel, ballaststoffarme Ernährung, zu geringe Flüssigkeitsaufnahme, gestreßte Lebensweise und die Einnahme von Medikamenten (Eisenpräparate, Kodein, entwässernde Präparate). Nach einem Durchfall ist die Verstopfung eine normale Gegenreaktion des Körpers, die sich nach ein paar Tagen von selbst gibt. Dieser Mechanismus wird aber den Menschen zum Verhängnis, die regelmäßig Abführmittel nehmen. Der Darm reagiert auf diesen »künstlichen« Durchfall mit noch mehr Verstopfung, der Mensch daraufhin mit noch mehr Abführmitteln. Ein verhängnisvoller Teufelskreis, der auf Dauer den Darm, die Verdauung und die Gesundheit ruiniert! Aber auch verschiedene Er-

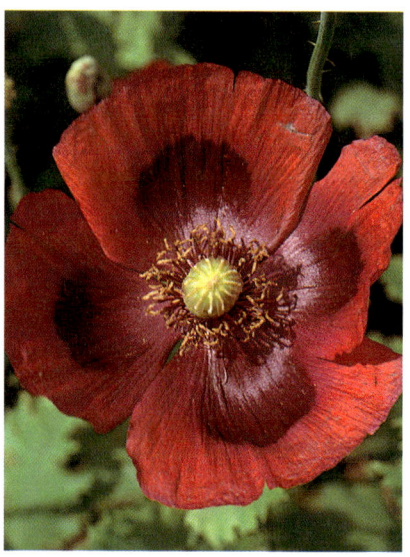

krankungen können hinter den Beschwerden stecken, daher sollten Sie eine länger anhaltende Verstopfung oder sehr ausgeprägte Beschwerden ärztlich abklären lassen.

So finden Sie Ihr Mittel

Vorwiegend zu harter oder zu trockener Stuhl

- **Mühevoller Stuhlabgang, selbst bei sehr weichem Stuhl müssen Sie heftig drücken und pressen.** Meist kleiner, knotiger, trockener Stuhl; frisches Blut nach dem Stuhl, mit Analfissuren (Rissen im Anus) und wundem After; oft besteht gieriger Appetit, *Kartoffeln und Alkohol werden aber nicht vertragen.* Bewährtes Mittel bei mageren Menschen (Gegensatz zu Graphites unten) mit trockener, rissiger Haut und Schleimhäuten sowie lähmungsartiger Schwäche und Müdigkeit.
  < Verschlimmerung: durch Kälte; nach dem Essen.

  Alumina D6

- **Trockener, harter, meist großvolumiger Stuhl.** *Der Stuhl ist sehr dunkel, »wie verbrannt«; Sie haben großen Durst auf Kaltes, das in gierigen Zügen getrunken wird;* Sie fühlen sich ausgedörrt, sind meist *reizbar,* haben auch *Kopfschmerzen* (Nux vomica Seite 108) und *wollen Ihre Ruhe haben.*
  < Verschlimmerung: durch Wärme, Druck, Bewegung.

  Bryonia D12

- **Sie haben das Gefühl, daß der Stuhl zurückschlüpft, sobald er halb draußen ist.** Trockener harter Stuhl, der nur unter Mühe und Anstrengung abgeht; *Sie sind äußerst kälteempfindlich, frieren leicht, neigen aber auch zum Schwitzen* (Gegensatz zu Alumina oben), besonders nachts am Kopf, aber auch an den Füßen; Schweiß, Fußschweiß und Stuhl können sehr übelriechend sein.
  > Verbesserung: durch Wärme und warmes Einhüllen.

  Silicea D12

Vorwiegend träger Stuhl ohne Stuhldrang

- **»Lähmungsartige« Verstopfung.** *Untätigkeit des Darms, als ob die Verdauung völlig lahmliegt;* es besteht tagelang keinerlei Stuhldrang; bei den seltenen Stuhlgängen *ist der Stuhl klein und knotig; er kann auch wieder zurückschlüpfen* (Silicea oben). Bewährtes Mittel bei Verstopfung nach Schreck (hier kann anfangs auch unwillkürlicher Stuhlabgang auftreten), nach Narkose und Operationen.

  Opium D12

- **Oft mehrere Tage lang kein Stuhldrang.** (Opium oben); *Wenn Stuhlgang, dann knotiger harter Stuhl,* oft mit Schleimbeimengungen; der Stuhl führt zu schmerzhaften Fissuren am After; oftmals treten übelriechende Blähungen auf; bei beleibten Menschen (Gegensatz zu Alumina oben) mit trockener Haut.

  Graphites D12

Plumbum D12

- **Spastische Verkrampfung des Schließmuskels.** Sie haben das Gefühl, der After würde zusammengeschnürt und nach innen hochgezogen; der Stuhl ist meist dünn, »schafkotartig«; bisweilen auch krampfartige Bauchschmerzen, wobei es die Bauchdecke nach innen einzieht.

Nux vomica D12

- **Oft vergeblicher Stuhldrang.** *Krampfartige Schmerzen; Sie drücken und pressen, aber meist vergeblich; oft besteht das Gefühl, mit dem Stuhlgang noch nicht fertig zu sein;* Sie sind reizbar und ärgerlich, leiden schnell unter Kopfschmerzen (Bryonia Seite 107); Sie sind äußerst empfindlich gegen Kälte und Luftzug, haben oft einen hektischen Lebensstil und eine sitzende Lebensweise mit zuviel Kaffee, Nikotin, nächtelangem Arbeiten und zuwenig Schlaf. Bewährtes Mittel bei Verstopfungen chronischer Art sowie durch verdorbene Lebensmittel, Arzneimittel- und Abführmittelmißbrauch.
  > Verbesserung: durch Wärme, Ruhe, Schlaf und Entspannung.

Vorwiegend Blähungen, Sie gehen nicht auf fremde Toiletten.

Lycopodium D12

- Bewährtes Mittel bei Reiseobstipation (Nux vomica oben); die Blähungen sind vermehrt im Unterbauch *mit viel Rumpeln und Kollern;* auch vergeblicher Stuhlgang kommt vor; *Sie können keine enge Kleidung vertragen* und sind oft trotz großem Hunger *nach wenigen Bissen satt.* Bewährtes Mittel bei vorzeitig ergrauten Menschen, die leicht gereizt und ärgerlich reagieren und schlecht Widerspruch vertragen sowie bei Abführmittelmißbrauch (Nux vomica oben).

Verstopfung und Durchfall im Wechsel

(Sulfur Seite 105)

Hämorrhoiden

✚ Zum Arzt oder Heilpraktiker
- **bei Blut aus dem After**
- **bei sehr starken Beschwerden**

Hämorrhoiden sind angeschwollene venöse Gefäßkissen der Enddarm-Schleimhaut. Sie können im Enddarm verborgen bleiben (innere Hämorrhoiden) oder heraustreten, beispielsweise beim Stuhlgang. In fortgeschrittenen Stadien schlüpfen sie nicht mehr von selbst zurück, sondern müssen von Hand zurückgedrückt werden. Normalerweise sind Hämorrhoiden erst dann schmerzhaft, wenn sie hervortreten, vom Afterschließmuskel eingeklemmt werden und sich entzünden. Der Stuhlgang, das Sitzen, ja selbst Bewegung kann dann sehr schmerzhaft sein. Blutungen aus dem After, vor allem bei Stuhlgang, sind häufig. Innere Hämorrhoiden jucken oft stark.

Ursachen

Chronische Verstopfung und wiederholtes Stuhlpressen sind häufig die Auslöser. Aber auch Venenleiden (wie die Neigung zu Krampfadern), Leberstörungen oder eine Schwangerschaft sind mögliche Gründe. Die im folgenden aufgeführten Mittel haben sich bei den Beschwerden bewährt, aber erst eine Konstitutionsbehandlung (Seite 21) kann auf Dauer von einem Hämorrhoidalleiden befreien. Bei Blutungen aus dem After sollten Sie zur Abklärung immer zum Arzt.

So finden Sie Ihr Mittel

Allgemein bewährt

- **Nur selten Blutungen, die Hämorrhoiden sind hervorgetreten, groß und blaurot.** Sie haben das Gefühl von kleinen Splittern im Enddarm; häufig verbunden mit *dumpfen Schmerzen im unteren Rücken*; Schmerzen beim Abwischen des Stuhls; *oft für Stunden nach dem Stuhlgang belästigt Sie ein Gefühl der Schwellung, mit Brennen und Stechen im After; häufig auch Afterjucken in der Bettwärme* (Aloe Seite 110, Sulfur unten). Bewährt bei Verstopfung chronischer Natur und während der Schwangerschaft.
  < Verschlimmerung: nachts, durch Wärme; beim Gehen und Stehen.
  > Verbesserung: durch kalte Waschungen. **Aesculus D2**

- **Häufige und reichliche dunkle Blutungen, vor allem nach dem Stuhlgang.** *Große hervorgetretene blaurote Hämorrhoiden, zum Platzen geschwollen und sehr berührungsempfindlich;* der After fühlt sich *wund,* wie *gequetscht* an; *Rückenschwäche und Erschöpfung.* Bewährtes Mittel bei Verstopfung chronischer Natur und nach der Schwangerschaft. **Hamamelis D6**

Vergeblicher Stuhldrang

- Stark juckende innere Hämorrhoiden, *eventuell auch vorgefallen und eingeklemmt; die Hämorrhoiden sind dann äußerst empfindlich gegen Berührung;* vergeblicher Stuhldrang mit viel Pressen und Drücken; auch Afterkrampf ist möglich; die Beschwerden sind oft Folge eines hektischen Lebensstils, sitzender Lebensweise, von Alkohol- oder Arzneimittelmißbrauch.
  > Verbesserung: durch Wärme. **Nux vomica D12**

Wärme und Bettwärme werden nicht vertragen

- **Brennender und juckender After, vor allem in der Bettwärme.** Die Hämorrhoiden können äußerlich oder innerlich sein; *häufig gerötete Stellen oder Hautausschläge in der Analgegend;* auffal **Sulfur D6** lend ist, daß After und Mund rot sind; Durchfall und Verstopfung wechseln sich ab.

< Verschlimmerung: Wärme, Berührung, Bier, Stehen, Baden.

Aloe D6 ● **Traubenförmig hervortretende bläuliche Hämorrhoiden.** Brennende Schmerzen; *oftmals Blähungen; Sie haben Angst, den Schließmuskel nicht kontrollieren zu können und daß mit den Blähungen auch Stuhl abgeht.*

< Verschlimmerung: durch Wärme und warmes Baden; im Sitzen; nach Biertrinken (Sulfur Seite 109).

> Verbesserung: durch kalte Waschungen (Aesculus Seite 109).

Verstopfung ohne Stuhldrang

Graphites D12 ● Wenn überhaupt, dann *knotiger harter Stuhl,* oft mit Schleimbeimengungen; führt zu *schmerzhaften Fissuren am After,* der sich wund anfühlt; die *Hämorrhoiden brennen und bluten leicht;* oftmals *übelriechende Blähungen.* Bewährtes Mittel bei beleibten Menschen mit trockener Haut.

Immer wiederkehrende Hämorrhoiden

Calcium fluoratum D6 ● Nicht entzündete Hämorrhoiden, die heraustreten, jucken und eventuell auch bluten. Bewährtes Mittel, das zwischen den akuten Beschwerden gegeben wird, um Rückfälle seltener zu machen; das Mittel strafft das Gewebe.

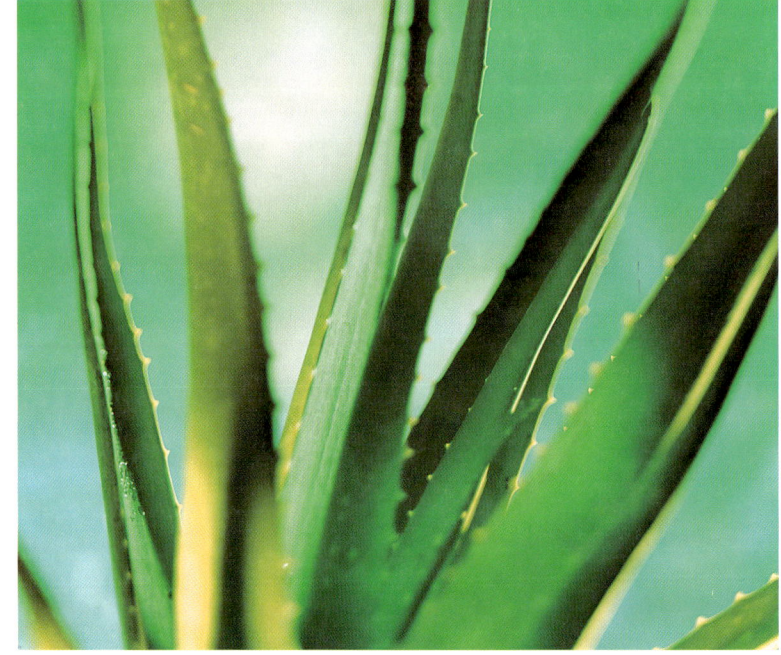

Die zu den Liliengewächsen zählende Aloe produziert in den Blättern einen wirkstoffreichen Milchsaft.

Blase und Harnwege

Blasen- und Harnwegsbeschwerden

Bei einer Blasen- oder Harnwegsentzündung beginnen die Beschwerden meist mit zunehmendem Harndrang, wobei nur wenig Urin gelassen werden kann. Erst später treten Schmerzen beim Wasserlassen auf. Es kommt zu einem nach unten drängenden Druckgefühl im Unterleib, das sich bei einer Entzündung zu starken Schmerzen im Unterbauch und großer Empfindlichkeit steigern kann. Die Schmerzen strahlen manchmal zu Hüfte, Kreuzbein und unterem Rücken aus, vor allem wenn die Entzündung Richtung Nieren weiter aufsteigt. Dann stellen sich auch Fieber und ein umfassendes Krankheitsgefühl ein. Bei der Reizblase besteht häufiger Harndrang ohne akute Entzündungszeichen, bei der Blasenschwäche kommt es zum unfreiwilligen Harnabgang (etwa nach Husten oder Lachen).

Ursachen

Wegen der kürzeren Harnwege treten Blasenbeschwerden und Harnwegskatarrh bei Frauen und Kindern weitaus häufiger auf als bei Männern. Durch Verkühlung, mangelhafte oder falsche Intimhygiene und in der Schwangerschaft kann es zu bakteriellen Infektionen kommen, die bei unzureichender Behandlung in die Niere aufsteigen können. In diesem Fall werden dann vom Arzt häufig Antibiotika verschrieben. Nicht selten aber sind die Beschwerden nichtinfektiösen Ursprungs und entstehen durch Nervosität, zu enge Kleidung, Unverträglichkeit oder Allergie (auf Lotionen oder Sprays), kleine Nierensteine oder auch zu heftigen Sex. Eine Blasenschwäche kann durch wiederholte Reizungen der Blase oder durch Senkungsbeschwerden (Absenkung von Organen im Beckenraum wie Blase oder Gebärmutter) entstehen.

Das Bettnässen von Kindern über 3 Jahren sollten Sie klinisch abklären lassen, auch wenn die Ursache oftmals im seelischen Bereich zu suchen ist. Eine homöopathische Konstitutionsbehandlung kann häufig helfen. Sprechen Sie mit Ihrem homöopathisch arbeitenden Arzt oder Heilpraktiker.

So finden Sie Ihr Mittel

Plötzlicher, heftiger Beginn der Beschwerden mit Fieber

- **Ohne Schweiß.** Unerträgliche brennende Schmerzen mit Harndrang; Urin heiß, spärlich, sogar rötlich; *Folge von trockenem,*

✚ Zum Arzt oder Heilpraktiker
- **in der Schwangerschaft**
- **bei anhaltenden oder besonders starken Schmerzen, vor allem wenn sie in den Rücken ausstrahlen**
- **bei blutigem oder eitrigem (trübem, schlierigem, oft übelriechendem) Urin**
- **bei Fieber über 39 °C**

Aconitum D12

kaltem Wind oder Zug; *großer Durst auf kaltes Wasser;* Sie sind unruhig und ängstlich.

< Verschlimmerung: nachts, durch Wärme.

Belladonna D12 ● **Mit Schweiß.** Roter Kopf mit erweiterten Pupillen; brennende krampfartige Schmerzen; Unterleib äußerst empfindlich auf Druck und Erschütterung; reichlich Urin oder vergeblicher Harndrang; der Körper ist feucht und heiß, er »dampft«, Sie wollen aber nicht aufgedeckt sein; Sie sind benommen und haben Fieberträume.

< Verschlimmerung: durch Druck, Erschütterung, Kälte.

Ausgeprägt starke, brennende Schmerzen beim Wasserlassen

Cantharis D12 ● **Nur wenige Tropfen Urin.** Heftiger, *ständiger* Drang, Wasser zu lassen; schneidende Schmerzen vor, während und nach dem Urinieren; Sie sind gereizt, unruhig und durstig. Aber:

< Verschlimmerung durch Trinken, vor allem bei Kaffee oder kaltem Wasser.

Apis D12 ● **Stechendes Gefühl in der Harnröhre.** Druck auf der Blase und das Gefühl, nicht fertig zu sein; häufiger Gang zur Toilette aus Angst, den Urin nicht halten zu können; wenig Urin, der manchmal auch schmerzlos gelassen werden kann und *geringer Durst.*

< Verschlimmerung: durch Wärme, Druck (Belladonna oben).

Blasenbeschwerden durch Verkühlung und Nässe (vor allem der Füße)

Pulsatilla D12 ● **Sie sind weinerlich oder launisch, verlangen nach Trost und Zuspruch.** Obwohl verfroren, besteht Verlangen nach frischer Luft; häufiges, auch *unwillkürliches Wasserlassen* (durch Lachen oder Husten); brennendes Gefühl während und nach dem Urinieren (Cantharis oben); Schmerzen strahlen in den Oberschenkel aus; nervöse Reizblase.

< Verschlimmerung: im Liegen auf dem Rücken.

Dulcamara D12 ● **Wärme jeglicher Art bessert deutlich die Beschwerden.** Harnverhaltung oder beim Wasserlassen schmerzhaftes Brennen im letzten Teil der Harnröhre; Urin deutlich trübe und schleimig (immer an Dulcamara denken, wenn die Ursache der Erkrankung durch feuchte Kälte bedingt ist, etwa im Herbst, bei feuchter Wohnung und ähnlichem).

Nux vomica D12 ● **Sie sind meist reizbar, ärgerlich.** Äußerst empfindlich gegen Kälte und Luftzug; *krampfartige Schmerzen* (Colocynthis Seite 113) beim oft vergeblichen Versuch, Wasser zu lassen; oft hektischer Lebensstil, sitzende Lebensweise und Genuß- oder Arzneimittelmißbrauch; überempfindlich gegen Gerüche und Geräusche.

> Besserung: durch Wärme.

Krampfartige Schmerzen

- **Sie krümmen sich vor Schmerzen.** Häufiger Harndrang, aber nur wenig Urin; Urin trübe (Dulcamara Seite 112) und übelriechend; Sie sind meist sehr ärgerlich und reizbar (Nux vomica Seite 112), regen sich schnell auf.

  Colocynthis D6

- **Urin schleimig, eitrig, sogar blutig.** Beim Wasserlassen starke dauerhafte Krämpfe mit heißem Urin, der »wie Feuer brennt«; Urin rot und trübe (Dulcamara Seite 112); nächtliches Schwitzen, vor allem bei Fieber.

  Mercurius corrosivus D12

Beschwerden durch Verletzung

- **Erstes Mittel bei allen Verletzungen.** Beschwerden nach Verletzung der Harnwege, etwa durch Operation, Setzen eines Katheters, Abgang von Nierensteinen, Quetschung.

  Arnica D12

  im Wechsel mit

- **Verletzung der Harnwege durch Operation, Sex oder Entbindung.** Beschwerden wie schmerzhafte, nur tröpfchenweise Harnentleerung. Das Mittel ist auch bei Beschwerden (Schmerzen, Schwäche, Erschöpfung), nach sexuellen Exzessen, Geschlechtsverkehr oder Selbstbefriedigung bewährt.

  Staphysagria D12

Blasenschwäche, unfreiwilliger Harnabgang

- **Unfreiwilliger Harnabgang beim Niesen, Husten oder Lachen.** (Pulsatilla Seite 112); Sie sind sehr kälteempfindlich; oft geht der Harn unbemerkt, häufig auch im ersten Schlaf ab. Bewährtes Mittel bei Blasenschwäche und -lähmung älterer Menschen, bei Senkungsbeschwerden (Seite 111), nach einer Geburt oder Operation (hier oft auch Unfähigkeit, Wasser zu lassen).

  Causticum D12

- **Pötzlicher heftiger Harndrang, so daß man die Toilette nicht mehr sicher erreicht.** Häufiger Harndrang. Bewährtes Mittel bei Reizblase und Blasenschwäche (vorwiegend bei Kindern).

  Petroselinum D3

Aus kalkhaltigem Stein wird Causticum gewonnen

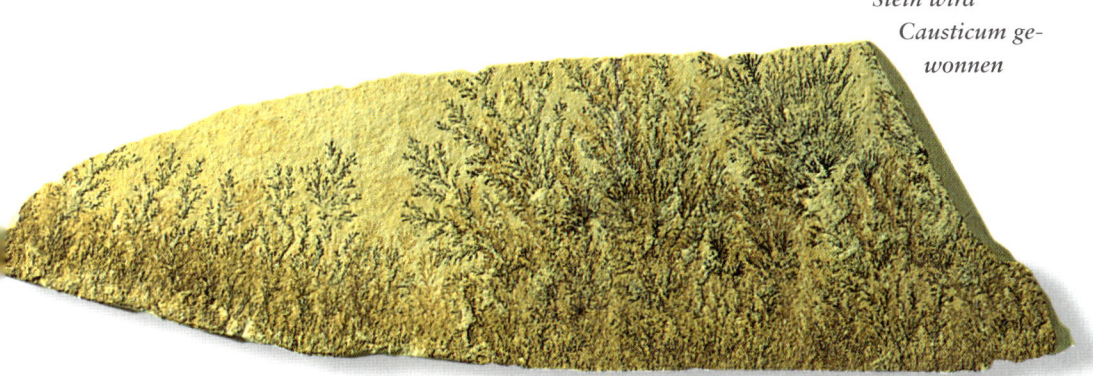

Sexualorgane

✚ **Zum Arzt oder Heilpraktiker**

• **bei starken Beschwerden**

Das Prämenstruelle Syndrom

Das Prämenstruelle Syndrom (PMS) kann sich schon bis zu 14 Tage vor Einsetzen der Monatsblutung bemerkbar machen: Es kommt zu Stimmungsveränderungen wie Reizbarkeit, plötzlichen Wutanfällen, Niedergeschlagenheit, depressiver Verstimmung und Weinerlichkeit. Die Brüste schwellen an, die Beine sind leicht geschwollen, allgemein kommt es zu verstärkter Wasseransammlung im Gewebe und – damit verbunden – zu einer Gewichtszunahme. Der Unterleib ist manchmal druckempfindlich, oftmals treten Gelüste (etwa auf Süßes), Schlafstörungen oder Kopfschmerzen auf. Mit Einsetzen der Blutung verschwinden meist all diese Beschwerden.

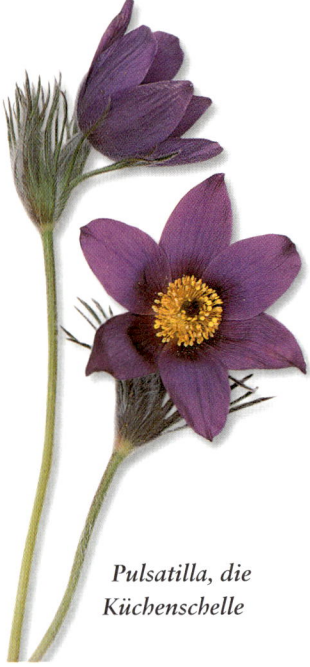

Pulsatilla, die Küchenschelle

Ursachen

Als Ursache dieser Beschwerden werden hormonelle Schwankungen beim monatlichen Zyklus angenommen, vor allem ein Ungleichgewicht der Hormone Östrogen und Progesteron. Alles, was den hormonellen Regelkreis durcheinanderbringt, kann somit PMS bedingen: das Absetzen der Pille, die Pille danach, ein Schwangerschaftsabbruch, eine Geburt oder das Klimakterium. Aber auch psychische Belastung, Streß oder Doppelbelastung durch Beruf und Familie können zum prämenstruellen Syndrom beitragen. Die homöopathische Behandlung ist beim PMS sehr erfolgversprechend. Sollten die hier aufgeführten Mittel bei Ihnen keine andauernde Besserung bewirken, empfiehlt sich eine Konstitutionsbehandlung (Seite 21).

So finden Sie Ihr Mittel

Sie möchten alles liegen und stehen lassen (Job, Partner, Familie) und »abhauen«

Sepia D12

● Sie sind *leicht wütend, aggressiv und reizbar; können sehr empfindlich, depressiv, weinerlich und verzweifelt sein; Abneigung gegen und Schmerzen beim Geschlechtsverkehr;* die Brüste spannen; Akne, stechende Kopfschmerzen und übertriebener Sauberkeitsdrang vor der Periode; *manchmal befällt Sie das Gefühl, die Gebärmutter drängt nach unten, Sie wollen sich setzen und die Beine übereinanderschlagen; Ekel vor Fett, aber Verlangen nach Saurem,* Süßem oder Salzigem; häufig männlich wirkender Frauentyp mit kleinen Brüsten, starker Körperbehaarung, schönen Augen, dunklen Pigmentflecken.

< Verschlimmerung: durch Kälte, Nässe und bei Gewitter.
> Verbesserung: durch Wärme und Bettwärme, durch kräftige Bewegung (Tanzen/Sport).

Sie möchten allein sein und Ihre Ruhe haben

● *Sie sind leicht gereizt, empfindlich, introvertiert, depressiv verstimmt und sehr durstig;* Sie können recht nachtragend sein und wollen nicht vor anderen weinen; Sie neigen dazu, sich zurückzuziehen und über Vergangenes zu grübeln; *oft hämmernde, pulsierende Kopfschmerzen vor, während und nach der Periode; auch Migräne mit Sehstörungen;* Abneigung gegen Sex (Sepia Seite 114); oftmals brennende, trockene Scheide; die Kopfhaut ist leicht fettig; recht starke Körperbehaarung; Neigung zu Lippenbläschen (Herpes).
< Verschlimmerung: durch Sonne; am Meer; morgens gegen 10 Uhr.
> Verbesserung: an der frischen Luft; im Liegen, durch Waschungen mit kaltem Wasser.

Natrium muriaticum D12

Sie vertragen nichts Enges um Hals und Bauch, Verschlimmerung nach dem Schlaf

● *Sie haben das Bedürfnis, dauernd und schnell zu reden,* fühlen sich überreizt, sind streit- und eifersüchtig, könnten »aus der Haut fahren«; kurz *vor der Periode ist alles am schlimmsten:* klopfende Kopfschmerzen (manchmal mit Nasenbluten), starke Unterleibskrämpfe; die Beschwerden beginnen vielfach linksseitig und lassen mit Einsetzen der Periode deutlich nach.
< Verschlimmerung: durch Schlaf, Wärme, enge Kleidung, bei verspäteter oder unterdrückter Periode.
> Verbesserung: durch Bewegung, einsetzende Ausscheidungen (Schweiß, Blutungen), Reden.

Lachesis D12

Sie sind weinerlich und launisch, verlangen nach Trost und Zuspruch, möchten nicht allein sein

● Obwohl verfroren, fühlen Sie sich *in warmen stickigen Räumen äußerst unwohl* und haben ein starkes *Verlangen nach frischer Luft;* meist haben Sie wenig Durst; vor der Periode sind die Brüste hart und geschwollen, sie spannen und ziehen; Sie leiden unter Rücken- und Kopfschmerzen, Schwäche und Übelkeit; Sie sind ein meist sanfter, unentschlossener und nachgiebiger, sehr weiblicher Frauentyp; keine Periode gleicht der anderen (zu kurz, zu lang, zu schwach, zu stark, hell, dunkel …).
< Verschlimmerung: durch Hitze, stickige Räume, fettes Essen und Eis, beim Alleinsein, vor und während der Periode.

Pulsatilla D12

> Verbesserung: an der frischen Luft, durch Bewegung, Trost und Zuspruch.

Sie fühlen sich träge, abgearbeitet, voller Sorgen; schon leichte Anstrengung erschöpft und führt zum Schwitzen

Calcium carbonicum D12

● Die *Brüste sind schmerzhaft geschwollen, heiß und empfindlich;* sie schmerzen auch noch während der Periode, die oft zu früh, zu stark oder zu lange kommt; während der Periode erkälten Sie sich leicht; oft besteht *Heißhunger auf Eier oder Süßes; jede Anstrengung, etwa schon Treppensteigen, bringt Sie außer Atem und führt zu Schweißausbrüchen;* Sie leiden unter *Kopfschmerzen und krampfartigen Bauchschmerzen;* häufig bei Übergewicht.

Sie sind schnell gereizt und leicht verärgert

Nux vomica D12

● Sie sind überempfindlich gegen Gerüche und Geräusche, *leiden sehr unter Kälte und Luftzug;* oft haben Sie Rückenschmerzen, Schmerzen in den Brüsten und ein starkes Verlangen nach Sex; während der Periode treten *krampfartige Schmerzen* auf; oftmals auch Sodbrennen, Aufstoßen, Magen- und Kopfschmerzen; die Beschwerden sind besonders häufig bei hektischem Lebensstil, sitzender Lebensweise, bei Genuß- oder Arzneimittelmißbrauch, bei *gestreßten Großstadtfrauen oder Workaholics.*
< Verschlimmerung: morgens, durch Kälte und Luftzug, geistige Anstrengung, Licht und Lärm.
> Verbesserung: durch Wärme.

Schmerzhafte Periode

✚ Zum Frauenarzt
- **wenn die Beschwerden sehr stark sind, sich nach 3 Tagen nicht bessern oder sich gar verschlechtern**
- **bei ausbleibender, anhaltender oder sehr starker Periode, bei Zwischenblutungen**
- **wenn Sie schon länger nicht mehr beim Arzt waren**

Vor der Menstruation, bei ihrem Einsetzen und während der Blutung treten oftmals Unterleibsschmerzen auf, deren Schmerzspektrum von einem leichten Ziehen bis hin zu schwersten wehenartigen Schmerzen reicht. Manchmal strahlen die Schmerzen aus, beispielsweise in den Rücken oder in die Oberschenkel. Kopfschmerzen, Übelkeit, Erbrechen, Spannen der Brüste und Verspannungen im Schulter-Nacken-Bereich kommen bisweilen hinzu. Auch Kreislaufprobleme können auftreten: Die Betroffenen sind verfroren, leiden unter kalten Füßen, kaltem Schweiß und sind vor Schwäche nahezu ohnmächtig.

Ursachen

Bei Schmerzen vor der ersten Periode ist oft die Balance der beteiligten Hormone noch nicht eingespielt. Auch bei der Dysmenorrhö, nach dem Absetzen der Pille (die ja häufig mit Erfolg bei dieser Beschwerde verordnet wird) sowie in den Wechseljahren ist ein gestörtes Hormongleichgewicht für die Beschwerden verantwortlich. Meist verschwinden die Probleme nach dem ersten Kind. Andererseits können auch Zysten (mit Flüssigkeit gefüllte Hohlräume), Myome (gutartige Geschwülste) oder eine Endometriose (in den Beckenraum versprengte Gebärmutterschleimhaut) für Unterleibsschmerzen verantwortlich sein, die Sie aber nicht selbst behandeln dürfen. Sinnvoll ist daher eine gynäkologische Untersuchung, die diese Erkrankungen ausschließt. Selbst eine verrutschte Spirale kann zu den beschriebenen Beschwerden führen und muß dann neu gesetzt werden.

So finden Sie Ihr Mittel

Allgemein bewährt

- **Schmerzen hören mit dem Einsetzen der Blutung auf.** Vor der Periode treten *blitzartig kolikähnliche und krampfartige Schmerzen auf*, die *mit Einsetzen der Blutung wieder aufhören*; Sie krümmen sich vor Schmerzen; häufig begleitet von kalten Füßen.
  < Verschlimmerung: durch Verkühlung, Sorgen, Nässe, nachts.
  > Verbesserung: durch Wärme, leichten Druck (mit Händen oder Kissen), Zusammenkrümmen (Colocynthis Seite 118).

  Magnesium phosphoricum D12

- **Schmerzen am schlimmsten während der Periode.** Heftigste wehenartige Unterleibsschmerzen, die meist Stunden vorher beginnen, am schlimmsten aber *während der Periode* sind; *dabei oft Hitzewallungen und Schweiß*; die Schmerzen strahlen in den Oberbauch, in den Rücken oder in die Oberschenkel aus; Blähungen und saures Erbrechen sind dabei möglich; *vor*

  Chamomilla D12

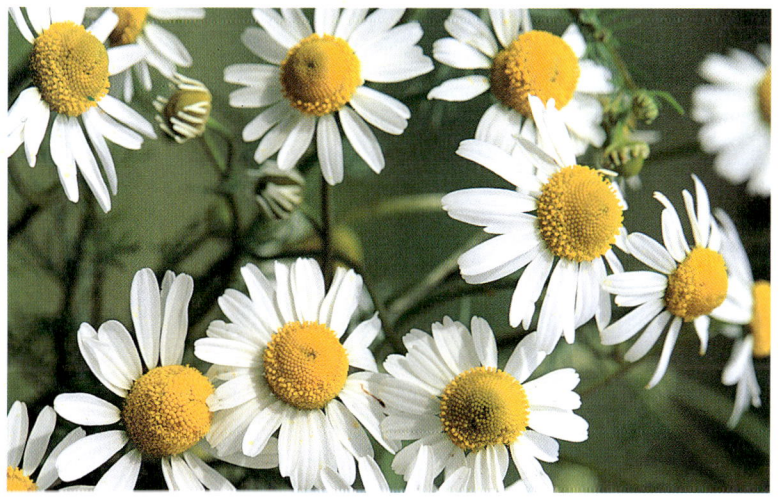

Die Kamille (Chamomilla) hilft bei wehenartigen Periodenschmerzen, ist aber auch ein wichtiges Kindermittel.

Schmerzen wissen Sie nicht mehr, was Sie wollen; Sie reagieren heftig und ungerecht, sind wütend, überreizt und überempfindlich; Sie trinken oft viel Kaffee; Ärger kann die Beschwerden auslösen (Colocynthis unten).

Colocynthis D6 ● **Schmerzen kommen und gehen in Wellen.** *Die Schmerzen beginnen mit der Periode, sind krampfartig, kommen und gehen in Wellen;* Sie krümmen sich vor Schmerzen, sind meist sehr ärgerlich und reizbar (Nux vomica Seite 119), regen sich schnell auf.
< Verschlimmerung: durch Ärger (Chamomilla Seite 117).
> Verbesserung: *fester Druck (mit der Faust)* gegen den Bauch, Wärmflasche.

Schmerzen vor und während der Periode

Coffea D12 ● **Überempfindlich gegen Geräusche und Gerüche, die Schmerzen sind unerträglich.** Nachts und nach Aufregung werden die Schmerzen am schlimmsten; *starke Blutungen mit dunklem, klumpigem Blut;* Sie sind unruhig, nervös, *wälzen sich hin und her;* Sie sind äußerst empfindlich gegen Geräusche und Gerüche, Kaffee vertragen Sie überhaupt nicht (Chamomilla Seite 117).
< Verschlimmerung: nachts; durch Kälte, Aufregung, Kaffee.
> Verbesserung: durch Wärme.

Belladonna D12 ● **Unterleib überempfindlich gegen Erschütterung und Druck.** Krampfartige Schmerzen vor und *pulsierende Schmerzen während* der Periode; *sich nach hinten zu überstrecken, lindert die plötzlich kommenden Schmerzen etwas;* Schweregefühl des Unterleibs; die Blutungen sind stark und »heiß«; roter, heißer Kopf und kalte Hände und Füße.
< Verschlimmerung: durch Erschütterung, Kälte, Druck (Gegensatz zu Magnesium phosphoricum Seite 117 und Colocynthis oben).

Pulsatilla D12 ● **Sie sind weinerlich, launisch, verlangen nach Trost und Zuspruch.** Vor der Periode schmerzen oftmals die Brüste; Druck- und Schweregefühl im Bauch; mit der Blutung treten starke, nach unten drängende Schmerzen auf. *Sie sind verfroren, aber stickige Wärme schwächt Sie bis zur Ohnmacht;* Übelkeit und Erbrechen; großes *Verlangen nach frischer Luft;* keine Periode gleicht der anderen (zu kurz, zu lang, zu früh, zu spät ...).
< Verschlimmerung: durch Ruhe, Wärme, beim Alleinsein.
> Verbesserung: durch Bewegung an der frischen Luft, bei Trost.

Cimicifuga D12 ● **Je stärker die Blutungen, desto stärker die Schmerzen.** Vor und während der Periode herabdrängende, ins Kreuz ausstrahlende und von Hüfte zu Hüfte ziehende Schmerzen; *auch Nackenschmerzen mit steifem, verspanntem Nacken und Rücken;* Sie fühlen sich »aus der Bahn geworfen«, verzweifelt, depressiv, verwirrt; *Sie reden viel, springen von einem Thema zum anderen;* oft Blässe mit dunklen Augenringen.

< Verschlimmerung: durch Kälte.

> Verbesserung: durch Wärme, die psychischen Beschwerden bessern sich beim Eintritt der Blutung.

- **Gestreßter Großstadtmensch oder Workaholic: leicht reizbar, cholerisch und ärgerlich.** Vor der Periode Rückenschmerzen; vor und während der Periode krampfartige Bauchschmerzen, die zum Zusammenkrümmen (Colocynthis Seite 118) zwingen; dabei oft auch Schmerzen im Darm; Stuhldrang; äußerst empfindlich gegen Kälte und Luftzug; oft hektischer Lebensstil; ein gestörter Wach- und Schlafrhythmus (Biorhythmus) bringt Sie aus dem Gleichgewicht; sitzende Lebensweise sowie Genuß- oder Arzneimittelmißbrauch; überempfindlich gegen Gerüche und Geräusche.

  > Verbesserung: durch Wärme.

  Nux vomica D12

- **Krampfartige Schmerzen mit kaltem Schweiß und Durchfall, nahende Ohnmacht.** Kolikartige Unterleibsschmerzen mit Durchfall (Viburnum opulus unten) und Kältegefühl; Schmerzen vor und während der Periode, die meist zu früh kommt und sehr stark ist. Die Betroffene ist blaß, eiskalt und muß eventuell erbrechen.

  > Verbesserung: im Liegen, durch Wärme.

  Veratrum album D6

Schmerzen nur vor der Blutung

- **Kolikartige Schmerzen ziehen vom Kreuz- oder Steißbein zum Becken.** Krampfartige Schmerzen vor einer schwachen Periode, die in den Oberschenkel ausstrahlen können; oftmals wäßriger Durchfall während der Periode (Veratrum album oben); häufig sind Sie reizbar und nervlich geschwächt.

  > Verbesserung: bei Bewegung und an der frischen Luft (Pulsatilla Seite 118).

  Viburnum opulus D6

Wechseljahre-Beschwerden

Die Wechseljahre, auch Klimakterium oder Menopause genannt, treten um das 50ste Lebensjahr auf. Die monatliche Periode beginnt auszubleiben. Die Abstände zwischen den Blutungen werden immer länger, die Blutungen immer schwächer, bis sie ganz aufhören. Bei den meisten Frauen geschieht dies reibungslos und ohne größere Beschwerden. Als Komplikationen können jedoch Hitzewallungen (Seite 150), Schweißausbrüche (Seite 159), Kreislaufprobleme (wie Schwäche und Herzklopfen), Kopfschmerzen (Seite 52), Migräne,

✚ Zum Arzt oder Heilpraktiker
- **bei starken Blutungen**
- **bei allen ungewöhnlichen Beschwerden**

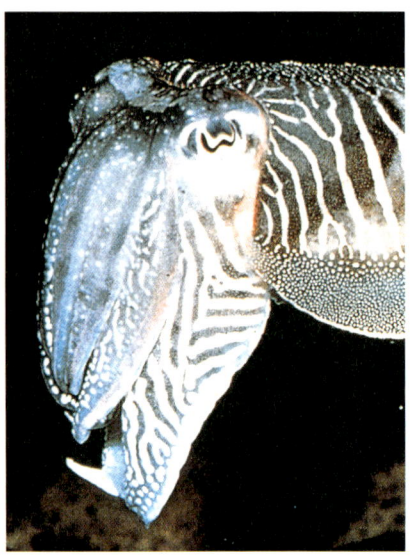

Sepia, das Heilmittel aus dem Tintenbeutel des Tintenfischs

Schlafstörungen (Seite 156) und eine Trockenheit der Scheide auftreten. Auch eine Osteoporose (Auflösung der Knochenstruktur) kann in dieser Zeit beginnen. Besonders häufig sind Stimmungsschwankungen, die von gesteigerter Reizbarkeit (Seite 154) bis zu depressiven Verstimmungen (Seite 156) reichen können. Die betroffenen Frauen fühlen sich dann zuweilen fix und fertig, müde und abgespannt.

Ursachen

Der Ursprung dieser Erscheinungen ist im »vorgezogenen Ruhestand« der Eierstöcke zu sehen, die ihre Arbeit langsam einstellen und mit der Produktion von Sexualhormonen nachlassen. Deren Schwankungen sind für die meisten körperlichen und psychischen Reaktionen während der Wechseljahre verantwortlich, bis sich der Körper auf die neue Situation einstellt. Streß und seelische Belastung tun in dieser Zeit nicht gut, zudem sind Frauen, die vorher unter dem Prämenstruellen Syndrom (Seite 114) zu leiden hatten, wesentlich anfälliger für klimakterische Beschwerden.
Die schulmedizinische Hormontherapie ersetzt die Hormone, die der Körper nicht mehr selbst produziert, worauf die meisten Beschwerden verschwinden. Wer das nicht will, dem ist mit der Homöopathie und einigen zusätzlichen Tips oft gut geholfen. Bei starken Unterleibsblutungen müssen Sie jedoch umgehend einen Arzt aufsuchen.

So finden Sie Ihr Mittel

Allgemein bewährt

Lachesis D12 ● **Sie vertragen nichts Enges um Hals und Bauch, nach dem Schlaf fühlen Sie sich besonders schlecht.** *Sie haben das Bedürfnis, dauernd und schnell zu reden*, fühlen sich überreizt, sind streitsüchtig und eifersüchtig; Sie könnten *»aus der Haut fahren«*; *Hitzewallungen und inneres Frieren wechseln sich häufig ab*; ist die Periode verspätet, sind alle Beschwerden schlimmer: klopfende Kopfschmerzen, starke Unterleibskrämpfe, Reizbarkeit; *alle diese Beschwerden lassen dann mit Einsetzen der Blutung deutlich nach*;
< Verschlimmerung: nach Schlaf (auch Mittagsschlaf), durch Wärme, Einengung, bei verspäteter oder unterdrückter Periode, auf der linken Seite.
> Verbesserung: durch Bewegung, einsetzende Ausscheidungen (Schweiß, Blutungen), Reden.

- Sie würden am liebsten alles liegen und stehen lassen (Job, Part- **Sepia D12**
ner, Familie) und »abhauen«. Sie sind schnell wütend, aggressiv
und reizbar, können andererseits sehr empfindlich, depressiv,
weinerlich und verzweifelt sein; *Abneigung gegen Sex und
Schmerzen beim Geschlechtsverkehr; oft besteht das Gefühl, die
Gebärmutter drängt nach unten; Bedürfnis sich zu setzen und
die Beine übereinanderzuschlagen;* die Periode kommt meist zu
spät und ist entweder zu stark oder zu schwach; es kommt zu
Hitzewallungen mit starken Schweißausbrüchen; Sie schwitzen
bei der kleinsten Anstrengung und fühlen sich total ausgelaugt;
Verlangen nach Saurem, Süßem oder Salzigem; meist männlicher
Frauentyp mit eher kleinem Busen, starker Körperbehaarung,
schönen Augen, dunklen Pigmentflecken.
< Verschlimmerung: durch Kälte und Nässe, vor und bei Gewit-
ter.
> Verbesserung: durch Wärme und Bettwärme, kräftige Bewe-
gung (Tanzen/ Sport).

- Sie möchten allein sein und Ihre Ruhe haben. *Schnell gereizte,* **Natrium**
empfindliche, introvertierte Frau mit depressiver Verstimmung; **muriaticum D12**
*oft bestehen hämmernde, pulsierende Kopfschmerzen vor,
während und nach der Periode, die meist schwach ausfällt; auch
Migräne mit Sehstörungen;* Abneigung gegen Sex, trockene,
brennende Scheide; Sie neigen dazu, sich zurückzuziehen und
über Vergangenes zu grübeln; Sie können recht nachtragend sein
und schlecht vor anderen weinen; Sie haben eine leicht fettige
Kopfhaut und neigen zu Lippenbläschen (Herpes); Sie sind recht
durstig; die Körperbehaarung ist oft recht stark.
< Verschlimmerung: durch Sonne, am Meer, morgens.
> Verbesserung: an der frischen Luft, im Liegen, durch Wa-
schungen mit kaltem Wasser.

Trockene Scheide, Schmerzen und Abneigung gegen Sex

- Allgemein trockene Schleimhäute, ärgerlicher reizbarer Typ. **Bryonia D12**
*Großer Durst auf kalte Getränke, die in gierigen Zügen getrun-
ken werden.*
- Allgemein trockene Schleimhäute, Sie würden gerne aus Kum- **Natrium muria-**
mer weinen. Abneigung gegen Sex. **ticum D12**
- Trockene Scheide mit Brennen, Jucken und Abneigung gegen **Sepia D12**
Sex. Gefühl, als ob der Unterleib nach außen drängt.
- Trockene Scheide mit Blähungen und aufgetriebenem Bauch. *Sie* **Lycopodium D12**
können keine Enge um den Bauch vertragen; oft auch übelrie-
chende Blähungen.
- Übersensible, berührungsempfindliche Vagina und daher **Staphysagria D12**
Schmerzen beim Sex.

Bewegungsapparat

Schiefhals, steifer Nacken und Nackenschmerzen

✚ **Zum Arzt oder Heilpraktiker**
• **nach Unfällen mit Schleudertrauma**
• **bei rheumatisch entzündlichen oder chronischen Beschwerden**

Leichte Beschwerden sind oft nur durch Muskelverspannungen verursacht, die zu Schulter- oder Kopfschmerzen (Spannungskopfschmerzen) führen können. Starke Probleme dagegen gehen häufig auf eine Fehlstellung von Halswirbeln zurück, die dann die freie Beweglichkeit des Kopfes einschränken. Die Einschränkung kann so gravierend sein, daß der Kopf gar nicht mehr gedreht werden kann. Bei starken Schmerzen, starker Bewegungseinschränkung und Taubheitsgefühlen in den Armen ist auch an einen Bandscheibenvorfall der Halswirbelsäule zu denken. In diesem Fall sofort zum Arzt. Auch Gleichgewichtsstörungen, Schwindel und Ohrensausen können die Folge von Fehlstellungen der Halswirbel sein.

Ursachen

Fehlhaltungen am Arbeitsplatz und nervliche Anspannung sind der häufigste Grund für die Verspannungen im Schulter-Nacken-Bereich. Bei Fehlstellungen der Wirbel kommen Unfälle, aber auch ungünstige Schlafstellungen als Ursache in Frage. Leichtere Verspannungen und Fehlstellungen lassen sich mit homöopathischen Mitteln ganz gut selbst behandeln.

So finden Sie Ihr Mittel

Plötzlicher steifer Nacken mit großen Schmerzen

Aconitum D12
● Akute Nackensteife; Sie können den Kopf nicht bewegen; *selbst die kleinste Bewegung bereitet unerträgliche Schmerzen; Wärmeanwendungen werden nicht vertragen; Sie sind innerlich unruhig, verspannt und ängstlich;* oft besteht großer Durst auf kaltes Wasser.

Verdrehen, Verrenkung, Überanstrengung

Rhus toxicodendron D12
● Anfängliche Bewegung schmerzt stark, weitere Bewegung bessert. Typisch: Steifheit am Morgen, im Laufe des Tages dann Besserung; *Folge von naßkaltem Wetter, falscher Schlafstellung, Verdrehen oder Überanstrengung;* verrenkte, zerschlagene, rheumatische Schmerzen mit Schwäche und Einschlafen der Arme. < Verschlimmerung: Kälte, Luftzug (Nux vomica Seite 123).

> Verbesserung: durch Wärme, warme Anwendungen, Massagen.

● **Beschwerden durch Überanstrengung der Augen nach Fein-,**   **Ruta D6**
Schreib- oder Computerarbeit. Schmerzen wie zerschlagen oder
überanstrengt.

< Verschlimmerung: im Liegen; durch feuchte Kälte.

● **Nackenschmerzen wie verrenkt oder verdreht.** Schmerzen strah-   **Lachnanthes D6**
len vom Nacken über den Hinterkopf (eventuell auch die Nase)
bis in die Finger aus; die Kopfhaut kann sehr empfindlich sein.
Bewährtes Mittel bei Schleudertrauma und Verrenkungen.

< Verschlimmerung: Drehen, Rückwärtsbeugen des Nackens.

Streß, Druck, Grippe und innere Anspannung

● **Dumpfe Kopfschmerzen, vom Nacken in den Hinterkopf aus-**   **Gelsemium D12**
strahlend; oft durch Leistungsdruck oder seelische Anspannung.
*Der Nacken fühlt sich steif, wie gelähmt an; Sie selbst fühlen
sich oft schwach, ausgelaugt und zittrig;* die Nackenschmerzen
können sich zur Migräne mit Sehstörungen steigern; auch
Schwindel oder Ohrensausen können auftreten.

< Verschlimmerung: durch Sonne, körperliche oder geistige Anstrengung; beim Bücken.

> Verbesserung: durch ein Kissen, warme Kompressen.

● **Luftzug, Streß und Termindruck.** *Sie sind äußerst empfindlich*   **Nux vomica D12**
gegen Kälte und Luftzug (Rhus toxicodendron Seite 122); oft
hektischer, stressiger Lebensstil; meist sitzende Lebensweise, Bewegungsmangel und Genuß- oder Arzneimittelmißbrauch; Sie
sind überempfindlich, leicht gereizt, ärgerlich und aufbrausend.

> Verbesserung: durch Wärme.

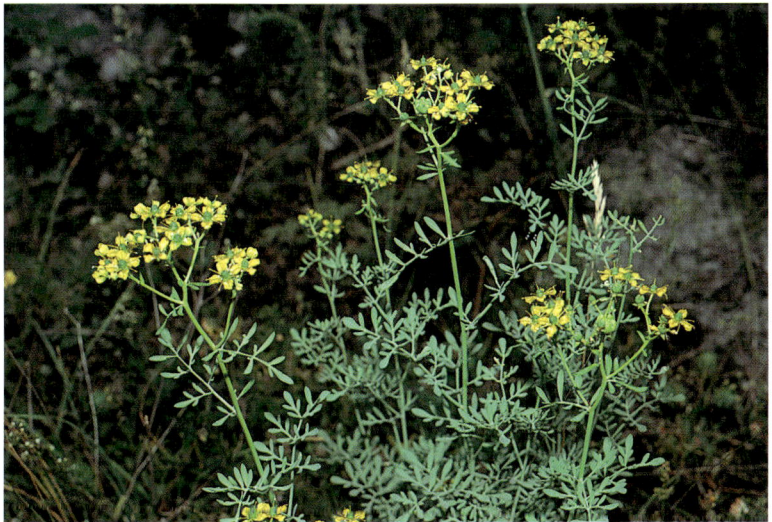

*Die Blätter der
Weinraute (Ruta)
werden schon vor
der Blüte ver-
arbeitet.*

Cimicifuga D12

● **Nackenschmerzen mit nervöser Ruhelosigkeit, depressiver Verstimmung und Kälteempfindlichkeit.** Die Halswirbel sind sehr druckempfindlich; die Schmerzen ziehen zum Kopf, am Rücken oder an den Armen entlang; Taubheit der Arme, wie wenn ein Nerv eingeklemmt wäre. Bewährtes Mittel bei Nackenschmerzen, Migräne, depressiver Verstimmung in den Wechseljahren. < Verschlimmerung: durch feuchte Kälte; vor und während der Periode.

Hexenschuß und Ischias

✚ Zum Arzt oder Heilpraktiker
• **bei sehr starken Beschwerden und Verdacht auf einen Bandscheibenvorfall**
• **bei Folgen eines Unfalls**
• **bei zusätzlichen Nieren- oder Unterleibsschmerzen**
• **bei Fieber über 39,5°C**
• **wenn stärkere Beschwerden nicht innerhalb von 48 Stunden besser werden**

Beim Hexenschuß (Lumbago) leidet man unter Steifheit und Schmerzen im unteren Teil der Wirbelsäule. Beim Ischias strahlen die Schmerzen zusätzlich in die hinteren oder seitlichen Bereiche des Beins aus. Sehr starke Schmerzen mit Taubheitsgefühlen und Lähmungserscheinungen in den Beinen oder gar im Schließmuskel von Darm oder Blase weisen auf einen Bandscheibenvorfall hin. Oft können Sie dann auch nicht mehr auf den Zehenspitzen oder den Fersen stehen. Rufen Sie in diesem Fall Ihren Arzt oder Heilpraktiker.

Ursachen

Eine häufige Ursache beim Hexenschuß ist, daß man sich »verhebt«. Hierbei werden die Muskeln und Bänder im Kreuz gezerrt, oder es kommt zu Wirbelfehlstellungen, wobei Bandscheiben oder Nerven (häufig der Ischiasnerv) eingeklemmt werden. Überanstrengung, Verkühlung, plötzliche ruckartige Bewegungen, Haltungs- und Bandscheibenschäden, aber auch akute oder chronische Infekte, der rheumatische Formenkreis und selbst Tumore sind mögliche Auslöser der Beschwerden.

So finden Sie Ihr Mittel

Aconitum D12

● **Akuter Hexenschuß oder Ischias.** Sie können sich nicht bewegen, selbst die kleinste Bewegung bereitet unerträgliche Schmerzen; die Schmerzen sind von Ameisenlaufen und Prickeln begleitet; Wärmeanwendungen werden nicht vertragen; Sie sind innerlich unruhig, verspannt und haben Angst, sich zu bewegen.

Belladonna D12

● **Akuter Ischias.** *Plötzlich kommende und gehende Schmerzen,* die brennen und auch klopfen können. < Verschlimmerung: *durch Erschütterung,* Kälte.

Erstes Mittel bei Überanstrengung und Zerrung

- **Schmerzen wie überanstrengt oder gezerrt.** Der Rücken fühlt sich zerschlagen an; Sie fühlen sich lahm und wund; die schmerzhafte Stelle ist sehr empfindlich, das Bett zu hart. Bewährtes Mittel bei Überanstrengung und Verrenkung (Rhus toxicodendron unten).

Arnica D12

Hexenschuß und/oder Ischias

- **Stechende, schießende Schmerzen bei der geringsten Bewegung, Wärme und warme Anwendungen werden nicht vertragen.** *Sie müssen sich absolut ruhig halten;* Folge von Kälte, Abkühlung und Ärger; Sie sind reizbar, ärgerlich und wollen Ihre Ruhe haben; oft besteht großer Durst auf Kaltes.
  > Verbesserung: durch Liegen auf der schmerzhaften Seite.

Bryonia D12

- **Andauernde Bewegung (anfangs schmerzhaft) und Wärme bessern.** Reißende Schmerzen mit taubem, lahmem, wie verrenktem Gefühl; auch Ameisenlaufen; Folge von *Verheben, Überanstrengung* (Arnica oben), *Nässe und Kälte;* Sie fühlen sich ruhelos.
  < Verschlimmerung: durch Ruhe, Kälte; beim Pressen zum Stuhlgang (Nux vomica unten).
  > Verbesserung: durch Wärmeanwendung und Massagen, durch Liegen auf einer harten Unterlage.

Rhus toxico-dendron D12

- **Die krampfartig reißenden Schmerzen werden schlimmer durch Bewegung und besser durch Wärme.** *Folge von Kälte und Zug; Sie müssen sich im Bett halb aufsetzen, um sich umdrehen zu können; Sie sind meist steif am Morgen,* haben oft ein Kribbeln oder taubes Gefühl im Kreuz oder in den Beinen; Sie sind äußerst empfindlich gegen Kälte und Luftzug; bisweilen schmerzt das Pressen zum Stuhlgang (Rhus toxicodendron oben); Ihr Lebensstil ist oft ungesund und stressig bei vorwiegend sitzender Lebensweise, Bewegungsmangel und Genuß- oder Arzneimittelmißbrauch; Sie haben ein überempfindliches Nervensystem, sind leicht reizbar, ärgerlich und auch cholerisch.
  > Verbesserung: durch Wärme.

Nux vomica D12

- **Taubheitsgefühl, Fuß- oder Wadenkrämpfe.** Sehr bewährtes Mittel bei Ischias und Lumbago.

Gnaphalium D3

Ischias

- **Sie müssen vor Schmerzen das Bein anziehen und abbiegen oder sich zusammenkrümmen.** Blitzartig einschießende Nervenschmerzen; ausgelöst durch Kälte, Zorn oder Ärger; Sie sind meist unruhig, sehr ärgerlich und reizbar (Nux vomica oben) und regen sich schnell auf.
  > Verbesserung: durch Wärme, Druck, Liegen auf der Schmerzseite (Bryonia Seite 125), anfangs bei leichter Bewegung.

Colocynthis D6

**Magnesium phos-
phoricum D12**

- Bei Kälte blitzartig einschießende, stechende und krampfartige **Ischiasschmerzen.** Die Schmerzen kommen und gehen plötzlich (Belladonna Seite 124); Sie haben oft Sorgen, sind nervlich »angeschlagen«, matt und erschöpft. Druck und Wärmeanwendung bessern (Arsenicum unten, Rhus toxicodendron Seite 125).

**Arsenicum
album D12**

- Brennende, reißende Schmerzen mit banger Unruhe, vorwiegend **nachts.** Sie wachen nach Mitternacht durch Schmerzen auf, die Sie hin und her treiben; Sie sind sehr kälteempfindlich und verlangen nach Wärme und warmen Getränken; Sie fühlen sich erschöpft und ausgelaugt.

  < Verschlimmerung: Kälte, Anstrengung; nach Mitternacht.

  > Verbesserung: durch warme Anwendungen.

Rheumatische Beschwerden

**✚ Zum Arzt oder
Heilpraktiker**
- **bei entzündli-
chem Rheuma**
- **bei Fieber über
39,5°C.**

*Die rotbeerige
Zaunrübe
(Bryonia)*

Unter diesen Oberbegriff fallen verschiedene schmerzhafte Erkrankungen von Rücken und Bewegungsapparat. Sind vorwiegend Muskeln, Bänder und Sehnen betroffen, spricht man von Weichteilrheuma. Beim entzündlichen Rheuma kommt es zu heißen, roten und stark schmerzenden Schwellungen in den Gelenken. Ist ein Gelenk entzündet, spricht man von Arthritis, bei mehreren entzündeten Gelenken von Polyarthritis. Bei der chronischen Gelenkerkrankung (Arthrose) verursachen Abnutzungserscheinungen, Kalkablagerungen und Veränderungen (Deformationen) der Knochen die Schmerzen und Bewegungseinschränkungen. Rheumatische Beschwerden sind häufig sehr wetterabhängig (Seite 163).

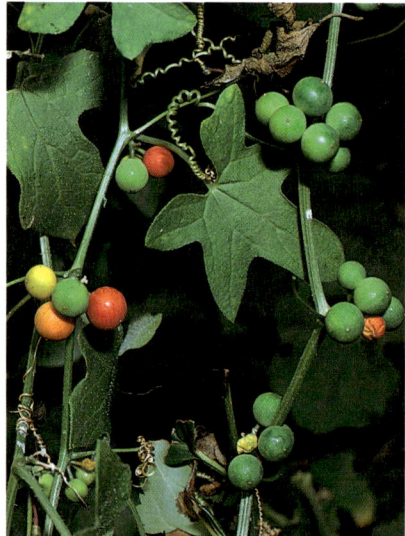

Ursachen

Das entzündliche Rheuma kann schon im Kindesalter auftreten und ist oft Folge eines verschleppten Infektes. Eitrige Mandelentzündungen sind hierbei gefürchtete Auslöser, die auch zu Herzfehlern führen können. Kälte, Überbelastung, Fehlhaltungen, Fehlernährung (Übergewicht!), Durchblutungs-, Stoffwechsel- oder Hormonstörungen können die Beschwerden auslösen und aufrechterhalten.

So finden Sie Ihr Mittel

Treten die Beschwerden deutlich in den Gelenken (Seite 127), im Rücken (Seite 124) oder im Nacken (Seite 122) auf, sollten Sie auch dort nachschlagen.

- **Beschwerden bessern sich durch leichte andauernde Bewegung, Wärme und Massagen.** Die Bewegung ist nur anfangs schmerzhaft; Sie haben ein Gefühl wie zerschlagen, verrenkt oder gequetscht; die Gelenke krachen. Bewährtes Mittel bei rheumatischen Beschwerden durch Überanstrengung und bei Beschwerden im Kiefergelenk.

  < Verschlimmerung: in der Ruhe; nachts; durch feuchte Kälte oder Wärme.

  Rhus toxicodendron D12

- **Die kleinste Bewegung ist äußerst schmerzhaft, nur absolute Ruhe hilft.** Die Schmerzen sind stechend, drückend oder schießend; *oft besteht großer Durst; Sie sind leicht gereizt, oftmals übel gelaunt, wollen Ihre Ruhe und am liebsten zu Hause sein.*

  < Verschlimmerung: durch Berührung und Wärme.

  Bryonia D12

- **Schmerzen wandern von einem Gelenk zum anderen.** Bewegung bessert die Schmerzen nur geringfügig (Rhus toxicodendron oben); *Sie sind oft launisch, auch weinerlich, von mildem Temperament; Sie haben Verlangen nach frischer Luft; fettes Essen wird schlecht vertragen.*

  < Verschlimmerung: beim Hängenlassen des schmerzhaften Gelenks; durch Wärme (Bryonia oben).

  > Verbesserung: durch kalte Auflagen, leichte Bewegung an der frischen Luft.

  Pulsatilla D12

- **Sehnen und Bänder erscheinen geschrumpft und zu kurz.** Die Gelenke sind steif, meist heiß und geschwollen; *bisweilen leiden Sie unter übelriechendem Schweiß; Sie essen gerne Äpfel.* Bewährtes Mittel bei Kniegelenksarthrose.

  < Verschlimmerung: durch Wärme, Bewegung und Druck.

  > Verbesserung: Ruhe (Bryonia oben), *kalte Anwendungen.*

  Guajacum D4

- **Stark reißende, bohrende Schmerzen in Hüftgelenk und Wirbelsäule.** Bewährtes Mittel bei Hüftgelenksarthrose und degenerativen Wirbelerkrankungen.

  < Verschlimmerung: Bewegung, nachts.

  > Verbesserung: durch Ruhe und Liegen.

  Harpagophythum D4

Gelenkbeschwerden

Gelenkentzündungen sind an den typischen Entzündungsmerkmalen (Schwellung, Rötung, Schmerzen und Wärmeempfindlichkeit) leicht zu erkennen. Sie müssen vor einer Selbstbehandlung in jedem Fall zuerst medizinisch abgeklärt werden. Verletzungen (Seite 48) oder rheumatische Beschwerden (Seite 126) der Gelenke finden Sie unter den angegebenen Seitenzahlen.

✚ Zum Arzt oder Heilpraktiker
- **bei Entzündungen im Gelenk**
- **bei anhaltenden oder besonders starken Beschwerden**
- **wenn Beschwerden nicht innerhalb von 48 Stunden besser werden**

Ursachen

Die meisten Gelenkbeschwerden gehören zu den rheumatischen Erkrankungen, sie können aber auch durch Sehnenscheiden- und Schleimbeutelentzündungen entstehen. Bei den leichteren Beschwerden ist die häufigste Ursache eine Überbelastung einzelner Gelenke, etwa durch Tennisspielen, Schreiben, Fein- und Computerarbeit oder durch andere einseitige Bewegungsabläufe und Belastungen. Verletzungen durch Stoß, Fall oder Schlag können ebenfalls die Beschwerden auslösen. Nächtliche Knochenschmerzen bei Kindern und Jugendlichen deuten auf Wachstumsschübe hin. Alle länger anhaltenden oder chronisch entzündlichen Gelenkerkrankungen entziehen sich der Selbstbehandlung.

So finden Sie Ihr Mittel

Entzündung mit Rötung und Schwellung: Gelenk-, Schleimbeutel- und Sehnenscheidenentzündung

Apis D12
- **Starke blaßrote Schwellung mit stechenden Schmerzen.** *Wie nach einem Bienenstich;* heiße, glänzende und gespannte Haut; sehr druckempfindlich; plötzlich auftretend.
  < Verschlimmerung: durch Wärme, Druck (Belladonna unten).
  > Verbesserung: durch Kälte und kühle Umschläge.

Belladonna D12
- **Heiße, stark rote Schwellung mit pochenden, klopfenden Schmerzen.** Sehr berührungsempfindlich (Arnica unten); die Schmerzen kommen (und gehen) oft plötzlich.
  < Verschlimmerung: durch Druck (Apis oben), Erschütterung, Kälte.

Bryonia D12
- **Die kleinste Bewegung ist äußerst schmerzhaft, nur absolute Ruhe hilft, Berührung und Wärme verschlechtern.** Die Schmerzen sind stechend, drückend, schießend oder auch reibend (wie bei Sehnenscheidenentzündung); die Haut kann geschwollen und leicht gerötet sein (Apis oben); oft besteht großer Durst; Sie sind leicht gereizt, übel gelaunt und wollen Ihre Ruhe.

Sie fühlen sich überanstrengt, zerschlagen, verrenkt

Arnica D12
- **Erstes Mittel nach Überanstrengung, Zerrung, Verletzung.** *Die schmerzhafte Stelle ist sehr berührungsempfindlich* (Belladonna oben); das Bett erscheint zuweilen zu hart, Sie müssen sich bewegen.

< Verschlimmerung: durch Anstrengung, stärkere Bewegung, Kälte.

> Verbesserung: durch Ruhe und Wärme.

- **Obwohl anfangs schmerzhaft, bessern sich die Beschwerden durch leichte andauernde Bewegung, durch Wärme und Massagen.** Sie fühlen sich anfangs steif, wie gelähmt, zerschlagen, verrenkt oder gequetscht; die Gelenke krachen. Bewährtes Mittel bei Folgen von Überanstrengung, Verrenkung, Nässe und Kälte. < Verschlimmerung: in der Ruhe; durch feuchte Kälte.
  > Verbesserung: durch Wärme und Massagen.

  **Rhus toxico-
  dendron D12**

- **Reizung von Sehnen, Bändern und Knochenhaut.** *Oft Folge von Überanstrengung; Schwäche der Gelenke: sie geben plötzlich nach, sind wie gelähmt.* Bewährtes Mittel bei Sehnenschmerzen (wie Achillessehne), Sehnenzerrung (wie Tennisarm) und Sehnenscheidenentzündung (auch Überbein).
  < Verschlimmerung: durch feuchte Kälte.

  Ruta D6

Beschwerden im Schulter- oder Hüftgelenk

- **Vorwiegend rechts.** Die Beschwerden werden stärker durch Bewegung, Kälte und Zugluft; Sie können den Arm oder das Bein nicht hochheben.

  Sanguinaria D12

- **Vorwiegend links.** Die Beschwerden werden stärker in der Ruhe und nachts; leichte Bewegung erleichtert; Sie stehen daher nachts auf, um sich zu bewegen (Rhus toxicodendron oben).

  **Ferrum
  metallicum D12**

Knochenschmerzen in der Wachstumsphase

- **Nächtliche Knochenschmerzen.** Bei Kindern und Jugendlichen; Wärme und Bewegung bessern die Beschwerden (Rhus toxicodendron oben).

  **Calcium
  phosphoricum D6**

Muskelkrämpfe

- **Überbeanspruchung durch immer gleiche Bewegungen.** Häufig durch Schreiben, Haareschneiden, Musikinstrumente und Werkzeuge; Krampf mit blitzartig einschießenden neuralgischen Schmerzen; auch bei Wadenkrämpfen.
  < Verschlimmerung: durch Kälte.
  > Verbesserung: durch Wärme.

  **Magnesium phos-
  phoricum D12**

- **Plötzliche Muskelkrämpfe in den Beinen (vor allem Waden).** Vor allem nachts auftretend.

  **Cuprum
  metallicum D12**

Hautprobleme

Akne und Furunkel

✚ **Zum Arzt oder Heilpraktiker**
• **bei starken Entzündungen und Eiterungen**
• **wenn die Akne oder das Furunkel nicht besser werden**

Fettige Haut, verstärkte Talgdrüsenproduktion, Mitesser, Pusteln und Eiterpickel kennzeichnen das Bild. Die Akne tritt vorwiegend in den Jugendjahren auf. Das Furunkel ist eine große eitergefüllte Beule.

Ursachen

Die häufigsten Gründe sind Hormonschwankungen während der Pubertät, Störungen im monatlichen Zyklus, eine Verdauungs- oder Abwehrschwäche sowie allergische Reaktionen auf Kosmetika.

So finden Sie Ihr Mittel

Furunkel

- Vereinzelter Furunkel. (Belladonna unten, Hepar sulfuris Seite 131, Silicea Seite 131)
- Immer wiederkehrende Furunkel. (Sulfur unten)

Allgemein bei Akne im Gesicht, auf Schulter, Brust und Rücken

Juglans regia D3
- Wenn keines der nachstehenden Mittel so recht paßt oder hilft.

Beginnende Entzündung mit roter, heißer und geschwollener Haut

Belladonna D12
- Stechende oder klopfende Schmerzen; sehr berührungsempfindlich. Bewährt bei Pickeln oder Furunkeln vor dem Eitern.

Allgemeinbefinden schlechter durch Wärme

Sulfur D12

Kristalle von Schwefel (Sulfur)

- Viele Pickel und Mitesser, wiederkehrende Furunkel. Trockene, unreine, juckende Haut; (Bett-)Wärme und Waschen werden nicht vertragen. Bewährtes Mittel bei Jugendlichen mit »unreinem Pickelgesicht«, bei lange bestehender therapieresistenter Akne und immer wiederkehrenden Furunkeln. Vorsicht: Sulfur löst häufig Erstreaktionen aus (Seite 22), deshalb einschleichende Dosierung (Kasten).

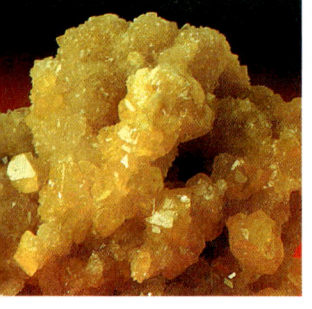

Einschleichende Dosierung

Sie beginnen mit 1mal täglich 1 Globulus. Jeden Tag nehmen Sie dann 1 Globulus mehr, bis die Normaldosierung (2mal täglich 5 Globuli) erreicht ist.

- **Große eitrige Pickel mit dunkelrotem Rand.** Ähnliche Symptome wie bei Sulfur, doch die Pickel sind größer; trotz guten Appetits nehmen Sie nicht zu; Sie sind eher lebhaft und nervös. Bewährtes Mittel bei Jugendlichen. — **Sulfur jodatum D12**

- **Dunkle, bräunliche, harte Pickel.** Sie sind ein leicht nervöser Typ; *auffallend sind die unruhigen Hände.*
  < Verschlimmerung: bei Frauen während der Periode. — **Kalium bromatum D12**

- **Akne wird schlechter durch fettes Essen und Schweinefleisch.** Sie sind ein launischer, eher milder und zu Tränen neigender Typ; Sie frieren leicht und haben Verlangen nach Bewegung an frischer Luft; stickige Wärme vertragen Sie schlecht.
  < Verschlimmerung: bei Frauen um die Periode herum, vor allem wenn die Menses ausbleibt oder verspätet ist. — **Pulsatilla D12**

- **Allgemein fettige, ölige Haut und Akne.** Viele kleine, zum Jucken neigende Pickel und Mitesser auf öliger Haut.
  < Verschlimmerung: im Sommer; in der Wärme; bei Frauen während der Periode. — **Selenium D12**

- **Fettige, ölige Haut nur in Stirn- und Augenregion.** Vorwiegend am Haaransatz und auf den Augenlidern; sonst ist die Haut eher trocken; Sie sind ein introvertierter Mensch, der erlittenes Unrecht nur schwer verzeihen kann.
  < Verschlimmerung: am Meer und in der Sonne. — **Natrium muriaticum D12**

Allgemeinbefinden schlechter durch Kälte

- **Sehr berührungsempfindliche, eitrige Pickel oder Furunkel.** Pickel oder Furunkel verursachen stechende Schmerzen; die Haut juckt und heilt schlecht, auch kleinste Wunden eitern rasch (Silicea unten); Sie sind sehr kälteempfindlich. Häufig bei Jugendlichen mit vielen Pickeln im Gesicht und auf dem Rücken. — **Hepar sulfuris D12**

- **Unreine Haut durch Kosmetika oder Arznei- und Genußmittel.** Die Pickel sind an der Stirn am schlimmsten; Sie haben einen ungesunden Lebensstil (Alkohol, Drogen, Nikotin), leiden unter Verstopfung (nehmen Abführmittel) und sind leicht gereizt. — **Nux vomica D6**

- **Eiterpickel oder Furunkel bilden sich nur langsam, Sie frieren immer.** Die Haut ist unrein und neigt zu Eiterungen (Hepar sulfuris oben); Pickel oder Furunkel hinterlassen Narben; häufig auch Haar- und Nagelstörungen; Hände und Füße sind immer kalt und häufig auch feucht. Besser durch Wärme. — **Silicea D12**

Hautausschläge

Hautausschläge können trocken sein, so trocken, daß die Haut rissig wird und aufspringt. Oder es kommt zur Bildung von Blasen oder

✚ Zum Arzt oder Heilpraktiker
• bei stark allergischen Reaktionen (Notarzt)
• bei Fieber und Verdacht auf Infektionskrankheiten
• bei eitrigen Hautausschlägen
• wenn sich Hautausschläge ausbreiten, stark entzündet sind, stark schmerzen oder unerträglich jucken.

Bläschen, wie bei der Nesselsucht oder der Sonnenallergie. Andere Hautausschläge können nässen und (bei der Ansiedlung von Bakterien) eitern. Die meisten Hautausschläge jucken und brennen. Der Juckreiz kann so stark sein, daß man sich blutig kratzt. Hautausschläge mit Fieber deuten meist auf Infektionskrankheiten wie Masern, Windpocken oder Scharlach hin.

Die Zunahme an Neurodermitiserkrankungen ist besorgniserregend. Sie beginnen im Säuglingsalter oftmals mit Milchschorf. Die eigentliche Erkrankung mit quälendem, vor allem nächtlichem Juckreiz bricht meist in der frühen Kindheit aus. Neben dem Ekzem kommt es häufig zu Heuschnupfen und bronchialem Asthma. Die Schuppenflechte (Psoriasis) hingegen tritt gewöhnlich erst im Erwachsenenalter auf. Die Verhornung der Haut ist hierbei beschleunigt, und in den entzündeten und geröteten Hautarealen kommt es zu starker Schuppenbildung. Alkohol kann die Psoriasis drastisch verschlechtern.

Ursachen

Hautausschläge können durch Bakterien (wie beim eitrig nässenden Ekzem), Viren (wie beim Herpes), Pilze (wie bei Windeldermatitis, Hautpilz) oder Parasiten (Läuse, Milben) hervorgerufen werden. Immer häufiger kommen allergische Hautreaktionen vor. Bei starken allergischen Reaktionen mit Atemnot und Kreislaufversagen ist sofort der Notarzt zu rufen. Die Neurodermitis ist ein endogenes, von innen kommendes Ekzem. Eine rein äußerliche Salbenbehandlung kann schon deshalb in aller Regel nicht zufriedenstellend wirken. Der Gebrauch von Kortison sollte dabei nur für wirkliche Krisen reserviert bleiben. Stoffwechselstörungen, Allergien und die Erbanlagen dürften für die Neurodermitis verantwortlich sein. Dies gilt übrigens auch für die Psoriasis. Auch psychische Faktoren können eine Rolle spielen. Jeder, der schnell errötet, weiß, wie rasch die Haut auf eine unausgeglichene Psyche reagiert.

In der Homöopathie wird ein Ekzem als sichtbares Resultat einer inneren Störung gesehen. Wenn diese behoben werden kann, verschwindet auch die Erscheinung auf der Haut. Es ist leicht einzusehen, daß es eine Weile dauert, bis sich Hauterkrankungen auf diese Weise bessern. Dafür hat die Besserung aber meist anhaltende Wirkung! Grundsätzlich empfiehlt sich bei Hauterkrankungen eine homöopathische Konstitutionsbehandlung (Seite 21). Einige Mittel haben sich aber bei bestimmten Beschwerden auch zur Selbstbehandlung bewährt.

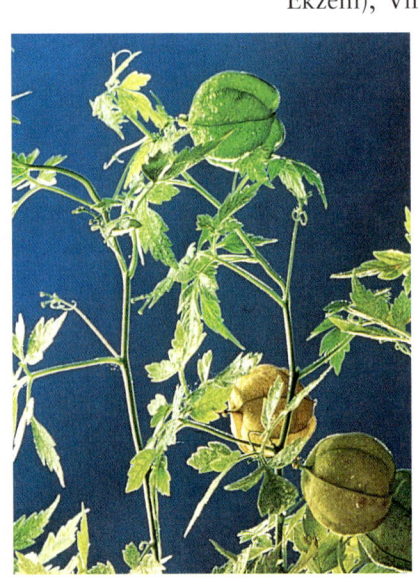

Der in den Tropen beheimatete Herzsame (Cardiospermum) ist bei Hautausschlägen besonders bewährt.

So finden Sie Ihr Mittel

Allgemein bewährt

- Allergische und entzündliche Hauterkrankungen mit starkem Hautjucken. Ekzeme und Nesselsucht; Hautausschläge durch Arznei- und Waschmittel. — **Cardiospermum D2, auch als Salbe**

- Milchschorf und juckendes Ekzem im Kopfbereich. Vor allem im Gesicht und an den Ohren; anfangs nässend, später trocken. — **Viola tricolor D2**

Akuter Ausschlag mit Rötung und Schmerzen

- Stechende, brennend heiße Schwellung oder Bläschen, besser durch kalte Auflagen. Meist *blaßrot mit gespannter, glänzender Haut*; sehr berührungsempfindlich; der Ausschlag kommt meist plötzlich. Bewährt bei allergischen Hautausschlägen, Nesselsucht. < Verschlimmerung: durch Wärme und Druck. — **Apis D12**

- Plötzlich auftretende heiße, tomatenrote und schmerzhaft klopfende Entzündung der Haut. Kalte Auflagen werden nicht gut vertragen; die Haut ist sehr berührungsempfindlich und brennt. Bewährtes Mittel bei Sonnenbrand, akutem Ekzem, Abszeß, Furunkel, Scharlach. Schlimmer durch Kälte, Hitze und Sonne. — **Belladonna D12**

Ausschlag/Ekzem ist vorwiegend trocken

- Schuppiger, rauher, trockener und brennender Hautausschlag mit starkem Juckreiz. *Kratzen lindert den Juckreiz für den Moment, wird aber von starkem Brennen abgelöst; Sie kratzen sich häufig blutig; die Füße sind nachts oft so heiß, daß Sie sie aus dem Bett rausstrecken; Sie haben unreine Haut und starkes Verlangen nach Süßem.* Bewährtes Mittel bei trockenen Ekzemen, bei Neurodermitis und Psoriasis; Vorsicht: Sulfur verursacht häufig Erstreaktionen – einschleichende Dosierung (Seite 130). < Verschlimmerung: durch Wärme *(vor allem Bettwärme)*, *Wolle; nach dem Baden oder Waschen.* — **Sulfur D12 Einschleichende Dosierung**

Ausschlag/Ekzem vorwiegend trocken, aber auch mit Bläschen

- Stark brennender und juckender Hautausschlag, Besserung durch Wärme. Der Ausschlag ist meist trocken, es können aber auch eitrige, brennende Bläschen auftreten; *Sie sind rastlos, erschöpft, unruhig, ängstlich und sehr kälteempfindlich; Sie haben brennenden Durst auf Warmes.* Bewährtes Mittel bei chronischen trockenen und schuppigen Hautausschlägen; bei Nesselsucht nach Meeresfrüchten. Schlimmer nachts, vor allem zwischen 1 und 3 Uhr, durch Kratzen und Kälte. — **Arsenicum album D12**

- Gelbbraune Verfärbung der Haut und ringförmige Hautflechten. *Schmerzender, juckender, rissiger Hautausschlag, vorwiegend an* — **Sepia D12**

Händen und Fingern. Die Haut hat tiefe Risse; auch feuchter Bläschenausschlag in den Gelenkbeugen (vor allem Kniekehlen); Kratzen lindert nicht. Bewährtes Mittel bei Ekzem an den Händen und Gelenkbeugen, bei Pilzerkrankungen und Psoriasis.

< Verschlimmerung: durch Kälte, im Winter; in der Bettwärme.

Ausschlag/Ekzem vorwiegend mit Bläschen, aber auch trocken

Natrium muriaticum D12
● **Bläschenausschlag; fettiger Hautausschlag an Haaransatz, Stirn und Nacken; trockener Hautausschlag in den Gelenkbeugen.** Trockene rissige Mundwinkel und Lippen. Bewährtes Mittel bei Herpesinfektionen, Fieberbläschen, Sonnenallergie.

< Verschlimmerung: in der Sonne; im Sommer; durch Wärme; beim Schwitzen.

> Verbesserung: durch kalte Abwaschungen; am Meer.

Rhus toxico-dendron D12
● **Roter, entzündeter, brennender und juckender Hautausschlag; Bläschen mit rotem Rand.** *Die Haut erscheint im akuten Zustand geschwollen und wird später häufig schuppig; der Hautausschlag kann nässen, das Sekret ist dünnflüssig und verursacht Juckreiz;* Kratzen bessert nicht; Sie sind häufig unruhig, rastlos und müssen in Bewegung sein. Bewährt bei Nesselsucht, Herpes, Fieberbläschen, Windpocken, beginnender Gürtelrose.

< Verschlimmerung: durch kalte Luft, kaltes Wasser, Berührung; nachts; in der Ruhe.

Nässender oder trockener, rissiger Hautausschlag

Graphites D12
● **Leicht blutend oder mit Absonderungen, die entweder dick und honiggelb oder übelriechend und scharf sind.** *Der Ausschlag tritt überwiegend an der Kopfhaut, hinter den Ohren, in den Gelenkbeugen (auch Achsel und Scham), an Mund und Augenwinkel oder in Hautfalten (wie zwischen den Zehen) auf;* starker Juckreiz, wobei Kratzen oft zur Krustenbildung führt; Sie neigen zu Übergewicht. Bewährtes Mittel bei Milchschorf, bei Neurodermitis, bei Ekzemen an den Lidern, hinter den Ohren, im Anal- und Genitalbereich. Besser durch Wärme.

< Verschlimmerung: durch Wärme (vor allem Bettwärme), Waschen und Berührung; im Frühjahr.

Vorwiegend nässende, eitrige Hauterkrankungen

Mercurius solubilis D12
● **Feuchter, entzündeter und eitriger Hautausschlag mit starkem Jucken und Brennen.** Große Neigung zum Schwitzen, vor allem nachts; starker Speichelfluß; Wärme und Kälte werden nicht vertragen; oft unangenehmer Mundgeruch.

< Verschlimmerung: nachts; durch Wärme (vor allem Bettwärme) und Schwitzen.

Fieberhafte Erkrankungen

Das folgende Mittel kann allein oder zusätzlich zu anderen Homöopathika gegeben werden.

- Stärkt die körperliche Abwehr und das Immunsystem. *Scheint antibakteriell zu wirken;* verbessert Ihre Widerstandskraft. Nehmen Sie Echinacea jedoch nicht länger als 6 Wochen hintereinander. Auch wenn Sie schon Fieber (über 38,5 °C) haben und Ihre Abwehr somit auf vollen Touren läuft, sollten Sie Echinacea absetzen.

Echinacea D1

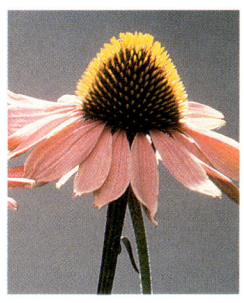

Die schmalblättrige Kegelblume (Echinacea)

Fiebriger Infekt, Erkältung und Grippe

Die normale Körpertemperatur liegt, rektal gemessen, zwischen 36,5 und 37,5 °C (Grad Celsius). Bis 38,5 °C spricht man von einem leichten, bis 39,5 °C von einem normalen und darüber von einem hohem Fieber. Bei sehr hoher Temperatur (über 40,5 °C) sollten Sie einen Arzt verständigen. Anfangs kommt es oft zu Frösteln oder Schüttelfrost. Bei Virusinfekten (wie dem grippalen Infekt) sind zudem meist Kopf- und Gliederschmerzen vorhanden. Weitere Symptome, wie Husten, Bauch-, Ohr- oder Halsschmerzen, können hinzutreten, fehlen aber oftmals zu Beginn. Bei Ohrenschmerzen, Nackensteife, starken Kopfschmerzen, Brustschmerzen, Atembeschwerden, Herzschmerzen, Herzrasen, Krampfneigung und sehr schlechtem Allgemeinbefinden müssen Sie unverzüglich den Arzt verständigen.

✚ Zum Arzt oder Heilpraktiker
- **bei Fieber über 39,5°C**
- **bei anhaltendem Fieber (länger als 3 Tage)**
- **bei starken körperlichen Beschwerden**

Ursachen

Viren sind die Auslöser beim einfachen grippalen Infekt und bei der Influenza (Virusgrippe), einer schwer verlaufenden Virusinfektion. Aber auch bakterielle Entzündungen, wie eine Angina oder eine Mittelohrentzündung, können zu Fieber führen. Die erhöhte Körpertemperatur ist eine meist sinnvolle Abwehrreaktion unseres Körpers (Seite 14). Daher sollten konventionelle fiebersenkende Methoden (wie Wadenwickel, Paracetamol) erst bei Temperaturen über 39,5 °C angewendet werden. Bei schlechtem Allgemeinbefinden, Herz-Kreislauf-Problemen und Kindern, die zu Fieberkrämpfen neigen, muß das Fieber früh gesenkt werden, um Komplikationen zu vermeiden.

So finden Sie Ihr Mittel

Plötzlicher und heftiger Beginn der Beschwerden, eventuell mit rasch ansteigendem hohem Fieber

Aconitum D12
- **Ohne Schweiß.** Die Beschwerden sind *Folge von trockenem, kaltem Wind* oder Zug; *großer Durst auf kaltes Wasser;* anfänglich oftmals Frostschauer; Sie sind *unruhig, werfen sich hin und her* und sind *ängstlich.* Wenn frühzeitig beim ersten Frösteln gegeben, kann Aconitum den Ausbruch eines Infekts oft verhindern (Nux vomica Seite 137).
  < Verschlimmerung: abends und nachts.
  > Verbesserung: beim Schwitzen.

Belladonna D12
- **Mit Schweiß.** Die Beschwerden sind *Folge von feuchtkaltem Wetter oder nassen Haaren; glühend rotes Gesicht; heißer schweißiger Kopf* und Körper, aber kalte Hände und Füße; der Körper dampft, Sie wollen aber nicht aufgedeckt sein; bisweilen *erweiterte Pupillen;* oft *klopfende oder pochende Empfindungen* und Schmerzen (Eupatorium perfoliatum Seite 137); trockener Mund *mit wenig Durst während des Fiebers;* Sie sind *äußerst empfindlich auf Druck, Erschütterung, Licht und Geräusche;* Schwitzen erleichtert nicht; Sie sind anfangs reizbar, dann benommen und haben Fieberträume.
  < Verschlimmerung: am Nachmittag und abends.

Langsam sich entwickelndes Fieber

Ferrum phosphoricum D6
- **In frühen Stadien des Infektes.** *Das Gesicht ist abwechselnd gerötet und blaß; Neigung zum Nasenbluten.* Bewährtes Fiebermittel bei Kindern und bei zur Blutarmut (Anämie) neigenden Menschen, die schnell erröten.

Gelsemium D12
- **Sie fühlen sich schlapp, müde, benommen und zittrig.** Folge von feuchtem, mildem Wetter oder *nach Streß, Prüfungen und Examen; vor Müdigkeit können die Augen fast nicht aufgehalten werden; anfangs laufen oft Frostschauer über den Rücken;* meist wunde *Halsschmerzen,* dazu kommen *Kopfschmerzen im Nacken und Hinterkopf,* die hoch bis zu den Augen ziehen können; bei Fieber ist das Gesicht verschwitzt, dunkel gerötet und etwas gedunsen; *während des Fiebers besteht kein Durst.* Bewährtes Mittel bei Sommergrippe.

Bryonia D12
- **Sie sind schnell gereizt, wollen allein sein, Ihre Ruhe haben, zu Hause sein.** *Großer Durst auf kaltes Wasser; häufig trockener Mund mit rissigen Lippen; zunehmend müde und gereizt;* Kopf-

schmerzen, die sich bei festem Daumendruck auf die Stirn etwas bessern; oftmals begleitet von Verstopfung; Sie frieren leicht am frühen Abend; nachts kommt es zu Fieber; es folgen meist säuerlich riechende, klebrige Schweißausbrüche, die aber erleichtern; später kann ein trockener, schmerzhafter Husten hinzukommen.
< Verschlimmerung: durch Bewegung.
> Verbesserung: durch Ruhe, an der frischen Luft.

Deutliche Gliederschmerzen

- **Sie fühlen sich wie zerschlagen.** Sie haben heftige Kopf- und Gliederschmerzen; *das Fieber ist oft morgens am höchsten; ausgeprägte Übelkeit mit Erbrechen kann auftreten;* das Gesicht ist oft rot und heiß; die Kopfschmerzen sitzen hinter den Augen und sind pochend oder berstend (Belladonna Seite 136); der Husten kann schmerzhaft sein (Bryonia Seite 136).

  Eupatorium perfoliatum D12

- **Ruhelosigkeit, ständiger Drang zu Bewegung und Lageveränderung, Einschlafprobleme.** Häufig ist der Infekt Folge einer Durchnässung oder Verkühlung; anfangs Schüttelfrost, dann Fieber mit Benommenheit; Sie fühlen sich steif, wie »eingerostet«, schwitzen oftmals recht stark; oft treten an der Lippe *Fieberbläschen* auf (Natrium muriaticum Seite 134), die auch blutgefüllt sein können; die Zunge hat eine deutlich rote Spitze und einen braunen, trockenen Belag.
  > Verbesserung: durch leichte Bewegung.

  Rhus toxicodendron D12

Starkes Frieren

- **Auf Schüttelfrost und inneres Frieren folgt brennende Hitze.** Die Beschwerden sind *oft Folge von feuchter Kälte;* Sie sind *blaß, unruhig, ruhelos und ängstlich;* Sie fühlen sich *extrem schwach* und kraftlos, haben großes Verlangen nach Wärme; *brennender Durst auf warme Getränke;* brennende Schmerzen (etwa im Hals) werden durch Wärme gelindert.
  < Verschlechterung: nachts, vor allem nach Mitternacht: die brennende Hitze, die Unruhe (Rhus toxicodendron oben) und die Angst (Aconitum Seite 136).

  Arsenicum album D12

- **Frösteln und Schaudern, beim Aufdecken Zittern vor Kälte.** Sie sind *äußerst empfindlich auf kalten Luftzug,* daher sind die Beschwerden meist die Folgen von Kälte und Zug; *Sie werden einfach nicht warm, selbst bei hohem Fieber wollen Sie warm eingepackt sein und eine Wärmflasche;* Sie sind äußerst reizbar und werden leicht wütend; oft bei gestreßten Großstadtmenschen mit vorwiegend sitzender Lebensweise, Bewegungsmangel und überreiztem Nervensystem. Bewährtes Mittel bei einer beginnenden Erkältung (Aconitum Seite 136).

  Nux vomica D12

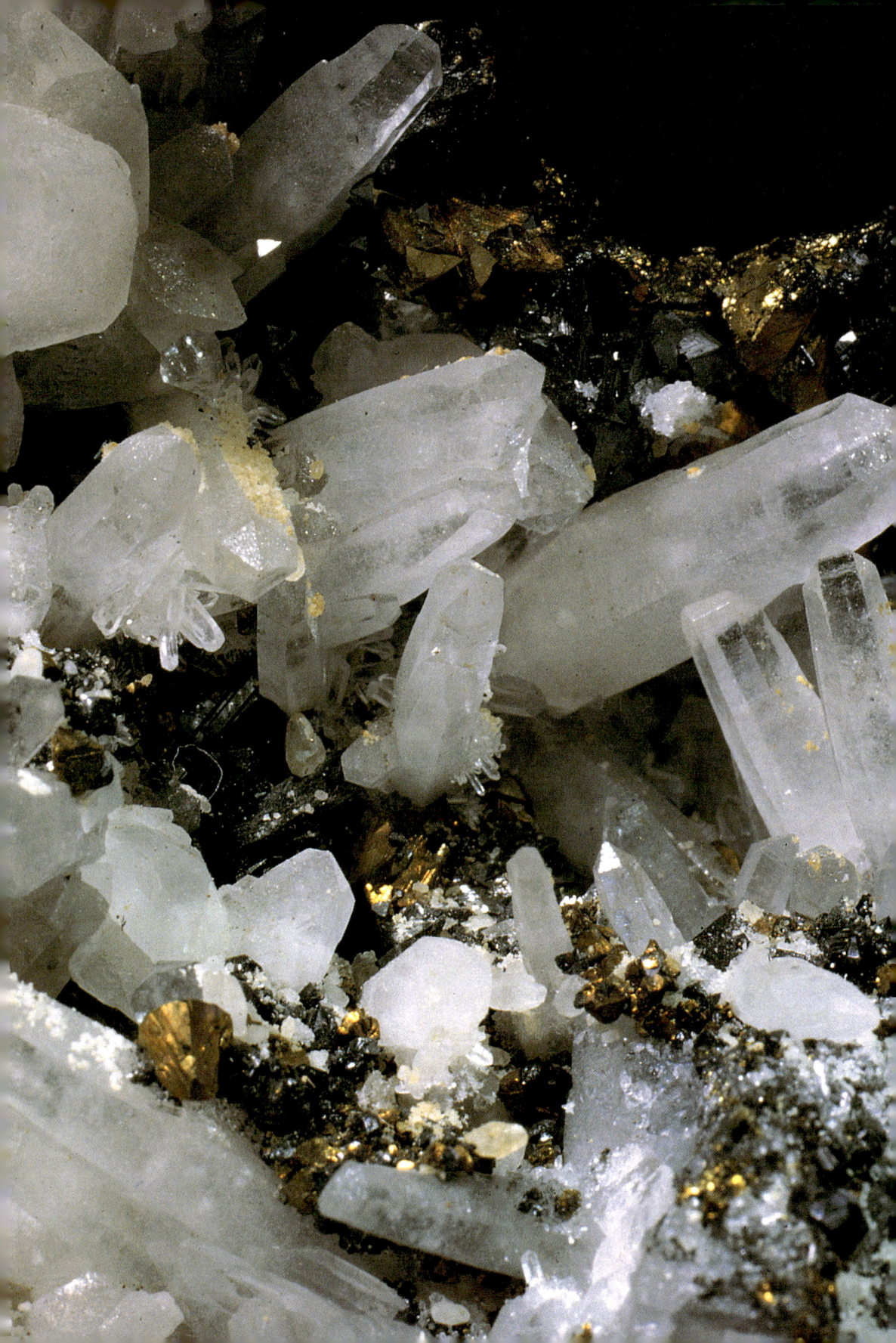

Störungen des Allgemein- befindens

In diesem Kapitel finden Sie Beschwerden, die sich nicht im Kopf-Fuß-Schema einordnen lassen. Dies sind zum einen psychische Probleme wie verstärkte Reizbarkeit, Ängste oder depressive Verstimmung, zum anderen Beschwerden die nicht lokalisiert auftreten, sondern den ganzen Menschen und sein gesamtes Befinden beeinflussen. Dazu gehören beispielsweise Erschöpfung und Schlafstörungen.

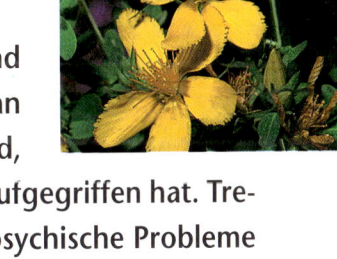

In der Homöopathie spielt das psychische und seelische Befinden des Kranken schon von Anfang an eine große Rolle bei der Behandlung, ein Umstand, den die Schulmedizin erst in jüngster Zeit wieder aufgegriffen hat. Treten neben Ihren körperlichen Beschwerden auch psychische Probleme auf, dann sollten Sie die nachstehenden Beschwerdebilder auf der Suche nach dem Simile, dem passenden Mittel, studieren.

Körperliche und seelische Symptome werden in der Homöopathie auf gleiche Weise behandelt. Sie gehen bei der Mittelfindung deshalb auf die gewohnte Weise (Seite 26) vor. Beachten Sie jedoch auch hier die Aufforderung »Zum Arzt oder Heilpraktiker« bei einzelnen Beschwerden.

Abgeschlagenheit, Erschöpfung und Müdigkeit

Müdigkeit, Erschöpfung und Abgeschlagenheit treten sowohl auf körperlicher, als auch geistiger Ebene auf. Die Beschwerden reichen von Zerschlagenheitsgefühl und Schwäche bis hin zu Konzentrationsstörungen, Vergeßlichkeit, Desinteresse, Abgestumpftheit und Apathie. Sie können mit depressiver Verstimmung oder Reizbarkeit einhergehen. Oftmals sind Widerstandskraft, Durchhaltevermögen und Vitalität geschwächt.

+ Zum Arzt oder Heilpraktiker
- **bei lange anhaltenden oder wiederkehrenden Schwächezuständen**
- **nach akuten oder bei chronischen Erkrankungen**
- **bei ausgeprägter Erschöpfung und Schwäche**
- **wenn die Beschwerden nicht besser werden**

Ursachen

Körperliche oder geistige Überanstrengung, Dauerstreß oder Schicksalsschläge sind mögliche Ursachen. Umweltfaktoren wie Luftverschmutzung oder Elektrosmog kommen belastend hinzu. Akute Krankheiten und Flüssigkeitsverluste (etwa durch Blutung, Durchfall, Schweiß) schwächen enorm und schnell, chronische Erkrankungen dagegen eher schleichend. Die Rekonvaleszenz (Genesung) kann daher unterschiedlich lange dauern.

Das chronische Müdigkeitssyndrom kann als Folge einer Virusinfektion (zum Beispiel dem Pfeifferschen Drüsenfieber) oder einer (zusätzlichen) Überforderungssymptomatik auftreten. Nur leichte, das heißt vorübergehende Formen körperlicher oder geistiger Erschöpfung, Müdigkeit und Schwäche sind der Selbstbehandlung zugänglich.

So finden Sie Ihr Mittel

Körperliche Schwäche durch Erschöpfung

Arnica D12 zur Vorbeugung die halbe Normaldosis

● *Hauptsächlich nach körperlicher (Muskelkater), aber auch nach geistiger Überanstrengung;* Sie fühlen sich zerschlagen, gezerrt, wund und lahm; Sie sind überempfindlich, jede Berührung schmerzt; Sie sind auch ruhe- und schlaflos, wollen allein gelassen werden, und – obwohl krank – behaupten Sie, daß alles mit Ihnen in Ordnung sei; das Bett ist Ihnen zu hart.

< Verschlimmerung: durch Berührung, Bewegung, feuchte Kälte.

Körperliche Schwäche nach Erkrankungen

- **Eingefallenes blasses Gesicht und tiefe Augenringe.** Starke Schwäche und Erschöpfung nach Erkrankungen, besonders nach Durchfall und Erbrechen; selbst die geringste Anstrengung ist Ihnen zuviel; Sie sind *verfroren mit starkem Verlangen nach Wärme und warmen Getränken, dabei zittrig, unruhig und ängstlich; Sie sind besorgt um Ihre Gesundheit.*
  < Verschlimmerung: nachts, nach Mitternacht.

  Arsenicum album D12

- **Gesicht ist mal blaß, mal rot.** Starke Schwäche und Erschöpfung nach langanhaltenden Krankheiten (Arsenicum album oben) und nach dem Verlust von Körpersäften (Blutungen, Schweiß, Durchfall, Muttermilch); *Schweißausbruch bei der geringsten Anstrengung; Nachtschweiß;* Sie sind oftmals appetitlos, sehr nervös und reizbar, *können weder Gerüche noch Geräusche ertragen; Sie verlangen nach Süßem; der Bauch ist häufig sehr aufgebläht;* Schlaf, Ruhe und Essen sind nicht erholsam.

  China D6

Körperliche und geistige Erschöpfung nach geistiger Überanstrengung und nach Krankheiten

- **Zittrige Schwäche nach grippalem Infekt, Kummer, Sorgen oder Prüfungen.** Sie *fühlen sich müde, erschöpft, dumpf benommen und wie gelähmt;* Sprechen und Denken sind erschwert; *Sie können vor Müdigkeit kaum die Augen offen halten;* Sie haben das Gefühl, sich bewegen zu müssen, da sonst das Herz stehenbleibt. Bewährtes Mittel auch bei Frühjahrsmüdigkeit, Sommergrippe und Föhn (Kalium phosphoricum Seite 142).
  < Verschlimmerung: *durch Hitze, warme Räume, Sonne.*
  > Verbesserung: an der frischen Luft.

  Gelsemium D12

- **Schnelle Ermüdung, mangelndes Durchhaltevermögen.** Folge von Streß und Überforderung in Schule, Studium oder nach Virusinfektionen; vor allem bei geistiger Arbeit; Sie leiden oftmals an Appetitlosigkeit, *Schulkopfschmerz oder Bauchschmerzen (Nabelkoliken);* Sie sind vergeßlich, unruhig, mürrisch, alles ist Ihnen »zuviel«; oftmals auch lebhaft, ruhelos und sensibel; Sie haben *Verlangen nach Geräuchertem, Salzigem (wie Schinken oder Speck) und Abneigung gegen Milch;* Sie frieren leicht, haben kalte Hände und Füße, schwitzen aber häufig nachts. Bewährt bei Kindern und Jugendlichen mit geringer Belastbarkeit.

  Calcium phosphoricum D6

- **Nach kurzem Schlaf bereits frisch und erholt.** Körperliche und geistige Erschöpfung als *Folge von Kummer, Sorgen, geistiger Überanstrengung, erschöpfendem Liebesleben, Säfteverlust oder in der Rekonvaleszenz nach Erkrankungen* (China oben); Sie fühlen sich tagsüber müde, *könnten andauernd einnicken, schlafen beim Arbeiten ein;* Sie sind gedächtnisschwach, zerstreut und

  Acidum phosphoricum D6

können sich nicht konzentrieren; Sie haben Verlangen nach Saftigem und Erfrischendem, sind oftmals frühzeitig ergraut (mit Haarausfall) und schwitzen nachts.

< Verschlimmerung: durch Kälte, Zugluft, Licht, Lärm.

> Verbesserung: durch Wärme, kurzen Schlaf.

Kalium phosphoricum D6

● **Körperliche und geistige Kraftlosigkeit.** Schwäche und Müdigkeit; Sie sind unkonzentriert und vergeßlich, nervös und reizbar, dabei oft ängstlich, schreckhaft und niedergeschlagen; Sie sind oft auch appetitlos, *haben einen schlechten Geschmack im Mund und einen senfgelben Zungenbelag.* Bewährtes Mittel bei schlanken Menschen mit Erschöpfung, bei Studenten, nach geistiger Überarbeitung oder nach Krankheiten.

< Verschlimmerung: morgens; durch Überanstrengung, Wetterwechsel, Föhn; nach Geschlechtsverkehr.

> Verbesserung: durch Ruhe und leichte Bewegung.

Schwäche und Schwindel

Cocculus D6

● **Zuwenig Schlaf.** Aufregung, Kummer oder Sorgen; *zittrige oder lähmende Schwäche in Armen* (Gelsemium Seite 141), Beinen oder Nacken; *Schwindel bei jeder Bewegung, selbst beim Heben des Kopfes,* dabei häufig auch Übelkeit und Erbrechen (auch bei Reisekrankheit); Sie sind *überempfindlich, gereizt* und verfroren; der Geruch von Speisen verursacht Übelkeit. Bewährtes Mittel für Folgen von Nachtwachen, Schichtarbeit oder Beschwerden durch Zeitverschiebung.

< Verschlimmerung: durch Schlafmangel, aber auch nach dem Schlaf; an der frischen Luft; durch Essen und Trinken.

Argentum nitricum D12

● **Bevorstehende Ereignisse »rauben den letzten Nerv«.** *Termine, Prüfungen oder ähnliches stehen bevor;* Überarbeitung und Sorgen; Nervenzusammenbruch; *Zittern am ganzen Körper* (Gelsemium Seite 141); Schwindel mit Benommenheit; Sie sind vergeßlich, ängstlich, unruhig und in Eile; oftmals besteht *Heißhunger auf Süßes;* Ihr Bauch ist aufgetrieben; starke Blähungen.

< Verschlimmerung: morgens; durch geistige Überanstrengung, Wärme, Angst; nach Zucker.

Geistige Erschöpfung durch chronischen Mangel an Selbstvertrauen

Silicea D12

● Sie sind *sehr empfindsam, sensibel und gewissenhaft,* haben aber *Angst vor Mißerfolg* und fürchten sich vor der Verantwortung; es kann zum Blackout, zu Gedächtnisschwäche und Zerstreutheit kommen; Sie vertragen keinerlei Widerspruch und geraten leicht in Zorn; *Sie sind äußerst kälteempfindlich und sehr wetter- und mondfühlig.* Bewährtes Langzeitmittel.

Ängste, Phobien und Panikattacken

Bei Angst und Panik reicht die Palette der Beschwerden vom leichten Unruhegefühl bis hin zur lähmenden, fesselnden Angst. Sie sind unfähig, »einen klaren Gedanken zu fassen«, geschweige denn sich an etwas zu erinnern oder sich zu konzentrieren. Am Körper kann kalter Schweiß ausbrechen, der Rücken und die Schultern verspannen sich, das Herz fängt an zu klopfen bis hin zu dem Gefühl »es bleibe stehen«. Auch der Mund wird trocken, die Verdauung spielt verrückt, es wird Ihnen »übel vor lauter Angst«, der Atem wird schnell und unregelmäßig, und Sie zittern »wie Espenlaub«.

✚ Zum Arzt oder Heilpraktiker
• bei allen anhaltenden oder wiederkehrenden Beschwerden
• bei ausgeprägten Ängsten, die Sie schwer beeinträchtigen

Ursachen

Fühlt sich der Mensch bedroht, reagiert er mit körperlicher und geistiger Anspannung, die ihm Abwehr oder Flucht ermöglichen soll. Gelingt dies, kommt es hinterher zur Entspannung. Gelingt es aber nicht, dann entwickelt sich eine angstgeprägte innere Anspannung (»innere Enge«), die um so stärker wird, je länger sie andauert. Die Angst kann sich auf eine reale Bedrohung beziehen und ist dann nützlich, denn sie erlaubt es, gefährliche Situationen zu vermeiden oder wirksame Gegenmaßnahmen zu ergreifen. Ist die Angst aber unbegründet, basiert sie also nur auf Ahnungen und Befürchtungen, so läßt sie sich mit praktischen Gegenmaßnahmen nicht bekämpfen.

Bei einfachen Phobien richtet sich die Angst auf einzelne Gegenstände, Orte oder Tiere. Die Panikattacke ist ein plötzlicher, ohne erkennbare Ursache auftretender Angstanfall, der sich bis zur Todesangst steigern kann. Übersteigerte Ängste weisen oftmals auf ein labiles seelisches Gleichgewicht hin. Seelisch belastende Ereignisse, Sorgen, Erschöpfung und Schlafmangel, aber auch Drogen können Auslöser dafür sein. Bei der Prüfungsangst dürfte die Hauptursache im mangelnden Selbstvertrauen zu sehen sein.

So finden Sie Ihr Mittel

In der folgenden Übersicht finden Sie bewährte Mittel zu spezifischen Ängsten. Die anschließenden Beschreibungen sind nach den Mitteln alphabetisch geordnet.
Bitte vergleichen Sie Ihre Beschwerden mit den Beschreibungen der in Frage kommenden Mittel. Das Übungsbeispiel Kopfschmerzen (Seite 35) kann Ihnen dabei helfen.

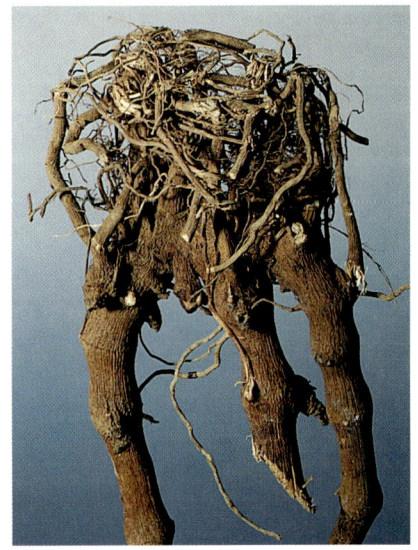

Wurzelstock der Kava-Kava-Pflanze

Ängste, Phobien und Panikattacken

- **Sich steigernde Panik; Panikattacken:** Aconitum (unten), Arsenicum album (Seite 145), Argentum nitricum (unten), Cimicifuga (Seite 145).
- **Phobien oder Angst vor Orten, Gegenständen oder dem Alleinsein:** Argentum nitricum (unten), Phosphorus (Seite 146), Pulsatilla (Seite 146), Arsenicum album (Seite 145), Silicea (Seite 146), Cimicifuga (Seite 145).
- **Angst vor Krankheiten, um die Gesundheit:** Arsenicum album (Seite 145), Argentum nitricum (unten), Phosphorus (Seite 146), Nux vomica (Seite 146).
- **Angst vor dem Alleinsein:** Phosphorus (Seite 146), Pulsatilla (Seite 146), Arsenicum album (Seite 145).
- **Angst mit Durchfall:** Arsenicum album (Seite 145), Argentum nitricum (unten), Gelsemium (Seite 145).
- **Prüfungsangst:** Argentum nitricum (unten), Gelsemium (Seite 145), Silicea (Seite 146), Strophanthus (Seite 146).
- **Platzangst (Klaustrophobie):** Argentum nitricum (unten), Cimicifuga (Seite 145).

Allgemein bewährt

Piper methysticum D4 (Kava Kava)

- Bei Angst und Spannungszuständen, psychischer Übererregbarkeit mit depressiver Verstimmung, Reizbarkeit, Spannungskopfschmerzen, Schwindel und Erschöpfung, geistiger Erschöpfung, Streß. Das Mittel macht lebendig, kräftig, heiter, ausgeglichen und verbessert die Durchblutung des Gehirns.
  < Verschlimmerung: durch geistige Anstrengung.
  > Verbesserung: durch Ablenkung, Bewegung an frischer Luft.

Akute Panik, Schock, Todesangst

Aconitum D12

- Plötzliche heftige Angstanfälle mit Panikgefühlen; *oft nach Unfällen oder seelischem Schock*; Herzklopfen, Luftmangel, Beklemmungsgefühle, Alpträume und extreme Rastlosigkeit nachts; Sie werfen sich im Bett hin und her, zeigen große Angst und Unruhe bei akuten Erkrankungen; Sie meinen, gleich sterben zu müssen und sagen den Sterbezeitpunkt voraus.
  < Verschlimmerung: in engen Räumen und Menschenmassen; nachts; in der Dunkelheit.

Angst durch bevorstehende Ereignisse, Platzangst.

Argentum nitricum D12

- *Sie haben Angst vor Terminen, Prüfungen oder Vorstellungsgesprächen.* Sie haben Reise-, Höhen-, Tiefen-, Flug- oder Platzangst oder Angst vor Krankheit und dem Krankenhaus; nervöse Magenschmerzen, Herzklopfen, starkes Verlangen nach Süßem; Sie sind nervös und zittrig, haben Angst, zu spät zu kommen, und sind deshalb immer in Eile.
  < Verschlimmerung: in der Wärme.

Sie wirken ängstlich, ruhelos und getrieben

- *Große Angst um die Gesundheit*, Angst vor dem Alleinsein, vor Einbrechern; Panik kann aufkommen, sich bis zur Todesangst steigern; Sie leiden unter Atembeklemmungen, Durchfall oder Herzklopfen, *fühlen sich schwach, entkräftet und kalt*; Sie neigen zur Perfektion, überanstrengen sich deshalb und brechen zusammen; Sie sind reizbar und schwer zufriedenzustellen.
  < Verschlimmerung: wenn alleine; nachts, nach Mitternacht.
  Verbesserung: durch Wärme.

Arsenicum album D12

Hormonelle Störungen.

- Häufig *Platzangst*, vor allem in öffentlichen Verkehrsmitteln oder im Auto, mit dem Bedürfnis, ins Freie zu springen; Angst um die Gesundheit (Arsenicum album oben), mit depressiver Verstimmung, innerer Unruhe und Verzweiflung; bei Frauen besonders in den Wechseljahren oder während der Periode.

Cimicifuga D12

Sie sind vor Angst schwach, benommen und wie gelähmt

- *Nervöse Examensangst und Lampenfieber, mit dem Gefühl zu versagen; vor lauter Angst und Aufregung fangen Hände und Knie zu zittern an*; Sie leiden unter einem Blackout, sind ganz benebelt im Kopf und wissen nicht mehr, was Sie sagen wollen; Sie rennen dauernd auf die Toilette, um Wasser zu lassen, haben Durchfall. Das Mittel ist bewährt bei Prüfungen und bei Auftritten (Schauspieler, Sänger ...) sowie bei Folgen von Angst, Schreck und Schock mit den genannten Beschwerden und dem Gefühl, das Herz bleibt stehen.

Gelsemium D12

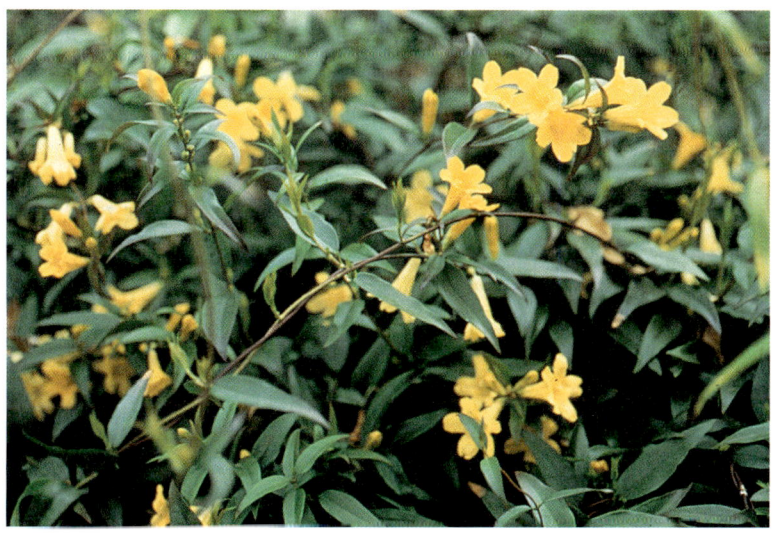

Der falsche Jasmin (Gelsemium) verbirgt in seinem Wurzelstock wertvolle Heilsubstanzen.

145

	Ängste als Folge von Suchttendenz oder Stimulantien
Nux vomica D12	● Angst und Panik mit innerer Unruhe; Sie sind reizbar, cholerisch und hypochondrisch; Sie fühlen sich unter Druck gesetzt, brauchen Kaffee, Muntermacher, Alkohol, Drogen oder Tabletten. < Verschlimmerung: durch Tabletten, Drogen, Alkohol, Kaffeemißbrauch, Licht, Geräusche, Gerüche. > Verbesserung: durch Schlaf, Ruhe, Wärme.
	Angst vor Gewitter, Sturm, Dunkelheit, Geistern, Übersinnlichem, dem Alleinsein und vor Krankheiten.
Phosphorus D12	● *Sie sind sehr schreckhaft und furchtsam,* können sich nicht konzentrieren; trotz Ihres offenen, kontaktfreudigen Wesens werden Sie plötzlich apathisch, niedergeschlagen und traurig. < Verschlimmerung: durch Geräusche, Gerüche, Licht, Elektrosmog, Wasseradern, Wetterwechsel. > Verbesserung: durch Ruhe und Schlaf.
	Angst vor dem Alleinsein, vor Dunkelheit, Geistern, der Zukunft und vor unbekannten Dingen.
Pulsatilla D12	● *Sie verlangen nach Freunden, wollen Sympathie und Trost;* Sie sind sehr von Ihren Gefühlen bestimmt und brechen leicht in Tränen aus; die Stimmung ist sehr wechselhaft. < Verschlimmerung: durch Alleinsein. > Verbesserung: durch Gesellschaft, Trost.
	Langzeitmittel
Silicea D12	● Angst vor Mißerfolg und Versagen; Angst vor Nadeln und spitzen Gegenständen; chronischer Mangel an Selbstvertrauen, aber sehr gewissenhaft; Sie fühlen sich klein, sind oftmals nachgiebig, unentschlossen und schnell entmutigt; geistige Arbeit erschöpft Sie körperlich und psychisch; bei Blackout können Sie nicht mehr denken, lesen oder schreiben. Während die übrigen Mittel als Akutmittel eingesetzt werden, verhilft Silicea bei passender Symptomatik zu mehr Selbstvertrauen.
	Intensives Herzklopfen, das Herz schlägt bis zum Hals.
Strophanthus D4	● schneller Puls, beklommenes Gefühl und das Bedürfnis, tief Luft zu holen.

Depressive Verstimmung

Traurigkeit, Hoffnungslosigkeit, Verzweiflung, Niedergeschlagenheit und Freudlosigkeit können plötzlich mit oder ohne ersichtlichen

Grund auftreten. Die Stimmung kann drastisch schwanken. Manchmal sind unterschwellige Aggressionen vorhanden, man fühlt sich dann bis »zum Platzen« angestaut. Ängste und panikartige Reaktionen können ebenso auftreten wie Schlafstörungen. Auch Konzentrations- und Eßstörungen, Appetitlosigkeit, Probleme bei Verdauung und in der Sexualität kommen vor.

✚ Zum Arzt oder Therapeuten
• bei anhaltenden oder sehr ausgeprägten depressiven Beschwerden

Ursachen

Durch emotionalen Schock (etwa durch den Verlust eines geliebten Wesens), eine unerwartete Kündigung, Streß, körperliche und geistige Überanstrengung, aber auch während bestimmter Lebensphasen (wie Pubertät oder »Midlife crisis«) kann es zu depressiven Verstimmungen kommen. Andere gefürchtete Auslöser sind hormonelle Störungen (beispielsweise bei der Einnahme der Pille), vor der Monatsblutung (Prämenstruelles Syndrom), nach der Geburt oder in den Wechseljahren. Oftmals lassen sich aber vordergründig keine Ursachen für die Depression finden.

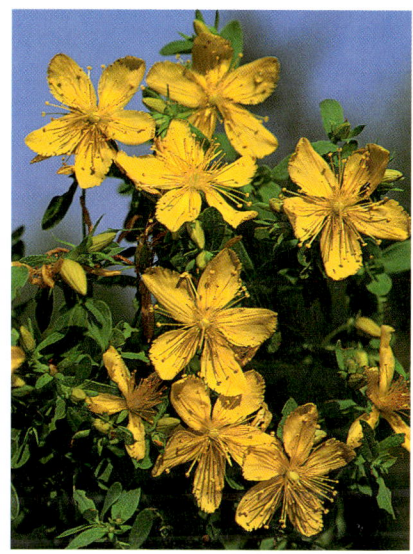

So finden Sie Ihr Mittel

Allgemein bewährt

- **Antriebslosigkeit, Willenlosigkeit und Lebensüberdruß.** Ängste und Schuldgefühle; Neigung zum Weinen. Das Mittel ist bewährt nach Gehirnerschütterung und bei depressiven Verstimmungen im Alter; hebt das Allgemeinbefinden, verbessert den Appetit; erhöht die Lichtempfindlichkeit, daher nützlich bei »Schlechtwetter-Depression«, kann aber bei sensiblen Menschen nach zuviel Sonne zu Hautausschlägen führen.

Johanniskraut (Hypericum)

Hypericum-D1-Tropfen

- **Psychische Übererregbarkeit mit Angst und Spannungszuständen.** Aufgestaute Gefühle; häufig mit Spannungskopfschmerz, Schwindel und Erschöpfung; Sie werden leicht ärgerlich. Das Mittel ist bewährt bei geistiger Erschöpfung, Streß und depressiver Verstimmung im Alter; es macht lebendig, kräftig, heiter, ausgeglichen und verbessert die Durchblutung des Gehirns.
  < Verschlimmerung: durch geistige Anstrengung.
  > Verbesserung: durch Ablenkung, Bewegung an frischer Luft.

Piper-methysticum-D4-Tropfen (Kava Kava)

Ausgelöst durch Kummer, Trauer oder Leid

- **Wenn die Beschwerden noch nicht lange bestehen.** Sehr *wechselhafte Stimmungen, Kloßgefühl im Hals* (Lachesis Seite 148) und Beklemmung in der Brust; Sie weinen und *seufzen* aus Kummer

Ignatia D12

oder auch Freude, neigen zu Lach- und Weinkrämpfen, sind nachts schlaflos und müssen daher tagsüber dauernd gähnen; häufig bei sensiblen, intelligenten, romantisch veranlagten Menschen, die auch mal hysterische Anfälle haben können. Wichtiges Mittel bei Kummer durch *unglückliche Liebe*, den Verlust eines geliebten Wesens oder auch bei Heimweh.

< Verschlimmerung: durch Tabak, Kaffee, Alkohol.

Natrium muriaticum D12

● **Wenn die Beschwerden schon lange bestehen.** Sie grübeln über Vergangenes, ziehen sich zurück und werden verschlossen; *Sie wollen kein Mitleid und auch keine Hilfe, am liebsten sind Sie allein* (Gegensatz zu Pulsatilla unten); manchmal brechen Sie plötzlich in Gegenwart anderer in Tränen aus, obwohl Sie eigentlich Ihre Emotionen nicht zeigen möchten; Sie können erlittenes Unrecht nur schwer verzeihen, können recht nachtragend und reizbar sein; Sie »fressen Probleme in sich hinein«, »brüten vor sich hin« und möchten niemanden sehen (Sepia Seite 149).

> Verbesserung: an der frischen Luft, beim Alleinsein.

Rasche Stimmungsschwankungen

Lachesis D12

● **Sie reden gerne, viel und schneller als Sie denken können.** »Himmelhoch jauchzend – zu Tode betrübt« (Ignatia Seite 147, Pulsatilla unten), in einem Moment euphorisch und extrovertiert, kurz darauf depressiv und zurückgezogen; Sie wachen morgens verstimmt auf, sind innerlich unruhig, reizbar, oftmals auch sehr mißtrauisch und *eifersüchtig*; Sie *vertragen nichts Enges* um Hals oder Taille und haben oftmals einen Kloß im Hals (Ignatia Seite 147). Bewährt bei Liebeskummer und in den Wechseljahren.

< Verschlimmerung: beim Erwachen, nach dem Schlaf; vor den Monatsblutungen; in stickigen, warmen Räumen.

● **Mit viel Seufzen.** (Ignatia Seite 147)

Hormonelle Störungen (Monatsblutung, Schwangerschaft, Wechseljahre)

Pulsatilla D12

● **Sie sind sehr weinerlich und launisch.** Sie brechen beim kleinsten Anlaß in Tränen aus, möchten Ihre Emotionen zeigen; Sie sind oftmals unentschlossen und launisch, haben ein *starkes Verlangen nach Zuneigung und Aufmerksamkeit* (Gegensatz zu Natrium muriaticum oben) und möchten gerne getröstet und in den Arm genommen werden; das Alleinsein tut Ihnen nicht gut, in Gesellschaft und unter Freunden fühlen Sie sich viel besser; meist ausgeprägt weiblicher Frauentyp.

< Verschlimmerung: allein und in Ruhe; vor der Periode; in stickigen, warmen Räumen.

> Verbesserung: in der frischen Luft; unter Freunden; durch Trost und Zuwendung.

- **Angstgefühle, innere Unruhe und Niedergeschlagenheit.** Sie fühlen Panik in sich aufkommen, sind verzweifelt und haben Angst, nicht mehr gesund, ja sogar verrückt zu werden; dann wieder sind Sie euphorisch, übermütig und geschwätzig (Lachesis Seite 148); oftmals bestehen rheumatische Beschwerden, vor allem im Nacken; dunkle Ringe unter den Augen.

  Cimicifuga D12

  < Verschlimmerung: vor und während der Periode.

- **Reizbarkeit oder apathische Resignation.** Sie fühlen sich körperlich und geistig ausgelaugt, Ihnen wird alles gleichgültig: die Familie, die häuslichen Pflichten; *am liebsten würden Sie alles liegen- und stehenlassen und abhauen,* doch wissen Sie nicht wohin; die Nerven sind Ihnen zu »kurz«, Sie sind schreckhaft und furchtsam oder fühlen sich leicht angegriffen und reagieren gereizt; am liebsten möchten Sie allein sein (Natrium muriaticum Seite 148), aber können sich davor auch fürchten; Sie brechen schon mal in Tränen aus (Pulsatilla Seite 148), verspüren Abneigung gegen Sex, den Partner und die Familie; meist bei dunklem maskulinem Frauentyp mit schönen Augen, kleinem Busen und starker Körperbehaarung.

  Sepia D12

  < Verschlimmerung: morgens, nachmittags; durch Verpflichtungen.

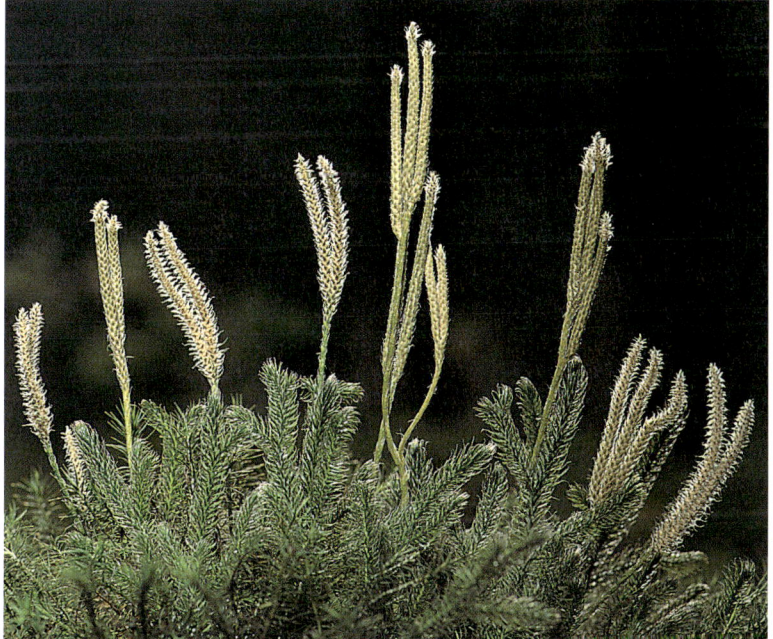

Der Bärlapp, eine der ältesten Pflanzen der Erdgeschichte, ist Ausgangsstoff für ein modernes Heilmittel (Lycopodium).

> Verbesserung: durch heftigen Sport, Tanzen, Bewegung an der frischen Luft; in der Bettwärme.

Verlust an Selbstwertgefühl

Lycopodium D12

● Sie haben plötzlich Angst, mit dem Streß durch Beruf und Alltag nicht mehr fertig zu werden; Sie vermeiden daher neue Situationen aus Angst, sie nicht mehr bewältigen zu können; Sie sind recht penibel, rechthaberisch, diktatorisch und vertragen keinerlei Widerspruch; wird Ihnen aber gedankt, dann sind Sie zu Tränen gerührt; Sie haben einen scharfen Verstand, doch plötzlich läßt Ihr Gedächtnis nach; geht es Ihnen schlecht, dann haben Sie eine gewisse Abneigung gegen Gesellschaft, und doch fürchten Sie sich häufig vor dem Alleinsein (Sepia Seite 149); großes Verlangen nach Süßem.

Hitzewallungen

✚ Zum Arzt oder Heilpraktiker
• falls die Beschwerden nicht besser werden

Anfallsartig auftretende Ausbrüche von körperlicher Wärmeentwicklung, auch »fliegende Hitze« genannt, da sie einen scheinbar plötzlich anfliegt. Früher sprach man von Blutwallungen, da sich Gesicht und Dekolleté röten. Oftmals kommt es zusätzlich zu Schweißausbrüchen, Kreislaufschwankungen und Herzklopfen.

Ursachen

Am häufigsten treten Hitzewallungen während des Klimateriums auf (Seite 119). Die Ursache ist eine vegetative Fehlsteuerung, die auf die nachlassende Hormonproduktion zurückzuführen ist. Auch andere Hormonstörungen oder Fehlfunktionen, etwa durch psychische Konflikte (das Erröten vor Scham oder Aufregung ist eine Mini-Blutwallung) ausgelöst, können zu dieser Beschwerde führen.

So finden Sie Ihr Mittel

Vorrangig Hitzebeschwerden

Sulfur D12

● Sie strecken die heißen Füße nachts aus dem Bett oder decken sich ganz auf. Hitzewallungen mit heißem Kopf, heißen Händen und Füßen; *häufig auch Hautjucken*; Schwitzen erleichtert die Beschwerden; Abneigung gegen Hitze; *langes Stehen vertragen Sie schlecht; Sie haben rote Lippen*, Durst, Verlangen nach Süßem und *vormittags gegen 11 Uhr Schwächeanfälle mit Heißhunger.*
< Verschlimmerung: durch Bettwärme.

- **Sie vertragen nichts Enges um den Hals.** *Hitze, enge Kleidung und Berührung sind unangenehm; nach dem Schlaf fühlen Sie sich schlecht*; Sie leiden unter häufigen Hitzewallungen; manchmal kommt es dabei auch zu Beklemmungen und Herzklopfen; *Sie frieren und schwitzen abwechselnd (vor allem nachts)*, sind argwöhnisch, mißtrauisch und leicht eifersüchtig, *reden viel und häufig.* **Lachesis D12**

- **Sie sind weinerlich oder launisch, verlangen nach Trost und Zuspruch.** Hitzewallung mit Schwindel und Pulsieren im ganzen Körper; *warme stickige Luft wird nicht vertragen*; obwohl Sie verfroren sind und frösteln, haben Sie *Verlangen nach frischer Luft*; trotz Hitze besteht kein Durst; *starker Nachtschweiß, sofort nach dem Einschlafen fangen Sie zu schwitzen an.* **Pulsatilla D12**

Vorrangig Schwäche und Schweiß

- **Sie sind total erledigt und erschöpft, zittern innerlich.** Das Zittern ist manchmal nicht sichtbar; Hitzewallungen mit Schwäche und starkem Schwitzen; Sie sind reizbar, übel gelaunt, ungeduldig, innerlich nervös und aufgewühlt; Frieren und innere Hitze wechseln sich ab; Sie bekommen leicht blaue Flecken. **Acidum sulfuricum D6**

- **Schwächende Schweißausbrüche.** Die geringste Anstrengung führt zum Schwitzen; *Sie fühlen sich erschöpft und völlig ausgelaugt*; *Sie möchten alles liegen- und stehenlassen (Job, Familie, Partner) und »abhauen«*; *Sie sind mal reizbar und spitzzüngig, mal depressiv und weinerlich*; häufig bei dunklem Hauttyp mit Leberflecken. Wichtiges Mittel bei hormonellen Störungen. **Sepia D12**

Vorrangig Wallungen zum Kopf

- **Plötzlich wird das Gesicht rot, heiß und verschwitzt.** Die begleitend *auftretenden Kopfschmerzen sind pochend*; Sie sind gereizt, ärgerlich, erregt, möglicherweise besteht auch Herzklopfen.
  < Verschlimmerung: durch Druck, Erschütterung, Berührung. **Belladonna D12**

- **Sie haben das Gefühl, der Kopf muß jeden Moment platzen.** Plötzliche Hitzewallungen zum Kopf mit hochrotem Gesicht; *dabei oft Schwindel und klopfende Kopfschmerzen* (Belladonna oben); häufig besteht hoher Blutdruck.
  < Verschlimmerung: durch Wärme, Sonne, Kopfbewegung.
  > Verbesserung: durch Abkühlung, Nasenbluten, Ruhe. **Glonoinum D12**

- **Hitzewallung zu Brust und Kopf mit deutlicher Röte im Gesicht.** Häufig Kopfschmerzen, *vor allem rechtsseitig* vom Nacken zum rechten Auge ziehend; Kopfschmerzen mit Schwindel, Ohrensausen, Übelkeit und Erbrechen; *Sie strecken die Füße nachts aus dem Bett* (Sulfur Seite 150); Hände und Fußsohlen sind brennend heiß; oft sind Sie ungeduldig und ärgerlich erregt. **Sanguinaria canadensis D12**

Nervosität und Unruhe

✚ **Zum Arzt oder**
Heilpraktiker
• **bei starker**
Nervosität und
Unruhe
• **bei anhaltenden**
Beschwerden

Rast- und Ruhelosigkeit, Hektik sowie die Unfähigkeit, ruhig zu sitzen oder einen klaren Gedanken zu fassen, zeichnen dieses Beschwerdebild aus. Die Betroffenen können sich nicht entspannen, verspüren ständigen Bewegungsdrang, können die Beine nicht ruhig halten und sind immer in Eile. Beim Kind spricht man heute von Hyperaktivität (Überaktivität), früher war es der »Zappelphilipp«. Es wälzt sich selbst im Schlaf noch hin und her, schlägt um sich und ist oftmals auch reizbar, ängstlich oder schlaflos.

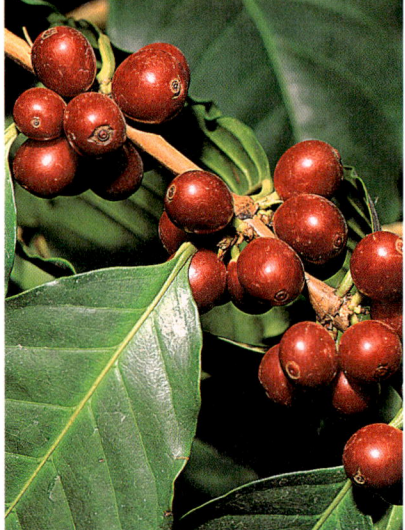

Coffea wird aus
der ungerösteten
Kaffeebohne
hergestellt.

Ursachen

Meist ist ein hektischer, streßreicher Lebensstil mit andauerndem Termin- und Zeitdruck für Unruhe- und Nervositätszustände verantwortlich. Kinder können besonders schlecht mit Erfolgsdruck umgehen und leiden sehr schnell darunter. Kaffee, Nikotin und Fehlernährung tun ihr übriges. Unruhe, Nervosität und Überaktivität können aber auch körperliche Hintergründe haben, etwa bei einer Schilddrüsenüberfunktion oder nach Infektionskrankheiten. Nervosität und Unruhe sind die ersten Symptome bei Streß. Es sei an dieser Stelle nur darauf hingewiesen, daß negativer Streß für hohen Blutdruck, Herz- und Gefäßerkrankungen sowie eine Anzahl anderer unangenehmer »Zivilisationskrankheiten« verantwortlich gemacht wird. Organische, körperliche Ursachen müssen medizinisch ausgeschlossen sein, bevor Sie eine Selbstbehandlung vornehmen.

So finden Sie Ihr Mittel

Immer in Eile und gehetzt

Argentum
nitricum D12

● Sie versuchen stets, es anderen recht zu machen; dadurch fühlen Sie sich gehetzt, nervös und überanstrengt; Sie sind immer in Eile, die Zeit vergeht Ihnen zu schnell; Termine und Verabredungen scheuen Sie sehr, reagieren impulsiv, sind geistig erschöpft; das Gedächtnis läßt nach; Sie haben Kopfschmerzen und großes Verlangen nach Süßem.

Überdreht durch zu viele Gedanken oder Genußmittelmißbrauch

Coffea D12

● Sie sind unruhig, nervös erregt, hellwach und können keinen Schlaf finden; Sie sind sehr schmerzempfindlich und nicht in der Lage abzuschalten; Ihr Zustand mit Herzklopfen kann die Folge von Freude, Schreck, Streit, von zuviel Kaffee, Nikotin oder Alkohol sein (Nux vomica Seite 154). Das Mittel hilft auch bei überdrehten (hyperaktiven) Kindern.

< Verschlimmerung: durch Kaffee, Tee, Licht, Geräusche, Gerüche sowie nachts.

Unruhe und große Angst

- **Plötzlich auftretende Unruhe und Angst.** Meist durch einen seelischen Schock, Unfall oder bei akuten Erkrankungen; Rastlosigkeit und die Angst, sterben zu müssen, sind kennzeichnend; Sie sind sehr schreckhaft, ruhe- und schlaflos, schrecken leicht aus dem Schlaf auf und werfen sich im Bett hin und her; Sie fühlen sich fiebrig, und das Herz klopft.

  < Verschlimmerung: nachts; durch Schreck und Schock.

  Aconitum D12

- **Schwäche und Erschöpfung.** Sie sind trotzdem wie getrieben, nervös und ängstlich, können nicht ruhig bleiben, sondern müssen sich bewegen und herumwandern; die ängstliche Unruhe *treibt Sie vor allem nach Mitternacht herum;* die Angst kann sich allmählich bis zu Todesangst steigern; das Herz klopft; die Brust wird eng; Sie sind *verfroren, verlangen nach Wärme, sind durstig auf warme Getränke.*

  < Verschlimmerung: durch Alleinsein.

  > Verbesserung: durch Wärme und warme Getränke.

  Arsenicum album D12

Starke körperliche Ruhelosigkeit

- **Ständiger Bewegungsdrang, keine Lage ist angenehm.** Sie können nicht ruhig sitzen oder liegen; dabei sind Sie schwach und benommen; der ganze Körper ist wie verrenkt oder gezerrt.

  Rhus toxicodendron D12

- **Ständiges Bewegen der Beine, selbst im Schlaf.** Nervöse Rastlosigkeit und Unruhe herrschen vor; Sie fühlen sich sehr müde, können aber nachts nicht schlafen, die Glieder zucken oder zittern; Sie sind geistig müde, erschöpft und ängstlich (Schulangst); Kinder knirschen im Schlaf mit den Zähnen oder rollen den Kopf hin und her.

  Zincum metallicum D12

- **Nervöse Ticks und unfreiwillige Zuckungen.** Ruhelosigkeit mit fahrigen Bewegungen; Sie lassen leicht etwas fallen. Das Mittel ist bewährt bei hyperaktiven Kindern mit nervöser Überlebendigkeit.

  Agaricus D12

Reizbarkeit

Negative Gefühle oder Ärger machen uns Menschen zunehmend gereizt, was sich in aggressivem Verhalten, Wutausbrüchen oder Streit-

✚ Zum Arzt oder Heilpraktiker
• bei anhaltender Reizbarkeit
• bei ausgeprägten Aggressionen gegen andere oder sich selbst
• bei körperlichen Beschwerden
• bei zwanghaften Gedanken oder Handlungen

sucht, in Empörung oder Launenhaftigkeit äußert. Die Nerven »liegen blank«, man wird überempfindlich, ungeduldig und impulsiv.

Ursachen

Nicht selten ist ein Mangel an Selbstvertrauen die Ursache dafür, daß man mit gesteigerter Reizbarkeit auf Situationen reagiert, die andere noch lange »kalt lassen«. Anstatt sich souverän den Problemen zu stellen, sie zu meistern und dadurch wiederum an Selbstsicherheit zu gewinnen, schiebt man sie vor sich her: aus Angst zu versagen oder weil man sich überfordert fühlt. Aber auch akute oder chronische Schmerzen, Hormonstörungen, Stoffwechsel- und Organerkrankungen können zu einer gesteigerten Reizbarkeit führen.

So finden Sie Ihr Mittel

Schlechte Laune, Verlangen nach Ruhe, Wortkargheit

Bryonia D12
● Sie sind mürrisch, sehr reizbar und ärgerlich, möchten zu Hause sein, Ihre Ruhe haben, niemanden sehen und auch mit keinem sprechen; oftmals sind Sorgen der Hintergrund.
< Verschlimmerung: morgens, durch Ärger und Aufregung.

Reizbarkeit durch Streß, Überarbeitung oder Mißbrauch von Genußmitteln und Tabletten

Nux vomica D12
● Sie sind reizbar, ungeduldig, pedantisch und »gehen schnell in die Luft«; Sie haben einen streßreichen Lebensstil, konsumieren jede Menge Kaffee und Nikotin und brauchen häufig Tabletten gegen Kopf- oder Magenschmerzen; Sie sind äußerst empfindlich gegen Licht, Lärm, Gerüche oder kalten Luftzug.
< Verschlimmerung: durch Streß, am Morgen.

Lange geschluckter Ärger führt zur Explosion

Staphysagria D12
● Sie fühlen sich leicht verletzt, sind schnell eingeschnappt und ärgerlich, schlucken aber meist den Ärger hinunter; Sie lassen sich möglichst nichts anmerken, können aber innerlich zittern vor Wut; irgendwann »ist das Maß voll«, und es kommt zu einem heftigen Gefühlsausbruch; dann werfen Sie mit Gegenständen um sich (Chamomilla unten).
< Verschlimmerung: bei Kummer, Gram, Beleidigung, gekränktem Stolz.

Hochgradige Überempfindlichkeit und Gereiztheit

Chamomilla D12
● Sie neigen zu Wutausbrüchen und Jähzorn; werfen mit Gegenständen um sich (Staphysagria oben); Sie sind auf das äußerste

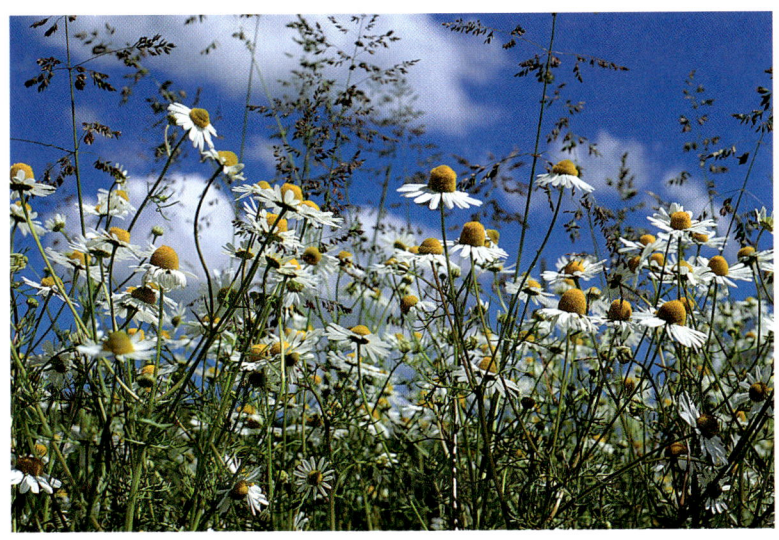

Die Kamille (Chamomilla), hilfreich bei hochgradiger Überempfindlichkeit und Gereiztheit

gereizt, unruhig und durch nichts zufriedenzustellen, verhalten sich schnippisch, launisch und ungerecht; Sie sind überempfindlich gegen Schmerzen und andere Sinneseindrücke; nach Kaffeegenuß (Nux vomica Seite 154) ist Ihr Nervenkostüm überreizt; nachts ist Ihnen heiß, und Sie wälzen sich im Schlaf hin und her; Kinder wollen getragen werden.
> Verbesserung: beim Autofahren, Getragenwerden (Kinder).

Liebeskummer oder Eifersucht

- **Häufiges Seufzen.** Sie sind launisch und von wechselhafter Stimmung; Sie haben hysterische Anfälle, heulen und schreien, werden aufgebracht oder böse und haben plötzlich einen Wutanfall; *am liebsten würden Sie sich aber mit Ihrem Kummer in eine stille Ecke verziehen*; oft fühlen Sie einen Kloß im Hals; häufig: bei unglücklicher Liebe.
  < Verschlimmerung: Darandenken, Tabak, Kaffee, Alkohol.

  Ignatia D12

- **Eifersucht, Rache- oder Haßgefühle.** Sie sind äußerst launisch, mißtrauisch und eifersüchtig (Nux vomica Seite 154); Sie glauben, andere wollen Ihnen nur Böses; Sie sind streitsüchtig, *sehr mitteilsam und redselig; Sie reden schnell, aber denken noch schneller; Sie können nichts Enges am Hals vertragen, neigen zu Hitzewallungen und Herzklopfen.*

  Lachesis D12

Sie sind streitsüchtig, gereizt, spitzzüngig und würden am liebsten abhauen

- Sie fühlen sich erschöpft, niedergeschlagen und apathisch; dennoch oder gerade deshalb sind Sie leicht gereizt und hoch ag

  Sepia D12

gressiv; Sie haben die »Begabung«, andere mit wenigen Worten zu verletzen (Lycopodium unten); am liebsten würden Sie alles hinschmeißen und abhauen; Sie haben keine Lust auf die Familie, den Partner oder auf Sex. Das Mittel ist bewährt bei Karrierefrauen oder berufstätigen Müttern mit der beschriebenen Symptomatik.

< Verschlimmerung: durch Kälte, intensive Gerüche.

> Verbesserung: durch Tanzen, Sport, Wärme.

Reizbar und cholerisch durch innere Unsicherheit; Sie agieren mit spitzer Zunge nur gegenüber Schwächeren

Lycopodium D12

● Wutausbrüche, Herrschsucht; Sie spielen gerne den Boß und überdecken damit Ihre innere Unsicherheit und die Angst zu versagen; Sie sind rechthaberisch und können Widerspruch nicht ausstehen; Sie sind schnell ärgerlich, verletzen andere leicht durch Ihre spitze Zunge, kommandieren Ihre Untergebenen herum, sind aber bei Vorgesetzten wie ausgewechselt; wird Ihnen gedankt, kommen Ihnen vor Rührung fast die Tränen.

Allgemein bewährt

Piper-methysti-cum-D2-Tropfen (Kawa Kawa)

● Wenn man wegen aufgestauter Gefühle leicht ärgerlich wird; auch bei Angst und Spannungszuständen sowie bei psychischer Übererregbarkeit und depressiver Verstimmung; häufig bestehen auch Spannungskopfschmerzen, Schwindel und Erschöpfung. Das Mittel ist bewährt bei geistiger Erschöpfung und Streß: es macht lebendig, kräftig, heiter und ausgeglichen; es verbessert oftmals die Durchblutung des Gehirns.

< Verschlimmerung: durch geistige Anstrengung.

> Verbesserung: durch Ablenkung und leichte Bewegung an frischer Luft.

Schlafstörungen

✚ Zum Arzt oder Heilpraktiker
• bei starker Depression und starken Angstzuständen
• bei chronischer Schlaflosigkeit

Unter diesen Begriff fällt nicht nur die Schlaflosigkeit, die mit Ein- und Durchschlafstörungen oder zu frühem Erwachen einhergehen kann. Der unruhige und nicht erholsame Schlaf, eventuell unterbrochen durch Alpträume oder Aufschrecken aus dem Schlaf, gehört ebenso dazu wie depressive Verstimmungen und Angstzustände. Ein tiefer erholsamer Schlaf ist für das körperliche und geistige Wohlbefinden unerläßlich. Schlafmangel führt zu Gereiztheit, Unausgeglichenheit, Leistungsabfall und Infektanfälligkeit. Die Homöopathie kennt kein »Schlafmittel« im üblichen Sinne, sie reguliert vielmehr den gestörten Schlaf. Wichtig ist dabei die mögliche Ursache.

Ursachen

Oftmals liefern ungelöste Probleme, Streß, Kummer, Sorgen oder Aufregung die psychische Ursache. Einschlafstörungen, weil »man vor lauter Gedanken gar nicht zur Ruhe kommt« oder Alpträume sind dann häufig. Zu spätes Abendessen, zuviel Kaffee und nächtelanges Aufbleiben (auch Schichtarbeit) führen zu einem gestörten Biorhythmus und behindern den Schlaf. Vor allem für Kinder ist ein konsequentes und geregeltes Schlafverhalten wichtig. Auch körperliche Beschwerden (Schmerzen, Atemnot, innere Unruhe) und Erkrankungen (Stoffwechsel-, Drüsen-, Herz-Kreislauf-Erkrankungen) können zu Schlafstörungen führen, sie gehören jedoch in die Hände des Fachmanns. Generell dürfen nur leichte, das heißt vorübergehende Schlafstörungen selbst behandelt werden.

So finden Sie Ihr Mittel

Angstzustände

- **Starke plötzliche Angst und Panik.** *Sie schrecken aus dem Schlaf* (Arsenicum album Seite 158) mit heftigem Herzklopfen und Atembeklemmungen; Sie meinen, gleich sterben zu müssen; oftmals nach Alpträumen; — **Aconitum D12**

- **Angst vor bevorstehenden Ereignissen.** Die Angst (vor Vorstellungsgespräch, Prüfung, Examen ...) erfüllt Sie *mit Unruhe und Zittrigkeit; raubt Ihnen den Schlaf;* Sie müssen vor lauter Angst ständig auf die Toilette, sind in Eile und fühlen sich gehetzt. — **Argentum nitricum D12**

Kummer, Sorgen und Ängstlichkeit

- **Sensible, schüchterne, zartbesaitete Menschen.** *Sie reagieren auf alles sehr empfindlich;* Musik bringt Sie zum Weinen; Sie erröten schnell und wirken leicht nervös und aufgeregt; schon kleine Probleme und Sorgen lassen Sie keine Ruhe finden; Sie fühlen sich niedergeschlagen und erschöpft, dennoch können Sie abends keinen Schlaf finden. — **Ambra D4**

- **Frischer Kummer.** *Starke Stimmungsschwankungen* (durch Heimweh, Liebeskummer oder den Verlust eines geliebten Wesens); *mit viel Seufzen und Gähnen;* Sie neigen zu Lach- und Weinkrämpfen, sind müde am Tage und schlaflos in der Nacht. — **Ignatia D12**

- **Lange bestehender Kummer.** Sie können abends oder nachdem Sie aufgewacht sind nicht mehr einschlafen; *Sie grübeln über Vergangenes* und ziehen sich in sich selbst zurück; *Sie wollen am liebsten allein sein, um zu weinen; Sie möchten weder bemitleidet noch umsorgt werden.* Das Mittel hat sich als Langzeitmittel bewährt. — **Natrium muriaticum D12**

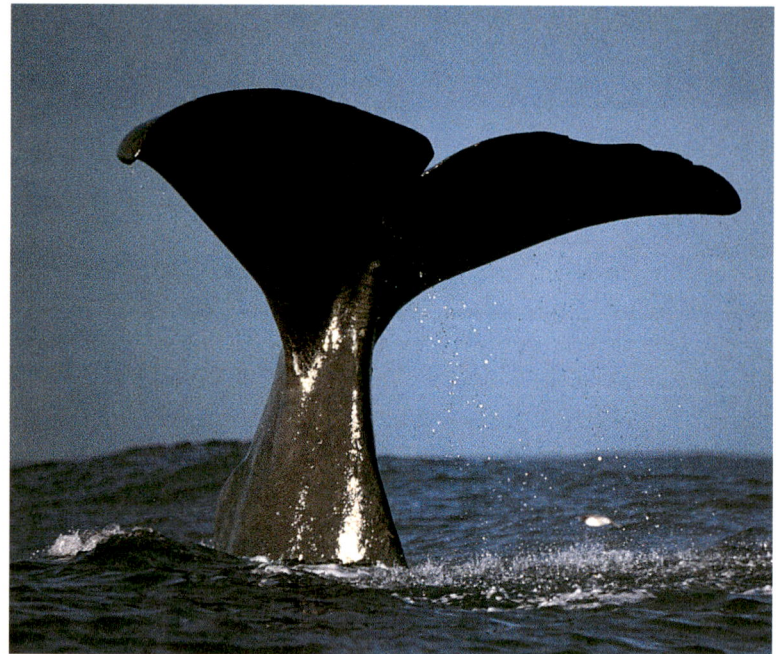

Der graue Amber (Ambra), ein talgähnliches Ausscheidungsprodukt des Pottwals, wird nicht nur für Duftstoffe verwendet.

Arsenicum album D12

● **Ängstliche Sorgen und innere Unruhe.** Sie sind müde und erschöpft, doch eine innere Unruhe *treibt Sie nachts herum;* Sie müssen aufstehen und herumgehen, sorgenvolle Gedanken lassen Sie nicht mehr los; *Sie schrecken voller Angst aus dem Schlaf* (Aconitum Seite 157), sorgen sich um Ihre Gesundheit und haben Angst, allein zu sein; *Sie frieren leicht und verlangen nach warmen Getränken.*

Überarbeitung, Müdigkeit und Erschöpfung

Nux vomica D12

● **Gestreßte Großstadtmenschen und Workaholics.** Sie sind meist gereizt (das Nervensystem ist überreizt), gehen spät ins Bett, können lange nicht abschalten und einschlafen, wachen frühzeitig und *übelgelaunt* wieder auf; *Sie essen spät am Abend,* trinken literweise Kaffee, nehmen Schmerz- und Aufputschtabletten aller Art, sind verfroren und verlangen nach Wärme; oftmals haben Sie katerartige Kopfschmerzen.

Cocculus D12

● **Lange anhaltender Schlafmangel.** Nach Schichtarbeit, Zeitverschiebung, Nachtwachen ... haben Sie eine gereizte Stimmung; trotz Müdigkeit können Sie nicht einschlafen oder werden immer wieder aus dem Schlaf gerissen; Sie fühlen sich den ganzen Tag todmüde und müssen dauernd gähnen (Ignatia Seite 157); *der Schlafrhythmus ist durcheinander, Sie fühlen sich vor Müdigkeit schwindelig und übel.*

- **Geistige Überanstrengung.** Oftmals verbunden mit Konzentrationsstörungen und Vergeßlichkeit; Sie fühlen sich müde, ausgelaugt und erschöpft, können aber trotzdem keinen Schlaf finden; oftmals bestehen Kraftlosigkeit, Muskelschwäche und Rückenschmerzen. Bewährtes Mittel bei Studenten und schlanken, nervenschwachen Menschen.

Kalium phosphoricum D6

Überreiztheit

- **Aufregung und Gedankenfülle.** Alle Sinne sind überreizt; ständig schießen Gedanken durch den Kopf; es kann zu Herzklopfen und Schweißausbruch kommen; der Zustand erinnert an eine »Überdosis« Kaffee, gegen die das Mittel auch gut hilft.

Coffea D12

- **Ärger oder Schmerzen.** *Hitzegefühl im Körper;* Sie sind höchst überempfindlich, beschreiben die Schmerzen als unerträglich; Sie sind unruhig, äußerst gereizt und schlecht gelaunt; Kinder *wollen getragen werden* und *werfen mit dem Spielzeug um sich.* Bewährt beim Zahnen der Kinder und bei Beschwerden auf Grund von Ärger oder zuviel Kaffeegenuß (Nux vomica Seite 158).

Chamomilla D12

Schweißausbrüche

Beim Schweißausbruch kommt es zu plötzlichem starkem Schwitzen ohne oder schon nach geringer Anstrengung. Der Schweiß kann heiß oder kalt sein, am ganzen Körper oder nur stellenweise (wie an Brust, Hinterkopf oder unter den Achseln) oder nur nachts im Schlaf auftreten. Das Schwitzen kann Sie erleichtern oder auch schwächen. Zusätzlich treten oft auch Hitzewallungen, Kälteschauer sowie Rötung oder Blässe des Kopfes auf. Der Schweiß kann unangenehm riechen.

✚ Zum Arzt oder Heilpraktiker
- **bei anhaltenden Schweißausbrüchen**
- **bei großer Schwäche**
- **bei anhaltendem Husten oder anderen körperlichen Beschwerden**

Ursachen

Das Schwitzen ist ein Kühlvorgang des Körpers: Bei äußerer Wärme oder innerer Hitze (beispielsweise bei Fieber oder nach Anstrengung) kommt es zum Öffnen der Hautporen, und der verdunstende Schweiß senkt die erhöhte Körpertemperatur. Durch eine Fehlsteuerung (zum Beispiel während der Wechseljahre, bei Hormonstörungen, durch Nervosität, Angst und Aufregung) kann es zu unphysiologischen (nicht normalen) Schweißausbrüchen kommen. Man könnte sagen, der Temperaturregler des Körpers »spielt verrückt«. Bei Kreislaufstörungen bricht kalter Schweiß aus, bei erschöpfenden Krankheiten (wie der Tuberkulose) treten oftmals stark schwächende Schweißausbrüche auf. Der Schweiß dient zusätzlich der Entgiftung. Stark riechende Schweiße deuten auf Reinigungsprozesse des Körpers hin.

So finden Sie Ihr Mittel

Sie schwitzen schon bei geringer Anstrengung

China D6 ● **Reichliches Schwitzen und nervöse Überreiztheit.** Die Beschwerden kommen regelmäßig wieder (beispielsweise jeden Tag zur gleichen Zeit); oftmals aufgetriebener Bauch; Essen, Schlaf und Ruhe bessern nicht. Sie sind überempfindlich gegen Geräusche, Licht, Berührung. *Bewährtes Mittel bei Schwäche und Schwitzen nach erschöpfenden Krankheiten oder nach Flüssigkeitsverlust.*

Sepia D12 ● **Hormonelle Störungen.** Sie fühlen sich erschöpft und völlig ausgelaugt, schwitzen bei Aufregung und Ärger; oft übelriechender Schweiß unter den Achseln und Abneigung und Gleichgültigkeit gegenüber Familie, Partner und Arbeit; Sie sind reizbar, aber auch von weinerlicher Stimmung; Sie frieren leicht und haben kalte Hände und kalte Füße; kräftige Bewegung tut Ihnen gut. Bewährt bei hormonellen Störungen, vor allem in den Wechseljahren.

Kalium carbonicum D12 ● **Ausgeprägte Schwäche und Rückenschmerzen.** Sie haben das Bedürfnis, sich hinzulegen oder anzulehnen; *Sie können sich kaum auf den Beinen halten;* starke Empfindlichkeit gegen Kälte und Luftzug; große Erkältungsneigung; Bisweilen auch Herzstechen. > Verbesserung: durch Wärme.

Mercurius solubulis D12 ● **Reichlich Nachtschweiß, der die Wäsche gelb färbt.** *Der Schweiß ist klebrig, eventuell übelriechend;* Sie frieren nachts im Bett; weder Wärme noch Kälte werden gut vertragen; Meist besteht *reichlich Speichelfluß* und übler Mundgeruch.

Innere und äußere Kälte, Kreislaufschwäche und kalter Schweiß

Veratrum album D6 ● **Kreislaufbeschwerden (wie Kollaps) mit kalter, blasser Haut.** Trotz der Kälte besteht oft Durst und Verlangen *nach kalten Getränken;* eingefallenes Gesicht mit kaltem Schweiß; *Schwächeanfälle beim Aufstehen;* Bewährtes Mittel bei Beschwerden durch niedrigen Blutdruck, nach Durchfall oder Erbrechen. < Verschlimmerung: durch kalte Getränke.

Säuerlich riechender Schweiß

Silicea D12 ● **Eiskalte Füße mit reichlich Fußschweiß, der die Zehen wund macht.** Der *Schweiß tritt vor allem nachts und besonders am Kopf auf; Sie fangen zu schwitzen an, sobald Sie eingeschlafen sind* (Pulsatilla Seite 161); Sie sind sehr verfroren, *werden selbst im Bett nicht warm;* große Erkältungsneigung; oft bei feinen, zaghaften Menschen mit mangelndem Selbstvertrauen, die sehr gewissenhaft, aber auch recht eigenwillig und stur sein können. > Verbesserung: durch Wärme, warmes Einhüllen

● **Nur einzelne Stellen schwitzen.** *Schweiß tritt vor allem nachts (häufig am Hinterkopf) auf*; oft nur an Händen, Kopf, Füßen, Brust; tagsüber *kalte feuchte Füße; nachts strecken Sie dann die zu warmen Füße aus dem Bett* (Sulfur unten); Kälte wird nicht vertragen, deshalb erkälten Sie sich leicht; oft besteht eine *Abneigung gegen Milch und ein Verlangen nach Eiern und Süssem.* Bewährtes Mittel bei Kindern mit großem Kopf und bei etwas dicklichen, aufgedunsenen Menschen mit Mangel an Spannkraft, Initiative und rascher Erschöpfbarkeit.

Calcium carbonicum D12

Verschlimmerung durch Bettwärme

● **Übelriechender Fuß-, Achsel- und Körperschweiß.** Unreine Haut; oftmals kalte Füße, die aber im Bett so warm werden, daß Sie sie zur Kühlung aus dem Bett strecken (Calcium carbonicum oben)

Sulfur D12

● **Sie verlangen nach Trost und Zuspruch.** Sie sind weinerlich oder launisch; obwohl Sie frösteln, haben Sie Verlangen nach frischer Luft; Sie können stickige Wärme nicht ertragen, leiden unter starkem nächtlichem Schwitzen, sobald Sie eingeschlafen sind (Silicea Seite 160); unruhiger Schlaf infolge Hitzegefühls; oftmals bestehen Venenleiden, die durch Hitze schlimmer werden.

Pulsatilla D12

Schwindelanfälle

Wenn Kreislaufbeschwerden zu Schwindel (Vertigo) führen, kommt es zu einem Taumeln, das meist beim Aufrichten oder Aufstehen aus dem Liegen oder Bücken auftritt. Oftmals wird einem dann »schwarz vor Augen«, und es tritt ein inneres Unruhegefühl und Zittern auf. Zusätzlich sind Kälte, Blässe, kalter Schweiß bis hin zum Kollaps möglich. Sie fühlen sich dann elend und leiden unter Übelkeit.

✚ Zum Arzt oder Heilpraktiker
• **bei starken oder anhaltenden Schwindelzuständen**
• **bei Schwindel nach Kopfverletzungen.**

Ursachen

Schwindel bei Kreislaufbeschwerden ist entweder durch einen zu niedrigen oder zu hohen Blutdruck bedingt. Bei Flüssigkeitsverlust (Durchfall, zuwenig Trinken, zuviel Schwitzen), bei schwülem Wetter und bei beginnenden Erkrankungen wird der Kreislauf besonders labil. Beim Tubenkatarrh des Mittelohrs (Seite 63) können Ohrgeräusche und Schwindel auftreten. Auch Vergiftungen (etwa durch Alkohol, Lebensmittel, Abgase) lösen Schwindelzustände aus. Die Reisekrankheit ist die bekannteste Form des Innenohrschwindels. Durch eine Irritation des Gleichgewichtsorgans kommt es zum Drehschwindel. Da auch andere Erkrankungen mit Schwindel verbunden sein können, sollten alle länger anhaltenden Schwindelzustände medizinisch abgeklärt werden.

So finden Sie Ihr Mittel

Große Schwäche

Cocculus D6
- **Schlimmer durch Bewegung und Schlafmangel.** Große Erschöpfung und Übelkeit; *Sie müssen sich hinlegen und sich ganz still halten.* Wichtiges Mittel bei *Reiseübelkeit,* vor allem wenn sie *nach Schlafmangel* auftritt.
< Verschlimmerung: *bei jeder Bewegung; beim Aufsitzen aus der Waagerechten;* durch Erschütterung und Lärm.

Kalium phosphoricum D6
- **Geistige Überanstrengung oder erschöpfende Krankheit.** Benommenheit und Unfähigkeit, sich zu konzentrieren oder sich etwas zu merken; Sie sind schläfrig am Tage; es besteht Muskelschwäche, Sie können sich nur mit Mühe auf den Beinen halten.

Zittrige Schwäche in den Beinen

Argentum nitricum D12
- **Angst und Unruhe vor Ereignissen, Höhen- und Tiefenangst.** *Unsicheres Gehen, vor allem im Dunkeln oder beim Schließen der Augen* (Conium unten); Schwindel beim Blick in die Tiefe mit dem Gefühl abzustürzen; aber auch beim Blick nach oben.

Veratrum album D6
- **Kreislaufschwäche und Kälte.** *Kreislaufkollaps durch niedrigen Blutdruck;* es kommt zu einem taumeligen Schwindel mit unsicherem Gehen; Sie können aus Angst umzukippen nicht längere Zeit stehen, müssen sich hinsetzen oder sich bewegen.
> Verbesserung: beim Hinlegen (Cocculus oben); durch warme Getränke.

Conium D12
- **Drehschwindel beim Seitwärtsdrehen des Kopfes.** *Lähmungsartig Schwäche in den Beinen;* Sie müssen den Kopf und die Augen geradehalten und sich visuell im Raum festhalten; es kommt zu einem taumeligen Schwindel mit unsicherem Gehen. Bewährtes Mittel bei geschwächten alten Menschen.
< Verschlimmerung: beim Schließen der Augen (Argentum nitricum oben), beim Seitwärtsdrehen der Augen oder des Kopfes.

Große Übelkeit

Tabacum D12
- **Obwohl Ihnen eiskalt ist, müssen Sie aufgedeckt sein.** Ihnen ist zum Sterben übel; blasses bis gelbgrünes Gesicht; kalter Schweiß; Sie sind zittrig und schwach, *müssen die Augen geschlossen halten;* es können auch Herzbeschwerden bestehen. Bewährtes Mittel bei Reisekrankheit oder Beschwerden nach Tabakmißbrauch. Wer sich an seine erste Zigarette erinnern kann, dem sind die eindrücklichen Symptome von Tabacum sicher

noch geläufig.

< Verschlimmerung: durch Bewegung, Fahren, Öffnen der Augen (Gegensatz zu Argentum nitricum Seite 162, Conium Seite 162) und Wärme.

- **Nur beim Fahren.** Ihnen ist zum Erbrechen übel, aber nur solange sich das Fahrzeug bewegt; kaum Schwäche, nur geringer Schwindel, auch der Appetit ist ungetrübt; auch bei Übelkeit und Schwindel infolge von Abgasen.

  Petroleum D6

- **Vergeblicher Brech- und Würgereiz.** Häufig bestehen Kopfschmerzen (über einem Auge oder im Hinterkopf); Sie sind sehr reizbar, frieren und verlangen nach Wärme. Bewährtes Mittel bei Vergiftungen (Alkohol, Lebensmittel, giftige Dämpfe).

  > Verbesserung: durch Wärme und Trinken.

  Nux vomica D12

Schwindel nach Kopfverletzungen

- Beispielsweise nach Gehirnerschütterung oder Schädelprellung, wenn sich »alles im Kreis dreht«; Sie fallen hin, fühlen sich zerschlagen, das Bett erscheint Ihnen zu hart; Sie behaupten, daß alles »nur halb so schlimm ist«, spielen die Beschwerden herunter. Auf jeden Fall zuerst ärztlich abklären lassen!

  < Verschlimmerung: bei jeder Kopfbewegung, beim Aufsetzen oder Hinlegen, beim Gehen.

  Arnica D12

  ✚ Zum Arzt

Wetterfühligkeit

Manche Menschen leiden schon beim Herannahen eines Wetterwechsels unter heftigen Beschwerden. Dies können Kopfschmerzen, Nervosität, Schwächeanfälle und rheumatische Leiden sein.

✚ Zum Arzt oder Heilpraktiker
• bei starken Beschwerden

Ursachen

Wetterfühligkeit ist keine anerkannte Erkrankung. Aus naturheilkundlicher Sicht zeigt sich darin eine Schwäche des Körpers, die nur unter Belastung hervortritt. Beim »Knochenbarometer« wird dies besonders deutlich: Der Knochen wurde verletzt, ist eigentlich gut geheilt, nur beim Wetterwechsel erinnert er an die noch vorhandene Schwäche.

So finden Sie Ihr Mittel

(Wetterwechsel zu) Feuchtigkeit und Kälte

- **Innere Kälte, als ob Sie sich erkältet haben.** *Folge von Durchnässen und Kaltwerden, von naßkalter Witterung, feuchter Woh*

  Dulcamara D12

nung (Natrium sulfuricum unten) oder *plötzlichem Wechsel von warm nach kalt;* häufig treten dann rheumatische Glieder- oder Kreuzschmerzen auf, aber auch Husten, Blasenbeschwerden oder Durchfall.

Calcium phosphoricum D6
● **Knochen-, Gelenk- und Kopfschmerzen, vor allem bei Wetterwechsel.** Kopfschmerzen durch Bewegung und Bücken; *Schmerzen im Nacken und ziehende Schmerzen in Gelenken und Knochen; ehemals gebrochene Knochen schmerzen;* auch bei kalter Zugluft und während der Schneeschmelze.
< Verschlimmerung: durch jede Anstrengung.
> Verbesserung: durch Essen *(häufig Verlangen nach Geräuchertem, Salzigem oder Speck sowie Abneigung gegen Milch).*

Natrium sulfuricum D6
● **Wasseransammlung im Gewebe.** Rheumatische Beschwerden mit *geschwollenen Gelenken, Durchfall oder lockerem Husten;* asthmatische Beschwerden, die bei *feuchter Kälte,* feuchten Wohnungen (Dulcamara Seite 163) und in See- oder Moorgebieten schlechter werden; Ihnen ist ständig kalt, selbst im Bett.

Rhus toxicodendron D12
● **Rheumatische Beschwerden mit Steifheit, Kribbeln und Taubheit, die sich bei leichter Bewegung bessern.** Berstende Kopfschmerzen, steifer Rücken oder Nacken, reißende Schmerzen in Gesicht, Kiefer und Zähnen (Silicea unten). Wichtiges Mittel *bei Beschwerden durch Kälte, Nässe, Wetterwechsel von warm nach kalt* (oft im Herbst) und nebeliges Wetter.
< Verschlimmerung: in Kälte, Ruhe.
> Verbesserung: durch Wärme, Massagen, leichte Bewegung.

(Wetterwechsel zu) trockener Kälte, Wind und Zugluft

Silicea D12
● **Nachgiebige, zaghafte und unentschlossene Menschen.** Sie haben drückende Kopfschmerzen, die im Nacken beginnen und zu den Augen aufsteigen (Gelsemium Seite 165); Nervenschmerzen in den Augen, in Gesichtsknochen und Zähnen (Rhus toxicodendron oben); *alte Narben schmerzen bei Wetterwechsel; Sie sind sehr gewissenhaft, leicht erschöpft, immer verfroren, können auch sehr eigensinnig sein.*
< Verschlimmerung: durch Lärm, geistige Anstrengung, Kälte, kalten Wind, *Wechsel zu kaltem Wetter;* beim Sprechen, Bücken.
> Verbesserung: durch Wärme, *warmes Einhüllen des Kopfes.*

Hepar sulfuris D12
● **Äußerst empfindlich gegen trockene Kälte und Wind, (feuchte) Wärme bessert.** *Stechende, bohrende* Schmerzen, die durch Kälte unerträglich werden; Kopfschmerzen an der Schläfe, über der Nasenwurzel, *als ob ein Nagel ins Hirn getrieben würde;* leichte Infektanfälligkeit mit Tendenz zu Eiterungen (Mandeln, Nasennebenhöhlen); *sehr reizbarer Mensch* (Nux vomica Seite 165);

< Verschlimmerung: Kopfschmerzen beim Bücken
> Verbesserung: Wärme, *warmes Einhüllen* (Silicea Seite 164), *Kopfdampfbäder und Inhalationen.*

- **Sie sind reizbar und ärgerlich.** Äußerst empfindlich gegen Kälte und Luftzug (Hepar sulfuris Seite 164); *krampfartige Schmerzen im Kreuz, verspannter Nacken;* Nervenschmerzen im Schulter-Nacken-Bereich; *oft hektischer Lebensstil, sitzende Lebensweise und Genuß- oder Arzneimittelmißbrauch; überempfindlich* gegen Gerüche und Geräusche. Besser durch Wärme. Bewährt bei gestreßten Großstadtmenschen und Workaholics.

  Nux vomica D12

- **Rheumatische Beschwerden oder Zahnschmerzen vor Wetterwechsel zu rauhem, windigem, regnerischem Wetter, vor Gewitter und Sturm.** Die Gelenkschmerzen sind schlimmer in der Ruhe, leichte Bewegung bessert (Rhus toxicodendron Seite 164). Bewährtes Mittel bei rheumatischen Beschwerden, die einen Wetterwechsel ankündigen.

  Rhododendron D2

(Wetterwechsel zu) Sonne, Hitze und Föhn

- **Dumpfe Kopfschmerzen mit Hitze- und Völlegefühl sowie Schwindel.** Hitze, *direkte Sonnenbestrahlung und Gewitter werden überhaupt nicht vertragen;* das Gesicht ist entweder gerötet oder bleich gedunsen mit dunklen Augenringen.

  Natrium carbonicum D12

- **Sie vertragen nichts Enges um Hals oder Leib.** *Die Kleidung muß locker sitzen;* der Kopf ist heiß und schwer (der Körper kann kalt sein); die Hitze ist unerträglich; *pochende Kopfschmerzen nach dem Schlafen;* Sie sind sehr angespannt, gereizt, *reden schnell und viel.* Bewährtes Mittel im Klimakterium.
  < Verschlimmerung: bei heißem Wetter, Wetterwechsel von kalt nach warm, Wind und Gewitter; nach dem Schlaf.

  Lachesis D12

- **Großes Bedürfnis nach frischer Luft.** *Warme stickige Luft ertragen Sie nicht,* obwohl Sie leicht frieren; häufig bei nachgiebigen, sanften Menschen, die sehr emotional sind und nach Gesellschaft verlangen.

  Pulsatilla D12

- **Sie fühlen sich müde, benommen, schlapp, apathisch und energielos.** Kopfschmerzen ziehen vom Nacken hoch in die Augen (Silicea Seite 164) oder fühlen sich wie ein enges Band um den Kopf an; oftmals verbunden mit Sehstörungen; *dabei zittrige Schwäche; Sie können die Augenlider vor Schwere kaum aufhalten.* Bewährt bei Föhn, heißem Wetter und Wetterwechsel von kalt nach warm.

  Gelsemium D12

- **Schwindelgefühl bei Föhn.** *Geistige und körperliche Erschöpfung;* Sie fühlen sich kraftlos und können sich schlecht konzentrieren. Bewährt bei schlanken, nervengeschwächten Menschen nach geistiger Überanstrengung oder nach Krankheiten.

  Kalium phosphoricum D6

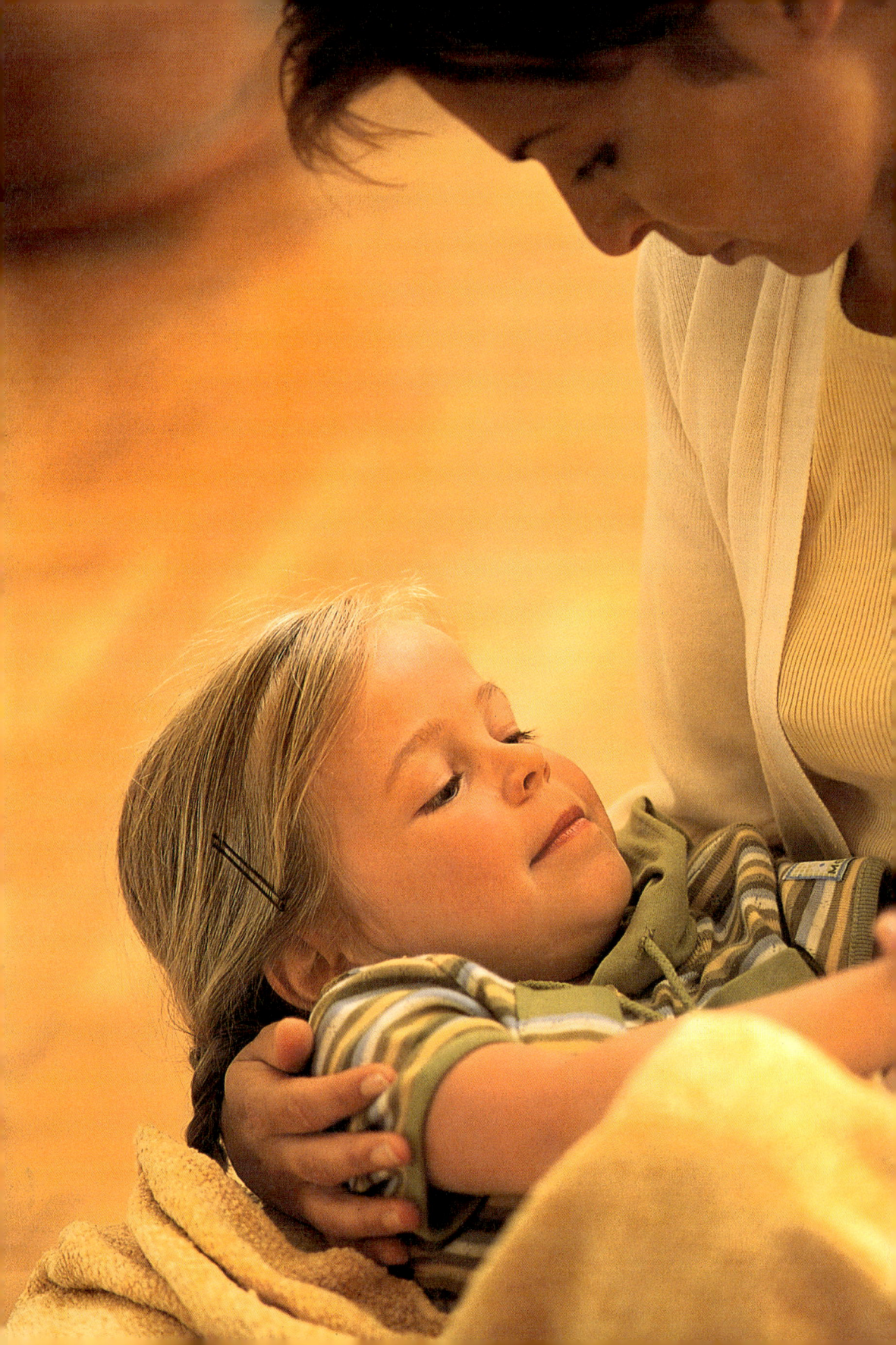

Klassische Kinderkrankheiten

Warum ein Kapitel über Kinderkrankheiten – dagegen gibt es heute doch Impfungen? Da mögliche Nebenwirkungen nicht sicher ausgeschlossen werden können, entschließen sich mehr und mehr Eltern, ihre Kinder nicht impfen zu lassen. Dieser Schritt wird von der konventionellen Medizin verteufelt, von den Impfgegnern auf das heftigste begrüßt.

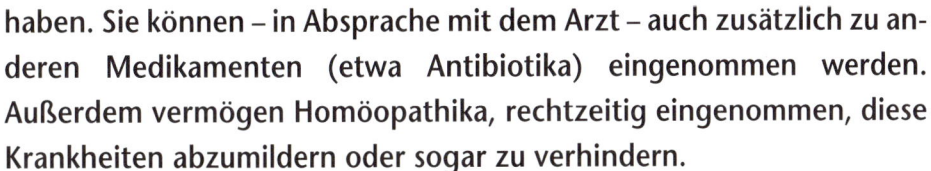

Ohne Impfung, gelegentlich aber auch trotz ihr, wird ein Kind die eine oder andere Kinderkrankheit durchmachen. Im folgenden werden deshalb die klassischen Krankheiten beschrieben und etliche Mittel angeführt, die sich bei ihrer Behandlung bewährt haben. Sie können – in Absprache mit dem Arzt – auch zusätzlich zu anderen Medikamenten (etwa Antibiotika) eingenommen werden. Außerdem vermögen Homöopathika, rechtzeitig eingenommen, diese Krankheiten abzumildern oder sogar zu verhindern.

Impfungen

**✚ Zum Kinderarzt
oder Heilpraktiker**
• bei Verdacht auf
eine der klassi-
schen Kinder-
krankheiten

Eine wachsende Zahl von jungen Müttern fragt sich, ob sie ihre Kinder gegen die klassischen Kinderkrankheiten impfen lassen soll. Dieser Ratgeber will und kann Ihnen eine Entscheidung nicht abnehmen. Impfungen können Nebenwirkungen haben, müssen es aber nicht. Kinderkrankheiten können zu Komplikationen führen, müssen es aber nicht. Lassen Sie sich von Ihrem homöopathisch arbeitenden Arzt oder Heilpraktiker eingehend beraten. Nur so viel sei angemerkt: Durchgemachte Kinderkrankheiten trainieren das Immunsystem und stärken somit gegen zukünftige Infekte. Zudem läßt sich mit schöner Regelmäßigkeit beobachten, daß Kinder nach Kinderkrankheiten einen Sprung in ihrer Entwicklung gemacht haben.

**Wenn Sie gegen
Impfungen sind**

● Wenn Sie sich gegen bestimmte Impfungen entschließen, dann sollten Sie Ihr Kind mindestens in den ersten 6 Lebensmonaten stillen. Dies ist der beste Impfschutz, dem Sie ihm angedeihen lassen können. Zusätzlich sollten Sie Ihr Kind von einem homöopathischen Kinderarzt Ihres Vertrauens betreuen lassen. Er kann durch Konstitutionsmittel (Seite 21) das Immunsystem sowie die körperliche und geistige Entwicklung Ihres Kindes unterstützen. Für den Fall, daß es an einer der klassischen Kinderkrankheiten erkrankt, kann er mit geeigneten Mitteln (Kasten) den Krankheitsverlauf mildern und Komplikationen vermeiden. Der Heilpraktiker darf übrigens diese Infektionskrankheiten nicht behandeln und muß Sie an den Arzt verweisen.

**Wenn Sie für
Impfungen sind**

● Entscheiden Sie sich für eine Impfung, dann achten Sie darauf, ob Ihr Kind vor dem Impftermin gesund und fit ist. Ein geschwächtes oder angegriffenes Immunsystem wird eine Impfung weitaus schlechter »wegstecken« als ein gesundes. Vermeiden Sie Impfungen im Herbst oder Winter, also in der Infekte begünstigenden Jahreszeit.

Wie immer Sie sich entscheiden, bedenken Sie, daß die klassischen Kinderkrankheiten bei Kindern unter 2 Jahren und bei Erwachsenen einen deutlich schwereren und untypischen Verlauf nehmen können. Lassen Sie sich von Ihrem Arzt genau erklären, unter welchen Umständen Sie ihn umgehend verständigen müssen.

Nach jeder überstandenen Kinderkrankheit

**Sulfur C30
1mal 3 Globuli**

● **Sulfur erleichtert die Folgezustände nach Kinderkrankheiten.**
Das Mittel hilft dem Körper, die verbliebenen Gifte (Resttoxine) abzubauen, die das Immunsystem noch belasten können.

Die Behandlung

Bei Kinderkrankheiten gehen Sie zur Mittelfindung auf die gewohnte Weise (Seite 26) vor. Beachten Sie die Aufforderung »Zum Kinderarzt« bei einzelnen Beschwerden.

Homöopathische Nosoden

Ein homöopathisches Mittel, das aus dem Krankheitserreger gewonnen wird, heißt Nosode. Eine Nosode kann, ähnlich wie bei einer Impfung, nur sehr viel milder, zur Vorbeugung eingesetzt werden. Wenn Ihr Kind sich bereits angesteckt hat, kann die frühzeitige Gabe des Mittels den Krankheitsverlauf verkürzen, abmildern, eventuell sogar verhindern. Nosoden werden auch eingesetzt, wenn nach einer Impfung Beschwerden auftreten oder bei Folgezuständen nach Kinderkrankheiten. Die Anwendung geschieht am besten in Absprache mit Ihrem Homöopathen.

Diese Mittel können Sie von einem homöopathischen Kinderarzt bekommen

Keuchhusten

Der Keuchhusten beginnt wie eine normale Erkältung mit Schnupfen, Husten und leichtem Fieber. Nach 1 bis 2 Wochen tritt ein vornehmlich nächtlicher Husten auf, der einfach nicht weichen will. Nun beginnt das richtige Keuchhustenstadium, das bis zu 6 Wochen anhalten kann. Meist nachts kommt es zu den typischen Hustenattacken: Schnell aufeinanderfolgende Hustenstöße rauben dem Kind dabei den Atem, die Einatmung ist pfeifend. Die Kinder bekommen während des Hustens oft zuwenig Luft und laufen rot bis blau an. Anfangs ist der Husten vielleicht noch trocken, dann bildet sich aber ein zäher Schleim, der oft unter Würgen und Erbrechen abgehustet wird. In der anschließenden Krankheitsphase nehmen die Beschwerden innerhalb von Wochen langsam ab. Für Kinder bis zu einem Jahr kann der Keuchhusten sehr gefährlich werden. Komplikationen sind akute Atemnot, Lungen- und Gehirnhautentzündung.

+ Zum Kinderarzt
• **bei Verdacht auf Keuchhusten**

Ursachen

Keuchhusten ist eine bakterielle Infektion. Sie kann deshalb mit Antibiotika behandelt werden. Die Ansteckung erfolgt durch Tröpfcheninfektion (Husten Seite 84). Bis zu 6 Wochen ist die Ansteckungsgefahr sehr hoch. Die Inkubationszeit beträgt 1 bis 2 Wochen.

So finden Sie Ihr Mittel

**Keuchhusten-
Nosode D30
1mal 3 Globuli**

Zur Vorbeugung

● Der Krankheitsverlauf wird abgemildert, verkürzt, eventuell sogar verhindert.

Rotes Gesicht und wenig Schleim

Belladonna D12

● **Trockener bellender Husten mit knallrotem Gesicht.** Beim Hustenanfall hält sich das Kind den Brustkorb mit den Händen und weint; oft sind die Pupillen vergrößert; der Kehlkopf ist berührungsempfindlich; das Kind ist vollblütig (rote Backen, rotes Gesicht, gerötete Augen) und leicht erregbar.
< Verschlechterung: abends, vor Mitternacht; nach dem ersten Schlaf.

**Aconitum D12
im Anfall alle
5 bis 10 Minuten
1 Gabe**

● **Das Kind wacht mit einem erstickenden Hustenanfall auf.** Atemnot und Erstickungsangst; der Husten ist trocken; das Kind ist verängstigt, es hat oft großen Durst auf kaltes Wasser.
< Verschlechterung: nachts, nach Mitternacht.

**Drosera D6
zusätzlich nach
jedem Anfall 1
Gabe**

● **Heftige kurze, bellende Hustenattacken mit dunklem bis blaurotem Gesicht.** Die Adern am Kopf schwellen an; das Kind hat das Gefühl zu ersticken, hält sich den Brustkorb beim Husten; Husten mit Würgen und Erbrechen; zuweilen auch Nasenbluten; das Kind ist nicht erschöpft und erholt sich rasch nach einem Anfall.
< Verschlechterung: um Mitternacht.

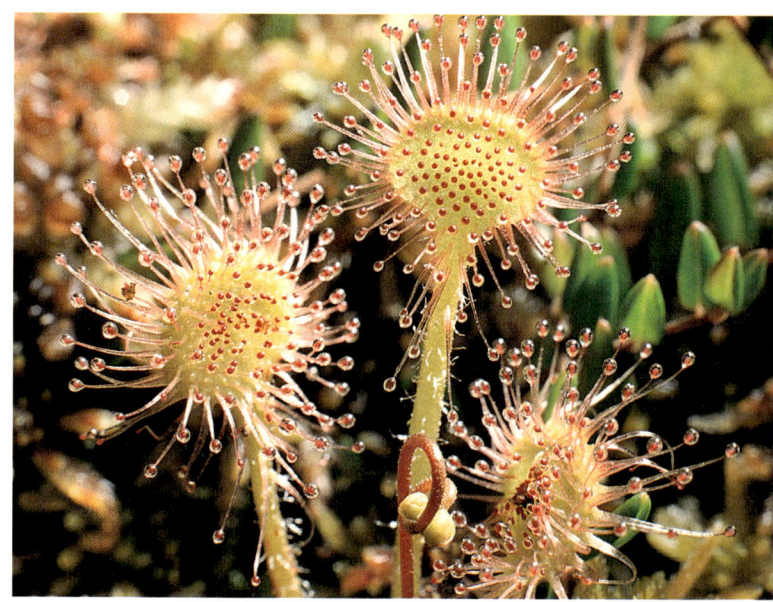

Drosera wird aus Sonnentau, eine fleischfressenden Pflanze, hergestellt.

Rotes Gesicht und reichlich Schleim

- **Dunkelrotes bis bläuliches Gesicht und krampfartiger würgender Husten.** Der Hustenanfall endet mit Abhusten oder Erbrechen von glasigem, zähem Schleim, der Fäden ziehen kann; das Kind wacht oftmals durch den Würgehusten auf; starkes Schleimrasseln in der Brust; typisch ist das Husten beim Zähneputzen; der Husten kommt in regelmäßigen Abständen.
  < Verschlechterung: durch Wärme und warme Getränke.
  > Verbesserung: durch kühle Luft, durch kalte Getränke.

Coccus cacti D6 zusätzlich nach jedem Anfall 1 Gabe

Blasses Gesicht, das beim Husten bläulich anläuft

- **Starkes Verlangen nach frischer Luft.** *Hustenanfälle mit blaßblauem Gesicht, Atemnot*; Kalter Schweiß bricht aus; krampfhafter Husten mit Rasseln und Pfeifen; *am besten wirkt zugefächelte frische Luft*; häufig auch Nasenbluten.
  < Verschlechterung: durch Wärme und stickige Luft (Pulsatilla unten).

Carbo vegetabilis D12

- **Würgender, erstickender Brechhusten.** *Das blasse Gesicht wird im Anfall nur kurz rot, dann bläulich*; Lautes Schleimrasseln in den Bronchien, aber zäher Schleim, der sich kaum abhusten läßt; kalter Schweiß bricht aus; *das Kind würgt und erbricht*, überstreckt sich häufig nach hinten und neigt zum Nasenbluten; es hat dunkle Augenringe und ist nach dem Anfall für eine Weile erschöpft; typisch ist eine saubere Zunge ohne Belag.

Ipecacuanha D6

- **Das blasse, sehr erschöpfte Kind läuft bei lange anhaltenden Hustenanfällen blau an.** Dabei besteht Atemnot; die Hände und Füße sind eiskalt und bläulich; der erschöpfende Hustenanfall endet oft mit Erbrechen; danach ist das Kind sehr geschwächt; häufig treten auch Krämpfe und Zuckungen in Armen oder Beinen auf.
  > Verbesserung: durch kleine Schlucke kaltes Wasser.

Cuprum metallicum D12

Morgendlicher lockerer Schleim (meist gegen Ende der Erkrankung)

- Tagsüber wenig Beschwerden; abends und nachts ein trockener krampfartiger Husten, sobald sich das Kind hinlegt; morgens löst sich der gelbliche Schleim und kann gut abgehustet werden. Obwohl das Kind leicht friert, verlangt es nach frischer Luft; meist ist es launisch, weinerlich, möchte Zuspruch und Trost und will nicht allein sein.
  < Verschlechterung: in warmer stickiger Luft; durch feuchte Wärme; abends und nachts; beim Alleinsein.
  > Verbesserung: durch frische Luft, tagsüber, beim Aufsitzen, durch Trost und Zuspruch.

Pulsatilla D12

Masern

✚ Zum Kinderarzt
- **bei Verdacht auf Masern**
- **wenn der Ausschlag sich nicht richtg entwickelt**

Die Masern beginnen mit Müdigkeit und Grippegefühl, gefolgt von einer Erkältung mit Husten, Schnupfen und Halsweh. Typisch ist dabei ein verquollenes Gesicht mit roten, tränenden Augen und starker Lichtempfindlichkeit. Es besteht eine leicht erhöhte Temperatur (bis 38,5 °C). Am zweiten oder dritten Tag bilden sich auf der Wangenschleimhaut kleine weiße Flecken mit rotem Hof. Am dritten Tag sinkt das Fieber wieder, um aber 1 bis 2 Tage später wieder anzusteigen, diesmal auf 39 bis 40 °C. Jetzt wird der typische Masernausschlag sichtbar, der mit kleinen hellroten Flecken im Gesicht und hinter den Ohren beginnt und sich rasch über den ganzen Körper ausbreitet. Die Flecken werden innerhalb von einem Tag braunrot, immer größer und fließen ineinander zusammen. Ausschlag und Fieber halten 3 bis 5 Tage an, dann normalisiert sich die Temperatur, und der Ausschlag verblaßt. Nach den Masern besteht meist eine 3- bis 4wöchige Schwächephase, während der die Kinder recht infektanfällig sind und geschont werden sollen.

> **Der Masern-Ausschlag**
>
> Bei Masern ist es besonders wichtig, daß der Ausschlag richtig herauskommt. Komplikationen (wie Bronchitis, Mittelohr- und Gehirnhautentzündung) werden dadurch meist vermieden. Fiebersenkende Medikamente und Wadenwickel sind aus dem gleichen Grund möglichst zu vermeiden. Homöopathische Mittel, auch solche, die das Fieber regulieren, können dagegen frühzeitig eingenommen werden.

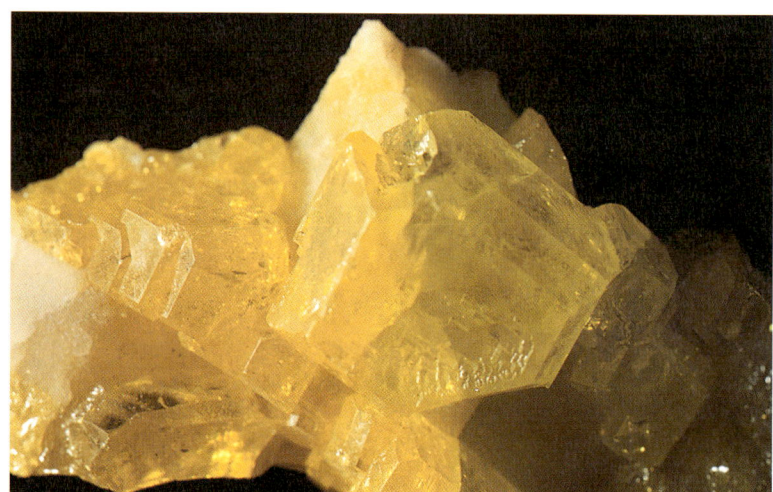

Schwefel (Sulfur) hilft, daß der Masernausschlag richtig herauskommt.

Ursachen

Die Masern sind eine sehr ansteckende Viruserkrankung, die durch Niesen, Sprechen und Spucken übertragen wird (Tröpfcheninfektion). Die Inkubationszeit beträgt etwa 10 Tage. Die Ansteckungsgefahr reicht vom Beginn der Erkrankung bis zum sechsten Tag nach Ausbruch des Ausschlags.

So finden Sie Ihr Mittel

Zur Vorbeugung

- Mit Hilfe der Nosode kann der Krankheitsverlauf abgemildert, verkürzt, die Krankheit eventuell sogar verhindert werden.

Masern-Nosode D30
1mal 3 Globuli

Die wichtigsten Mittel bei Masern

- **Bindehautentzündung mit tränenden Augen und starker Lichtempfindlichkeit.** Die Tränen sind scharf und wund machend; milder Schnupfen; Husten; auch klopfende Kopfschmerzen.
  < Verschlechterung: durch Licht, Fernsehen oder Lesen.
  > Verbesserung: im dunklen Raum.

Euphrasia D6

- **Mittelhohes Fieber (bis 39, 5 °C).** Blaßrotes, fleckiges Gesicht; Schwäche; das Kind bekommt leicht Nasenbluten.

Ferrum phosphoricum D6

- **Verklebte Augen, Fieber und Weinerlichkeit.** Es bildet sich viel Schleim: dicker gelbgrüner Schnupfen und mildes, schleimiges Augensekret; Lippen und Mund sind trocken; das Kind hat aber keinen Durst; es ist anhänglich und weinerlich, verlangt nach frischer Luft.
  < Verschlechterung: nachts; in warmen stickigen Räumen; beim Alleinsein.
  > Verbesserung: durch frische Luft; tagsüber; in Gesellschaft.

Pulsatilla D12

- **Wenn der Ausschlag nicht richtig rauskommt.** Das ungehinderte Auftreten des Ausschlags verhindert Komplikationen (Kasten Seite 172).

Sulfur C30
1mal 3 Globuli

Mumps

Der Mumps, auch Ziegenpeter genannt, ist eine Entzündung der Ohrspeicheldrüsen, die im Kieferwinkel unter den Ohren liegen. In den ersten Tagen besteht ein Grippegefühl mit mäßigem Fieber, Kopf- und Gliederschmerzen. Dann schwillt die Ohrspeicheldrüse an einer Seite an. Die Backe wird dick, das Ohrläppchen steht ab, und das Gesicht wirkt schief. Das Kauen und die Berührung der Schwellung sind schmerzhaft. Es ist schwierig, den Mund zu öffnen. 1 bis 2 Tage spä-

✚ Zum Kinderarzt
- bei Verdacht auf Mumps
- bei Bauchschmerzen oder starken Kopfschmerzen
- bei Schwellung oder Schmerzen der Hoden oder der Brust

ter schwillt auch die andere Seite an. Nach ungefähr 5 Tagen gehen Fieber und Schwellung zurück. Gelegentlich kann es zur Bauchspeicheldrüsen-, Hoden- oder Gehirnhautentzündung kommen. In diesen Fällen umgehend den Arzt verständigen.

Ursachen

Der Mumps ist eine Virusinfektion, die Jungen häufiger als Mädchen befällt. Die Krankheit wird durch Tröpfcheninfektion (Husten, Sprechen, Körperkontakt) übertragen. Die Inkubationszeit beträgt 2 bis 3 Wochen. Die Ansteckungsgefahr beginnt schon 4 Tage vor Ausbruch der Erkrankung und dauert bis zu 3 Wochen an.

So finden Sie Ihr Mittel

Mumps-Nosode D30 1mal 3 Globuli

Zur Vorbeugung
- Der Krankheitsverlauf wird durch die Nosode abgemildert, verkürzt, eventuell sogar verhindert.

Einseitige Schwellung

Belladonna D12
- Rechte Seite ist stärker entzündet und geschwollen. Plötzlicher, heftiger Beginn der Beschwerden mit hohem Fieber; das Kind hat rote Augen und ein rotes Gesicht; häufig trockener Mund. < Verschlechterung: durch Kälte, Berührung, Erschütterung und Kauen.

Rhus toxicodendron D12
- Linke Seite ist stärker entzündet und geschwollen, Kälte verschlechtert. Beim Kauen knackt der Kiefer; die Zungenspitze ist deutlich gerötet; häufig bestehen starke Gliederschmerzen; oft auch Fieberbläschen an den Lippen.

Lachesis D12
- Linke Seite ist stärker entzündet und geschwollen, Wärme und warme Getränke verschlechtern. Einengung und Berührung am Hals werden nicht geduldet; das Kind kann vor Schmerzen kaum schlucken.

Harte geschwollene Drüsen

Phytolacca D12
- Steinharte Schwellung am Ohr, äußere Wärmeanwendungen tun gut. Bei jedem Schlucken ziehen die Schmerzen bis zum Ohr; oft ist der Hals wund und dunkelrot; das Kind fühlt sich zerschlagen und schwach, ist aber unruhig; es hat häufig das Bedürfnis, die Zähne fest zusammenzubeißen. < Verschlechterung: durch Nässe und Kälte, warme Getränke.

Barium carbonicum D12
- Auch andere Drüsen und die Lymphknoten sind schmerzhaft verhärtet. *Sehr trockener Mund*; die Mandeln sind vergrößert und oft entzündet; diese Kinder erkälten sich häufig.

Starke Speichelbildung

- **Heftiges Schwitzen.** Das Kind schwitzt am ganzen Körper und hat den Mund voller Speichel.

Jaborandi D6

- **Übelriechender Mundgeruch.** Schlechter Geschmack im Mund und nächtliches Schwitzen; der Schweiß riecht unangenehm und kann die Wäsche gelb färben; weder Hitze noch Kälte werden vertragen.

Mercurius solubilis D12

Sehr anhängliche, weinerliche Kinder

- *Verlangen nach Trost und Zuwendung;* oft nur wenig Schmerzen; während des Fiebers nur wenig Durst; Wärme wird nicht vertragen; die Kinder fühlen sich tagsüber wesentlich besser als nachts; es besteht *Verlangen nach frischer Luft.* Bei Schmerzen und Schwellung in den Hoden oder in der Brust sofort zum Arzt!

Pulsatilla D12

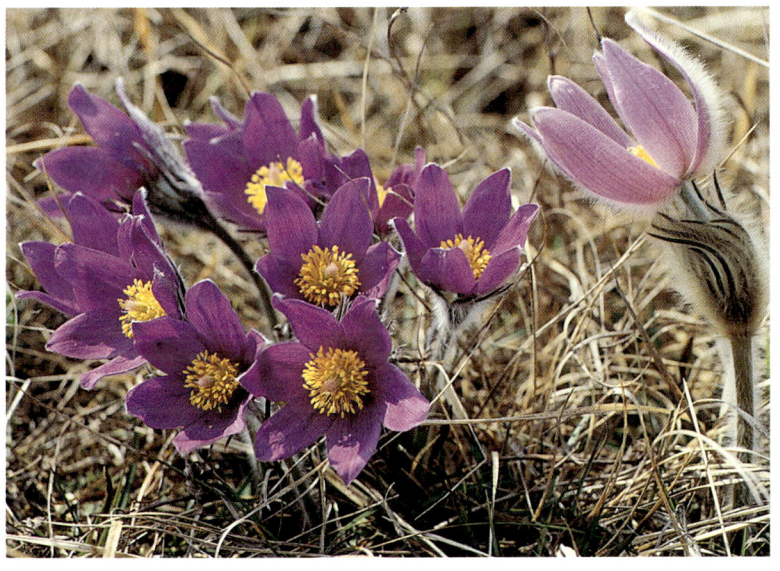

Die Küchenschelle (Pulsatilla) eignet sich für sehr anhängliche, weinerliche Kinder.

Röteln

Die Röteln beginnen mit Erkältungssymptomen wie Schnupfen, rauhem Hals und leichtem Fieber. Typisch ist dabei, daß die Lymphknoten am Hals, hinter den Ohren und im Nacken anschwellen und druckschmerzhaft sind. Während der gesamten Erkrankung besteht meist ein nur leichtes Krankheitsgefühl. Zwei Tage nach Beginn der Beschwerden treten die ersten kleinen rosa Flecken im Gesicht, hinter den Ohren (wie bei Masern) oder auf der Brust auf und breiten sich über den ganzen Körper bis zu den Beinen aus. Die Flecken sind et

✚ Zum Kinderarzt
- **bei Verdacht auf Röteln**
- **bei starken Gelenk- oder Kopfschmerzen**

was kleiner als bei den Masern und größer als beim Scharlach. Der Ausschlag klingt nach 2 bis 3 Tagen ab. Krankheit und Ansteckungsgefahr sind dann vorüber. Nur gelegentlich kommt es zu Ohren- und Halsschmerzen, sehr selten sind Gelenk- und Hirnhautentzündungen.

> **Röteln – Gefahr während der Schwangerschaft**
>
> In den ersten 3 Monaten der Schwangerschaft kann eine Röteninfektion zu schweren Schädigungen des Embryos führen. Schwangere Frauen, die noch nie an Röteln erkrankt waren oder nicht geimpft sind, dürfen daher nicht mit der Infektionskrankheit in Berührung kommen. An Röteln erkrankte Kinder deshalb zu Hause behalten.

Ursachen

Die Röteln werden durch den Rubi-Virus verursacht. Man steckt sich durch Tröpfcheninfektion (Sprechen, Husten, Niesen) an. Die Inkubationszeit beträgt 2 bis 3 Wochen. Ansteckend sind die Röteln 1 Woche vor bis 1 Woche nach dem Ausschlag.

So finden Sie Ihr Mittel

Die wichtigsten Mittel bei Röteln

Ferrum phosphoricum D12
- Leichtes bis mittelhohes Fieber (bis 39,5 °C). Bewährtes Mittel bei Röteln.

Apis D12
- Stechende Schmerzen, warme Umschläge sind unangenehm. Sehr druckempfindliche Lymphknoten; kühle Umschläge verbessern.

Belladonna D12
- Klopfende Schmerzen, kalte Umschläge sind unangenehm. Warme Anwendungen verbessern; meist vollblütige Kinder (mit roten Backen, rotem Gesicht, geröteten Augen); rascher, heftiger Beginn der Infektion.

Barium carbonicum D12
- Harte Lymphknoten. Große Empfindlichkeit gegen feuchte Kälte und Luftzug; das Kind neigt zu Erkältungen und Lymphknotenverhärtungen; die Mandeln sind oftmals vergrößert und deutlich sichtbar entzündet.

Scharlach

✚ **Zum Kinderarzt**
- **bei Verdacht auf Scharlach**

Eine typische Scharlacherkrankung beginnt plötzlich mit hohem Fieber (bis zu 39,5 °C), Hals-, Kopf- und Gliederschmerzen. Auch Übelkeit, Erbrechen und Durchfall können auftreten. Charakteristisch ist eine Mandelentzündung mit starken Halsschmerzen und einem »knallroten« Rachen. Schon am zweiten Tag kommt der Scharlach-Ausschlag heraus: Auf der schon geröteten Haut treten kleine rosa-rote Flecken zuerst am Hals und an der Brust auf und breiten sich dann über den ganzen Körper aus. Eigen ist dabei, daß die Partie um Kinn und Lippen, wie ein Milchbart, vom Ausschlag ausgespart bleibt und im geröteten Gesicht blaß erscheint. Nach 2 bis 3 Tagen sinkt das Fieber langsam wieder und der Ausschlag verblaßt. Die Zunge ist anfangs weiß belegt, dann treten rote Punkte auf (Erdbeerzunge), schließlich wird sie himbeerrot. Nach einer Woche ist die Temperatur wieder normal, der Ausschlag verschwunden. Es gibt viele untypische und milde Verläufe der Krankheit, ein Ausschlag muß nicht immer auftreten. Nach 3 bis 4 Wochen kommt es in jedem Fall zu einer Abschuppung von Handflächen und Fußsohlen. Mittelohrentzündung, Nieren- oder Herzerkrankungen und Rheuma können gelegentlich als Komplikationen auftreten.

Ursachen

Der Scharlach ist eine ansteckende bakterielle Erkrankung und wird daher schulmedizinisch in aller Regel antibiotisch behandelt. Die Ansteckung erfolgt durch Husten, Sprechen oder Körperkontakt (Tröpfcheninfektion). Kinder zwischen 3 und 10 Jahren sind am meisten gefährdet. Die Inkubationszeit beträgt nur 3 bis 6 Tage. Scharlach ist vom Ausbruch des Ausschlags an ansteckend und bleibt dies bei einer schulmedizinischen Antibiotikatherapie 8 Tage, ansonsten 6 Wochen.

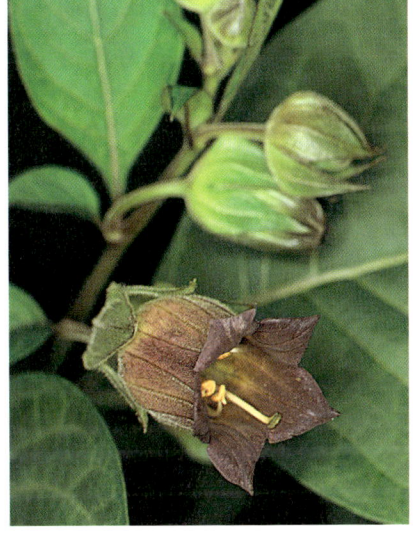

Belladonna (Tollkirsche) zur Vorbeugung bei Scharlach

So finden Sie Ihr Mittel

Zur Vorbeugung

● Der Krankheitsverlauf wird bei rechtzeitiger Einnahme dieses Mittels abgemildert, verkürzt und eventuell sogar verhindert.

**Belladonna C30
1mal täglich
3 Globuli über
3 Tage**

Wichtigstes homöopathisches Mittel

● Plötzlicher Beginn der Erkrankung mit hohem Fieber und heißem roten Gesicht; starke Halsschmerzen mit leuchtend rotem Rachen und knallroter Zunge; klopfende Empfindungen; tomatenroter Hautausschlag.
< Verschlechterung: nachmittags und abends; durch Kälte und kalte Getränke.

Belladonna D12

Windpocken

✚ Zum Kinderarzt
- **bei Verdacht auf Windpocken**
- **bei eitrigem Ausschlag**

Meist beginnen die Windpocken mit leichtem Fieber. Am nächsten Tag schon kommt es zu einem linsengroßen roten Ausschlag, der am Kopf und im Gesicht beginnt und sich über den ganzen Körper ausbreiten kann. Innerhalb weniger Stunden entstehen dann kleine Knötchen, die sich etwas später in wäßrige Bläschen verwandeln. Diese verkrusten innerhalb von 1 bis 2 Tagen und fallen schließlich nach ungefähr 2 Wochen ab. Der Ausschlag kommt schubweise und juckt oft stark. Das Aufkratzen der Bläschen sollte verhindert werden, um eine Entzündung und spätere Narbenbildung zu vermeiden. Die Windpocken verlaufen in aller Regel ohne Komplikationen.

Ursachen

Die Windpocken sind eine hochansteckende Viruserkrankung. Die Ansteckung erfolgt durch Tröpfcheninfektion, durch direkten Kontakt und durch die Luft, daher der Name »Wind«pocken. Die Inkubationszeit beträgt 2 bis 3 Wochen. Die Ansteckungsgefahr beginnt einen Tag vor Ausbruch des Ausschlags und hält eine Woche an.

So finden Sie Ihr Mittel

Gegen den Juckreiz

Rhus toxico-dendron D12

● Stark juckende oder brennende Bläschen; starke Unruhe, vor allem nachts; das Kind dreht sich hin und her, kann nicht schlafen und möchte sich andauernd kratzen; aufgekratzte Bläschen fangen rasch zu eitern an. Bewährtes Mittel gegen den Juckreiz.

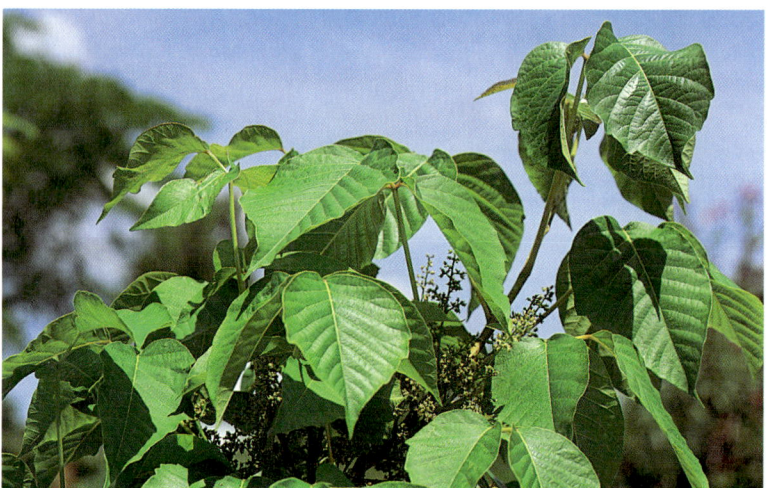

Der Giftsumach (Rhus toxico-dendron) aus Amerika hilft bei Juckreiz.

Häufige Beschwerden und ihre wichtigsten Mittel

Beschwerde	Mittel und Seitenangabe der Beschreibung
Angst und Schreck	Aconitum (S. 55), Arsenicum (S. 55), Phosporus (S. 61)
Ärger und Zorn	Chamomilla (S. 57), Bryonia (S. 56), Nux vomica (S. 60)
Beschwerden durchs Wetter	Rhododendron (S. 165), Dulcamara (S. 163), Natrium sulfuricum (S. 164)
Blähungen	China (S. 101), Carbo vegetabilis (S. 101), Lycopodium (S. 101)
Blasenentzündung	Cantharis (S. 112), Belladonna (S. 112), Dulcamara (S. 112)
Durchfall	Arsenicum (S. 103), Veratrum (S. 104), Podophyllum (S. 105)
Erkältung	Aconitum (S. 136), Nux vomica (S. 137), Gelsemium (S. 136)
Fieber	Aconitum (S. 136), Belladonna (S. 136), Ferrum phosphoricum (S. 136)
geistige Erschöpfung	Acidum phosporicum (S. 141), Kalium phosphoricum (S. 142), Cocculus (S. 142)
Grippe	Bryonia (S. 136), Gelsemium (S. 136), Eupatorium (S. 137)
Heiserkeit	Arum triphyllum (S. 82), Causticum (S. 83), Phosporus (S. 83)
Heuschnupfen	Galphimia (S. 74), Sabadilla (S. 75), Luffa (S. 74)
Hexenschuß	Arnica (S. 125), Nux vomica (S. 125), Rhus toxicodendron (S. 125)
Husten, feucht	Antimonium tartaricum (S. 87), Ipecacuanha (S. 87), Coccus cacti (S. 87)
Husten, trocken	Bryonia (S. 85), Rumex (S. 86), Spongia (S. 86), Drosera (S. 86)
Ischias	Colocynthis (S. 125), Magnesium phosphoricum (S. 126), Bryonia (S. 125)
Krämpfe und Koliken	Colocynthis (S. 94), Cuprum (S. 92), Magnesium phosphoricum (S. 94).
Kreislaufschwäche	Veratrum album (S. 162), Tabacum (S. 98)
Mandelentzündung	Belladonna (S. 80), Phytolacca (S. 80), Mercurius solubilis (S. 80)
Ohrenschmerzen	Belladonna (S. 65), Ferrum phosphoricum (S. 64), Pulsatilla (S. 64)
Reiseübelkeit	Cocculus (S. 98), Tabacum (S. 98), Petroleum (S. 98)
Schlafstörungen	Coffea (S. 159), Ambra (S. 157), Cocculus (S. 158)
Schmerzen	Aconitum (S. 78), Chamomilla (S. 77), Coffea (S. 78)
Schmerzhafte Periode	Magnesium phosphoricum (S. 117), Chamomilla (S. 117), Colocynthis (S. 118)
Schnupfen	Allium cepa (S. 70), Luffa (S. 69), Kalium bichromicum (S. 71)
Schwäche	Arsenicum (S. 141), Kalium phosphoricum (S. 142), China (S. 141)
Schwindel	Cocculus (S. 162), Conium (S. 162), Argentum nitricum (S. 162)
Sehnenscheidenentzündung	Arnica (S. 128), Ruta (S. 129), Bryonia (S. 128), Rhus toxicodendron (S. 129)
Stimmungsschwankungen	Lachesis (S. 148), Pulsatilla (S. 148), Ignatia (S. 147)
Übelkeit	Nux vomica (S. 96), Ipecacuanha (S. 97), Colchicum (S. 97)
Unruhe	Aconitum (S. 153), Arsenicum (S. 153), Rhus toxicodendron (S. 153), Zincum (S. 153)
Verletzungen	Arnica (S. 41), Rescue Remedy (Notfalltropfen, S. 41)
Verstopfung	Alumina (S. 107), Nux vomica (S. 108), Opium (S. 107)
Wechseljahre-Beschwerden	Lachesis (S. 120), Natrium muriaticum (S. 121), Sepia (S. 121)

Service-Teil

Dieses Buch möchte Ihnen den Einsatz homöopathischer Medikamente auf allen Ebenen erleichtern und Ihnen vor allem auch den schnellen Zugang dazu ermöglichen. Aus diesem Grund finden Sie hier kurze Antworten auf einige wichtige Fragen, die im alltäglichen Umgang mit homöopathischen Mitteln auftauchen können. Die Zusammenstellung von Adressen und Literaturhinweisen kann Ihnen bei der Suche nach Behandlern, Interessengemeinschaften, Bezugsquellen und weiterführenden Informationen zu bestimmten Themen hilfreich sein.

Wichtige Fragen kurz beantwortet

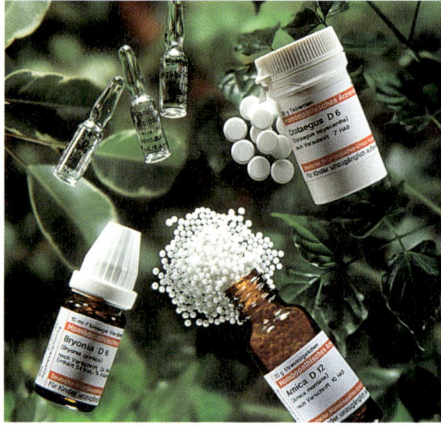

Darreichungsformen homöopathischer Mittel

Haben homöopathische Mittel Nebenwirkungen?

▶ Nein, Homöopathika besitzen keine Nebenwirkungen im üblichen Sinne. Die einzige Reaktion, die an eine Nebenwirkung erinnert, ist die Erstreaktion oder Erstverschlimmerung, in der die Beschwerden sich kurzfristig verschlechtern, bevor die Besserung eintritt (Seite 22).

Können Wechselwirkungen mit herkömmlichen Medikamenten auftreten?

▶ Nein, bei den in diesem Buch aufgeführten Mitteln in den empfohlenen Potenzen D12 oder D6 treten keine Wechselwirkungen auf.

Können homöopathische Mittel zusammen mit herkömmlichen Medikamenten eingenommen werden?

▶ Generell ist das möglich. In einigen Fällen können sich homöopathische Mittel mit herkömmlichen Medikamenten sogar zu einer sinnvollen Therapie ergänzen. Beispielsweise kann zu einem ärztlich verordneten Antibiotikum, das (nur) die Bakterien abtötet, ein Homöopathikum gegeben werden, mit dem das Immunsystem wieder gestärkt wird. Niemals dürfen Sie aber eigenmächtig, ohne Absprache mit Ihrem Arzt, ein ärztlich verordnetes Medikament absetzen! Bei einfachen Beschwerden und leichteren Erkrankungen reicht normalerweise die homöopathische Behandlung völlig aus.

Kann mir ein nicht richtig gewähltes Mittel schaden?

▶ Nein, die Einnahme eines falschen Mittels kann Ihnen (bei den in diesem Buch aufgeführten Mitteln und empfohlenen Potenzen) nicht schaden. Das falsche Mittel wird aber auch nicht helfen!

Was mache ich, wenn keines der im Buch aufgeführten Mittelbilder so recht zu meinen Beschwerden paßt?

▶ Dies kann schon einmal passieren. Da die Homöopathie heute weit mehr als 2000 Mittel kennt, liegt es in der Natur der Sache, daß in diesem Ratgeber nur die gebräuchlichsten Mittel bei einer Beschwerde aufgeführt sind. Diese helfen meist, müssen es aber nicht immer. Sie können es mit dem ähnlichsten Mittel probieren. Hilft dies nicht oder haben Sie Symptome, die zu keinem der beschriebenen Mittel passen, sprechen Sie bitte mit Ihrem homöopathisch arbeitenden Arzt oder Heilpraktiker.

Ich stehe gerade unter einer Konstitutionsbehandlung bei meinem Homöopathen oder Heilpraktiker. Kann ich zusätzlich weitere homöopathische Mittel einnehmen?

▶ Dies sollten Sie bitte mit Ihrem Behandler abklären. Er kann am besten entscheiden, ob und in welchem Fall eine Einnahme von zusätzlichen Homöopathika angebracht ist.

Wie lange muß ich ein Mittel ungefähr einnehmen, bis sich eine Besserung einstellt?

▶ Dies kommt auf den Zustand Ihrer Beschwerden an. Je akuter der Zustand, desto rascher sollte das Mittel helfen, je chronischer die Beschwerden, desto länger kann es dauern. Für mehr Information: Seite 22.

Service-Teil

Kann ich ein Mittel nach dem anderen nehmen, bis ich das richtige gefunden habe?

▶ Nein, so sollten Sie nicht vorgehen. Durch die Einnahme vieler verschiedener Mittel kann die Symptomatik ihrer Beschwerden so verschleiert werden, daß selbst ein professioneller Behandler das richtige Mittel nicht mehr finden kann. Sprechen Sie spätestens nach dem dritten Mittel mit Ihrem Homöopathen.

Homöopathische Hausapotheke

Um für die Behandlung plötzlich auftretender Beschwerden gerüstet zu sein, sollten Sie sich eine Tasche mit den wichtigsten homöopathischen Mitteln zusammenstellen. Eine solche Apotheke benötigt nicht viel Platz: Etwa 60 Mittel, als Globuli in Glasröhrchen abgefüllt, haben in einem Ledertäschchen Platz. Damit haben Sie – für zu Hause, unterwegs und auf Reisen – praktisch alle wichtigen Mittel schnell zur Hand. Homöopathische Apotheken gibt es schon fertig gefüllt. Meist können Sie dann auf ihre Zusammenstellung keinen Einfluß nehmen. Sie erhalten jedoch auch Taschen und Glasröhrchen im Fachhandel (Adressen Seite 185). Ich möchte Ihnen hier 3 unterschiedlich umfangreiche Versionen vorstellen, die aufeinander aufbauen, sich ergänzen und – bei kleinem Budget – stufenweise erworben werden können.

- **Die Minitasche (15 Mittel).** In der homöopathischen Minitasche sind die wichtigsten Mittel zur Behandlung kleinerer Verletzungen und Notfälle zusammengefaßt. Ob für den Kinderspielplatz, fürs Handschuhfach im Auto oder im Erste-Hilfe-Schränkchen, diese Mittel sollten Sie unbedingt haben (Seite 183).

- **Die Standardtasche (30 Mittel).** Die Standardtasche umfaßt den Inhalt der Minitasche und weitere 15 Mittel. Damit haben Sie die notwendigsten Mittel, die in eine homöopathische Hausapotheke gehören. Die meisten leichteren Beschwerden und Erkrankungen lassen sich mit diesen Mitteln behandeln.

- **Die Taschenapotheke (60 Mittel).** Diese Tasche enthält die Mittel aus Minitasche und Standardtasche sowie weitere 30 Mittel. Damit haben Sie die 60 am häufigsten verwendeten Homöopatika in einer Tasche übersichtlich zusammengefaßt. Mit ihnen können Sie einen Großteil der alltäglichen Beschwerden behandeln. Auch die gängigsten Konstitutionsmittel sind enthalten.

- **Zusätzliche Mittel.** In jede der Taschen gehören hinein: Rescue Remedy (Notfall-Tropfen), Rescue-Remedy-Salbe und Calendula-Salbe. Zusätzlich gehören in die Taschenapotheke: Okoubaka D2 Globuli/Tabletten in größerer Menge (10 bis 20g) sowie die von Ihrem Homöopathen oder Heilpratiker verordneten Mittel, beispielsweise Ihr Konstitutions- oder ihr Herzmittel.

Die Minitasche

1. Aconitum D12	Fieber, Erkältung, Entzündung, Neuralgie, Angst, Panik	9. Chamomilla D12	Schmerzen, Zahnungsbeschwerden, Gereiztheit, Ärger
2. Allium cepa D6	Erkältung, Schnupfen, Bindehautreizung	10. Gelsemium D12	Erkältung, Kopfschmerzen, Angst, Aufregung
3. Apis D12	Insektenstiche, Entzündung, Halsschmerzen	11. Hypericum D12	Nervenverletzung, Wirbelsäulenprellung
4. Arnica D12	Verletzungen, Bluterguß, Wunden, Muskelkater	12. Nux vomica D12	Erkältung, Verdauungsstörungen, Kopf- und Gliederschmerzen, Gereiztheit
5. Arsenicum album D12	Durchfall, Erbrechen, Erkältung, Schwäche, Angst	13. Pulsatilla D12	Erkältung, Verdauungsbeschwerden, Kopfschmerzen, Frauenleiden
6. Belladonna D12	Fieber, Entzündung, Erkältung, Kopfschmerzen	14. Rhus toxidendron D12	Erkältung, Gliederschmerzen, Zerrung
7. Bryonia D12	Erkältung, Husten, Kopf- und Gliederschmerzen, Verdauungsbeschwerden	15. Ruta D6	Muskel-, Sehnen- und Knochenverletzungen, Überanstrengung der Augen
8. Cantharis D12	Verbrennung, Sonnenbrand, Harnwegsreizung		

Die Standardtasche

16. Carbo vegetabilis D12	Verdauungsbeschwerden, Schwäche	24. Ipecacuanha D6	Husten, Erbrechen
17. Colocynthis D6	krampfartige Schmerzen, Verdauungsbeschwerden	25. Kalium bichromicum D12	Kopfschmerzen, Schnupfen, Nasennebenhöhlenentzündung
18. Cuprum metallicum D12	Husten, Krämpfe, Verdauungsbeschwerden	26. Magnesium phosphoricum D12	Krämpfe, Bauchschmerzen, schmerzhafte Periode
19. Eupatorium D12	Erkältung, Kopf- und Gliederschmerzen	27. Mercurius solubilis D12	Erkältung, Schnupfen, Eiterung, Halsschmerzen
20. Euphrasia D6	Bindehautreizung, Erkältung, Husten	28. Phosphorus D12	Angst, Schwäche, Kopfschmerzen, Nasenbluten, Husten
21. Ferrum phosphoricum D6	Fieber, Erkältung, Entzündung	29. Symphytum D6	Knochenverletzung, Knochenbruch, Augenverletzungen
22. Hepar sulfuris D12	Erkältung, Halsschmerzen, Husten, Schnupfen, Eiterungen	30. Veratrum album D6	Schwäche, Durchfall, Erbrechen
23. Ignatia D12	Verdauungsstörungen, Kummer, Trauer, Hysterie		

Service-Teil

Die Taschenapotheke

31. Acidum phosphoricum D6	Erschöpfung	**46. Lachesis D12**	Entzündung, Halsschmerzen, Wechseljahre-Beschwerden
32. Antimonium crudum D12	Verdauungsstörungen	**47. Ledum D6**	Insektenstiche, Augenverletzung, Stichwunden
33. Argentum nitricum D12	Nervosität, Erwartungsangst, Blähungen	**48. Luffa D6**	Schnupfen
34. Calcium carbonicum D12	verzögerte Entwickung, Zahnung	**49. Lycopodium D12**	Blähungen, Verdauungsstörungen
35. Calcium phosphoricum D6	verzögerte Entwicklung, Zahnung, Verdauungsbeschwerden, Kopfschmerzen, Knochenbrüche, Osteoporose	**50. Natrium muriaticum D12**	Kopfschmerzen, Kummer, Hautprobleme, Schnupfen
36. Causticum D12	Blasenschwäche, Husten	**51. Opium D12**	Schock, Verstopfung
37. China D6	Verdauungsstörungen, Schwäche	**52. Phytolacca D12**	Halsschmerzen, Gelenkbeschwerden
38. Cimicifuga D12	Angst, Verzweiflung, Depression, Kopfschmerzen, Nackenschmerzen	**53. Rumex D6**	Husten
39. Cocculus D6	Schwäche, Schwindel, Reiseübelkeit, Schlafstörungen	**54. Sepia D12**	hormonelle Störungen, Hautprobleme, Verdauungsstörungen
40. Coffea D12	Unruhe, Schmerzen, Schlafstörungen	**55. Silicea D12**	Erkältung, Kopfschmerzen, Haut- und Nagelstörungen, Nasennebenhöhlenentzündung
41. Conium D12	Schwindel, Schwäche	**56. Spongia D6**	Husten, Heiserkeit
42. Dulcamara D12	Erkältung, Blasenbeschwerden	**57. Staphysagria D12**	Schnittwunden, Gerstenkorn, unterdrückte Emotionen
43. Graphites D12	Verstopfung, Haut- und Nagelstörungen	**58. Sulfur D6**	Husten, Hautprobleme (wie trockene Ekzeme, Akne, Furunkel), Verdauungsstörungen (wie Durchfall, Verstopfung)
44. Hamamelis D6	Hämorrhoiden, Krampfadern, Nasenbluten	**59. Tabacum D12**	Übelkeit, Schwindel
45. Kalium phosphoricum D6	nervöse Schwäche, Schwindel, Heiserkeit	**60. Thuja D12**	Warzen, Nagelstörungen

Adressen, die weiterhelfen

Homöopathie

Unter den folgenden Adressen erhalten Sie Auskunft über homöopathisch ausgerichtete Ärzte und Heilpraktiker in Ihrer Nähe.

Deutschland

Deutsche Gesellschaft für Klassische Homöopathie (DGKH), Grundvigtstr. 39, 33330 Gütersloh

Deutscher Zentralverein Homöopathischer Ärzte, c/o Dr. Heinrich Kuhn, Alte Steige 3, 72213 Altensteig

Fachverband Deutscher Heilpraktiker, Maarweg 10, 53123 Bonn

Homöopathie-Forum, Organisation klassisch homöopathisch arbeitender Heilpraktiker e.V., Grubmühler Feldstr. 14a, 82131 Gauting bei München

Österreich

Ärztegesellschaft für Klassische Homöopathie, Dr. Dietmar Payrhuber, Griesgasse 2, A-5020 Salzburg

Schweiz

Homöopathischer Ärzteverein, Termer Weg 21, CH 3900 Brig-Gils
Verband Klassischer Homöopathen, Postfach 625, CH 8030 Zürich

Ledertaschen und Glasröhrchen

Agentur Gegko, R. Yap, Adlerweg 5, 86368 Gersthofen
E-Mail: gegko@yap.de
Webseite: www.taschenapotheken.de
Preisgünstige Ledertaschen samt Zubehör. Damit können Sie sich Ihre Taschenapotheke selbst zusammenstellen und abfüllen. Auf Anfrage nennt Gegko Ihnen auch eine der Agentur bekannte und Ihnen am nächsten gelegene Apotheke, welche diese Taschen bereits mit homöopathischen Globuli bestückt anbietet.

Bücher, die weiterhelfen

Homöopathie

Dorcsi, Mathias: Homöopathie heute. rororo Verlag, Hamburg
Ein praktisches Taschenbuch, das nicht nur einen schönen geschichtlichen Überblick zur Entstehung der Homöopathie und zum Lebensweg Hahnemanns gibt, sondern auch besonders deutlich auf die homöopathische Behandlungsweise eingeht.

Gauß, Fritz: Wie finde ich das passende Arzneimittel? Haug Verlag, Heidelberg
Für den Anfänger in der Homöopathie hält das Buch, was der Titel verspricht: Für wichtige Beschwerden werden immer die bewährtesten drei Mittel vorgestellt. Toll sind auch die »50 Grün

de, ein Homöopath zu sein«, ein Brief-
wechsel zwischen einem alten homöopathischen Arzt und einem jungen allopathischen Kollegen.

**Graf, Friedrich: Ganzheitliches Wohl-
befinden - Homöopathie für Frauen.
Herder Verlag, Freiburg**
*Für Frauen, die an der Homöopathie
interessiert sind, bietet dieses Hand-
buch einen tiefen Einblick in die
homöopathischen Behandlungsmög-
lichkeiten von Frauenbeschwerden.
Von der Pubertät über Schwangerschaft bis zu den Wechseljahren, um-
fassend werden Beschwerden jeder Al-
tersstufe behandelt.*

**Handley, Rima: Eine homöopathische
Liebesgeschichte. Beck'sche Reihe,
Beck Verlag, München**
*Beschreibt mit Einfühlungsvermögen
die zweite Ehe Hahnemanns, der mit
80 Jahren eine junge Französin heiratet
und seine letzten Lebensjahre in Paris
verbringt. Handley erzählt von den beiden außergewöhnlichen Persönlichkei-
ten, von ihrer Liebe zueinander und
zur Homöopathie. Kein Sach-, ein Le-
sebuch!*

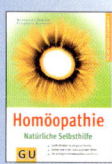
**Pahlow, Manfred /
Buchtala, Elisabeth:
Homöopathie - natürliche
Selbsthilfe. Gräfe und Unzer
Verlag, München (GU Rat-
geber Gesundheit)**
*Komprimierte Einführung in die
Homöopathie; pointierte Darstellung
der wichtigsten homöopathischen Mit-
tel von A–Z; mit einem Wegweiser, der
von der Beschwerde zum Mittel führt.*

**Shepherd, Dorothy: Magic of the
Minimum Dose. Daniel Verlag, Essex**
*Nicht nur ein toller Titel, sondern auch
ein erstklassiges Buch! Die englische
homöopathische Ärztin schwärmt anhand zahlloser Krankengeschichten
und Heilungen vom Zauber der
Homöopathie. Leider nur in englisch!*

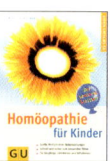
**Stumpf, Werner: Homöopa-
thie für Kinder. Gräfe und
Unzer Verlag, München
(GU Ratgeber Kinder)**
*Was Eltern für die homöo-
pathische Behandlung ihrer Kinder
wissen müssen, ist Schritt für Schritt
erläutert; genaue Zuordnung der
homöopathischen Mittel zu den Beschwerden; Möglichkeiten und Grenzen der Selbstbehandlung sind klar
ausgewiesen.*

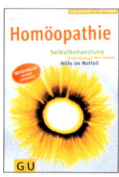
**Stumpf, Werner: Homöo-
pathie. Gräfe und Unzer
Verlag, München (Großer
GU Ratgeber)**
*Umfassender Ratgeber für
die ganze Familie; mit über 500 Be-
schwerdebildern, genauen Anwen-
dungs- und Dosierungsvorschriften,
ausführlich beschriebenen Arzneimittelbildern; mit Haus-, Reise und Sport-
Apotheke.*

**Vithoulkas, George: Medizin der
Zukunft. Wenderoth Verlag, Kassel**
*Eine kurze theoretische Einführung in
die Homöopathie, für den Laien leicht
verständlich von dem international
wohl bekanntesten Homöopathen der
Gegenwart geschrieben*

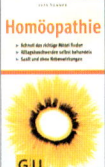

Sommer, Sven: GU Kompass Homöopathie. Gräfe und Unzer Verlag, München
Der Kompaß führt übersichtlich in einem umfangreichen Beschwerderegister die wichtigsten 50 homöopathischen Mittel für zu Hause und für unterwegs auf. Wegen seiner kompakten Form paßt er sehr gut in die Ledertasche der homöopathischen Hausapotheke.

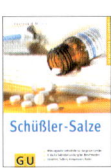

Heepen, Günther H.: Schüßler-Salze – 12 Mineralstoffe für die Gesundheit. Gräfe und Unzer Verlag, München (GU Ratgeber Gesundheit)
Eine fundierte, leicht zu lesende Einführung in die Biochemische Medizin nach Dr. Schüßler. Genaue Beschreibung der 12 Salze. Übersichtliche Tabellen helfen, auf einen Blick das richtige Mittel zu finden. Ein Beschwerdenkapitel bietet ausführlichere Informationen zur Behandlung. Auch sehr gut als Ergänzung zur Homöopathie geeignet.

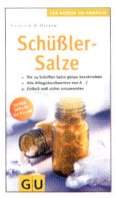

Heepen, Günther H.: Der Große GU Kompass Schüßler-Salze. Gräfe und Unzer Verlag, München
Umfassender Überblick über das Sys-tem der 12 Basissalze und 12 Ergänzungsmittel. Mit speziellen biochemischen Kuren, welche die Selbstheilungskräfte aktivieren und die Gesundheit stabilisieren. Ausführlicher von A-Z gegliederter Beschwerdenteil mit Extrakapitel über Schüßler-Salze für die Psyche.

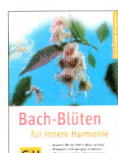

Schmidt, Sigrid: Bach-Blüten für innere Harmonie, Gräfe und Unzer Verlag, München (GU Ratgeber Gesundheit)
Komprimierte Einführung in die Wirkungsweise der Bach-Blüten mit Schwerpunkt auf Selbstbehandlung. Übersichtlich gegliederter Wegweiser zum passenden Mittel; genaue Anleitungen für Dosierungen, Aufbewahrung und Mischung der Blütenessenzen.

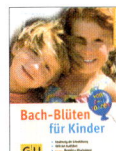

Schmidt, Sigrid: Bach-Blüten für Kinder, Gräfe und Unzer Verlag, München (GU Ratgeber Kinder)
Besonderheiten der Anwendung von Bach-Blüten bei Kindern mit einem umfangreichen Register kindlicher Verhaltensweisen und Gemütszustände; neben der praktischen Anleitung zur Behandlung mit Bach-Blüten auch Erziehungshilfen für Eltern.

Selbsthilfe

Dethlefsen, Thorwald / Dahlke, Rüdiger: Krankheit als Weg, Goldmann Verlag, München
Wer sich für die Zusammenhänge zwischen Geist, Seele und Körper interessiert, für den ist dieses Buch ein Muß. Es zeigt, wie unsere Umgangssprache psychosomatische Zusammenhänge aufdeckt und was uns bestimmte Krankheiten sagen wollen.

Service-Teil

Sach- und Beschwerdenregister

Impressum

Zum Autor

Sven Sommer, ist Heilpraktiker und Absolvent der Heilpraktikerschule Josef Angerer in München, arbeitet seit Jahren in eigener Praxis auf den Gebieten Homöopathie, Akupunktur und Bachblüten-Therapie. Seit 1997 praktiziert er in Oxford, England. Er hat mehrere Bücher geschrieben, darunter den „kleinen" GU Kompass Homöopathie, der inzwischen etwa 500 000 mal verkauft worden ist. Mehr über den Autor, seine Bücher und homöopathische Taschenapotheken finden Sie im Internet unter www.svensommer.com

Redaktonsleitung: Doris Birk
Redaktion: Ilona Daiker
Lektorat: Kurt Gallenberger, Münsing
Bildredaktion: Christine Majcen-Kohl
Herstellung: Susanne Mühldorfer
Layout: Carsten Tschirner
Umschlaggestaltung: Independent Medien-Design, München
Satz: Easy Pic Library, München
Lithos: Fotolito Longo, Bozen
Druck und Bindung: Druckerei Auer, Donauwörth

ISBN 3-7742-3032-3

Auflage 7.   6.   5.
Jahr   05   04   03

GRÄFE UND UNZER

Ein Unternehmen der
GANSKE VERLAGSGRUPPE

Die **GU-Homepage** finden Sie im Internet unter **www.gu-online.de**

Umwelthinweis: Dieses Buch wurde auf chlorfrei gebleichtem Papier gedruckt. Um Rohstoffe zu sparen, haben wir auf Folienverpackung verzichtet.

Fotos

AKG photo Berlin: Seite 11
Werner Blessing: Seite 5 oben, 8, 40
DHU: Seite 4 oben, 79, 88, 120, 132, 145, 180, Umschlag hinten unten
Sigurd Döppel: Seite 110
Focus, Science Photo Library: Seite 62, 130
Bildagentur Geduldig: Seite 39
Agentur Gegko: Seite 24
Gerhard Höfer: Seite 106, 143
Image Bank/John Kelly: Seite 19
Institut für Geschichte der Medizin der Robert Bosch Stiftung: Seite 2, 12
Jahreszeiten Verlag/ Syndication: Umschlag vorne
Agentur Jump/Annette Falck: Seite 3, Umschlag hinten Mitte
Ulla Kimmig: Seite 17, 21, 36, 59, 77
Hans E. Laux: Seite 5 Mitte, 27, 41, 42, 51, 57, 66, 70, 76, 85, 90, 94, 117, 126, 139, 147, 155, 177, 178
Mauritius-Age: Seite 26, 32, 35; -Hicker: Seite 158; -Kohlhaupt: Seite 99; -Poehlmann: Seite 37; -Reinhard: Seite 7, 104; -Weststock: Seite 135
Okapia Bilder Pur, München: Seite 6 unten, 113, 138, 172
Manfred Pforr: Seite 4 unten, 6 oben, 43, 46, 47, 64, 96, 114, 123, 149, 152, 167, 170, 175, Umschlag hinten oben
Hans Reinhard: Seite 42
Reinhard-Tierfoto: Seite 68
Reiner Schmitz: Seite 9, 16, 33; Schmitz/Stiepel: Seite 50
Sandra Seckinger: Seite 166

Wichtiger Hinweis

Eine Selbstbehandlung sollte sich immer auf die Behandlung von Alltagbeschwerden und -erkrankungen beschränken. Die in diesem Ratgeber ausgesprochenen Empfehlungen sind vom Autor nach bestem Wissen und Gewissen erarbeitet und sorgfältig geprüft worden. Die vom ihm vertretenen Auffassungen bezüglich der Krankheiten und ihrer Behandlung entsprechen dem aktuellen Stand der homöopathischen Lehre und unterscheiden sich gelegentlich von der allgemein anerkannten medizinischen Wissenschaft (Schulmedizin). Jeder Leser ist deshalb aufgefordert, in eigener Verantwortung zu entscheiden, ob und inwieweit die Homöopathie für ihn eine Alternative zur Schulmedizin darstellt.

Beachten Sie bitte unbedingt die mit »Zum Arzt oder Heilpraktiker« gekennzeichneten Hinweise zu einzelnen Beschwerden sowie die jeweils ausgewiesenen Grenzen der Selbstbehandlung, und halten Sie sich an die angegebenen Dosierungsvorschriften. Dieser Ratgeber kann und will in keiner Weise die Beratung oder Behandlung durch einen erfahrenen Therapeuten ersetzen. Bei schwereren oder länger andauernden Erkrankungen sollten Sie auf jeden Fall einen Arzt oder Heilpraktiker hinzuziehen. Wenn Sie bereits in Behandlung sind, informieren Sie bitte Ihren Therapeuten über Ihre Vorhaben, sich ergänzend mit Homöopathika zu behandeln.